医院信息系统
典型故障案例解析 ②

主　编　傅昊阳　曾宇平

副主编　马丽明　徐飞龙　温明锋　王忠民

人民卫生出版社
·北京·

图书在版编目（CIP）数据

医院信息系统典型故障案例解析 . 2 / 傅昊阳，曾宇
平主编 . —北京：人民卫生出版社，2024.5（2024.6重印）
ISBN 978-7-117-36344-0

Ⅰ. ①医… Ⅱ. ①傅…②曾… Ⅲ. ①医院 —管理信
息系统 —故障诊断 —案例 Ⅳ. ①R197.324

中国国家版本馆 CIP 数据核字（2024）第 097666 号

人卫智网	**www.ipmph.com**	医学教育、学术、考试、健康， 购书智慧智能综合服务平台
人卫官网	**www.pmph.com**	人卫官方资讯发布平台

医院信息系统典型故障案例解析 2

Yiyuan Xinxi Xitong Dianxing Guzhang Anli Jiexi 2

主　　编：傅昊阳　曾宇平
出版发行：人民卫生出版社（中继线 010-59780011）
地　　址：北京市朝阳区潘家园南里 19 号
邮　　编：100021
E - mail：pmph @ pmph.com
购书热线：010-59787592　010-59787584　010-65264830
印　　刷：北京顶佳世纪印刷有限公司
经　　销：新华书店
开　　本：710×1000　1/16　　印张：18
字　　数：333 千字
版　　次：2024 年 5 月第 1 版
印　　次：2024 年 6 月第 2 次印刷
标准书号：ISBN 978-7-117-36344-0
定　　价：75.00 元

打击盗版举报电话：010-59787491　E-mail：WQ @ pmph.com
质量问题联系电话：010-59787234　E-mail：zhiliang @ pmph.com
数字融合服务电话：4001118166　E-mail：zengzhi @ pmph.com

编 委（以姓氏笔画为序）

马丽明　佛山市妇幼保健院

王　东　佛山市妇幼保健院

王　茂　广东省中医院

王文明　江苏省人民医院

王志勇　同济大学附属上海市第四人民医院

王忠民　江苏省人民医院

王春容　广州中医药大学第一附属医院

王斯琪　广东省中医院

邓立柳　广州中医药大学第一附属医院

邓诗敏　广州中医药大学

申志航　中山大学附属肿瘤医院

皮　文　广东省中医院

朱　晨　苏州大学附属儿童医院

伍思亮　广东省中医院

刘　炜　华中科技大学同济医学院附属协和医院

刘　洋　广东省中医院

刘万成　广东省中医院

刘登山　五邑中医院

江卓斌　佛山市妇幼保健院

许　杰　浙江大学医学院附属第二医院

严静东　南方医科大学南方医院

苏韶生　中山市人民医院

李　薇　江门市中心医院

李吉辉　浙江大学医学院附属第二医院

李超峰　中山大学附属肿瘤医院

杨　征　广东省中医院

吴佳荣　广东省中医院

余俊蓉　中山大学附属第一医院

张　涛　南方医科大学南方医院

张杏华　佛山市妇幼保健院

张怡峰　广东省中医院珠海医院

序　言

　　很高兴为《医院信息系统典型故障案例解析2》一书作序。近年来，我国医院信息化快速发展，信息技术的广泛应用对于提升医疗质量、提高医院运营效益、改善患者就医感受等方面发挥了越来越重要的作用。但是，信息化的深入发展对医院安全保护工作、防护能力提出了更严格的标准和更高的要求。

　　当前，从事医院信息安全工作的各位同仁面临着前所未有的挑战。本书作者收集了大量典型案例，分析了引发故障的原因，并将相关经验分享给大家，以期促进医院信息安全工作的发展，破解安全保护工作的难题。

　　随着新兴技术应用融入医疗活动的各领域、全过程，信息安全工作也随之变得越来越严峻。过去，在信息系统发生故障时，它所影响的不过是局部；现在，故障会影响到业务工作的全局。过去的故障仅影响信息系统的运行；现在的故障则会影响医疗业务的连续性，导致医生开不出处方，患者做不成检查、拿不到药，更为严重的是会危及患者的生命安全。

　　在新兴技术应用方面，云计算、物联网、超融合、虚拟化、微服务等新技术的应用使得信息系统的适用性更强，减少了故障发生的概率。但是，当人们把鸡蛋放入一个篮子后，面临的新问题是一旦出现故障，其造成的损失将令医院难以承受。为了更好地保护信息系统的安全，相应的安全防护技术也应快速迭代、发展。但是，这些新兴的安全防护技术，其自身正在变得越来越难以学习和掌握。

　　网络安全威胁对国家政治、经济、社会带来的风险日益严峻，近年来国家出台了"三法一条例"，以适应数据作为生产要素的市场化和全球化的发展要求。医院作为数据密集型组织，必须统筹做好发展与安全两件大事，既要激活数据要素作用，促进数据流动；又要切实做好数据安全和个人信息保护工作。

　　时代的发展对医院信息安全工作提出了新的挑战，传统的思维模式和技术手段已不能适合形势发展的要求。为此，必须提高新认识、掌握新能力。当前，医院领导层面开始逐步意识到网络安全工作的重要性，每年在安全方面的资金投入持续增长。但是，令人迷茫的是，信息系统故障的发生频率并没有减少，重大网络安全事件时有发生，系统恢复的难度变得越来越大。

　　应该如何应对这些新的安全风险呢？俗语说"吃一堑长一智"，但是随着系统故障的原因变得越来越复杂，每次故障的原因通常不会相同，因而使得医院网络安全防范的困难变得越来越大。特别是对于任何一个单体的医疗机构而言,即使技术人员付出了巨大的努力,信息安全防护的效果仍不理想。

针对当前医院网络安全防护的工作特点,本书主编再次吹起了"集结号",邀请了众多医院信息安全专家,分享他们经历的具有代表性的系统故障以及处置思路。参加案例分享的专家皆为医院信息技术领域的研究者和从业者,他们秉持"把问题找实,把根源挖深"的原则,抽丝剥茧,层层分析,以文字形式坦诚分享了应对系统故障的经验和做法。

我认为,这些案例的价值在于能为医疗行业的同仁提供一个及时、全面、易读和可用的"知识库"。每当大家遇到网络安全问题时,首先可以从这里找到相关的经验和做法。"他山之石,可以攻玉",本书可以为各位同仁提供一个学习、借鉴、发现、处理系统故障的经验和思考的机会,使大家避免在同一个"坑"前再次跌倒。

中国医院协会信息专业委员会(CHIMA)是以医院信息中心主任为主体的学术组织,我们始终秉承创新、协同、开发和共享的新发展理念,通过集结大家的智慧,促进行业高质量发展。借此为本书作序的机会,感谢本书编写团队各位专家的真诚奉献。希望本书能成为医院信息安全守护者人手一本的"排障宝典",赋能医疗行业信息安全工作实践,共同守护医院信息系统安全,进而守护医院的运营安全、守护人民健康的安全。

CHIMA　王才有

2024 年 2 月于北京

前　言

在数字中国、健康中国两大国家战略的交织推动发展的背景下，"数字健康"的概念应运而生，医疗卫生行业迎来了质量变革、效率变革、动力变革的关键窗口期。在数字健康发展引领下，云、大、物、移、智等新一代信息技术持续迭代创新，数据要素不断提速赋能，电子病历、智慧服务、智慧管理"三位一体"的智慧医院蓬勃发展，驱动着作为关键发展主体——医院的数字化转型、高质量发展。

技术、数据、应用作为医院智慧化发展的三大核心要素，三者螺旋互促、融合发展，不断提升着医院的信息化、数字化、智能化水平。正所谓"基础不牢、地动山摇"，在信息化基础设施持续完善、各类智慧化应用不断增长、系统间交互日益紧密、网络和数据安全环境日趋复杂的当下，作为关键载体、发展基础的信息系统，其高可用性、高可靠性、高安全性成为医院信息化管理人员需要首要考虑的问题和持续努力的方向。

鉴于此，在《医院信息系统典型故障案例解析》获得广泛认可的基础上，《医院信息系统典型故障案例解析2》不仅着眼于信息系统常规模块，如存储、数据库、网络、应用系统等，为适应新形势、新变化，对超融合、虚拟化、信息安全等主题的故障案例进行了重点收录。本书的主人公"小L"是千千万万在医院信息化建设一线努力工作的HIT人员的化身，本书从"小L"的视角出发，希望给读者以身临其境的体验，希望能让读者真实体会故障发生的"惊心动魄"，故障分析的"柳暗花明"，故障处置的"一丝不苟""百折不挠"，故障总结的"一针见血""痛定思痛"……希望通过这样的分享方式，让先行者遇到的"坑"不再阻碍后来者前进的脚步，助力医院信息化高质量发展。

在这里，向所有编委、审稿专家表达最诚挚的感谢，各位专家以高度的行业责任感、令人敬佩的专业能力为本书的编写倾注了大量心血，扩展了本书的深度和广度。

感谢原国家卫计委统计信息中心副主任、中国医院协会信息专业委员会主任委员王才有教授在本书编写过程中给予的悉心指导，并为本书作序。

感谢为本书提供技术支持和故障案例的医疗单位、IT厂家，众人拾柴、聚沙成塔,才得以使本书付梓出版。

　　医疗卫生信息化事业蓬勃发展、内容广泛,因编委们编写水平有限,难免有疏漏和不足之处,敬请各位专家和同仁指正。

傅昊阳　曾宇平

2024 年 2 月

目　录

第一章

网络设备类故障分析与处理

案例 1

点对点下载影响互联网带宽出口

【案例概述】

案例关键词:点对点下载　网络流量分析　互联网带宽

在一个没有上网行为管理,也没有部署服务质量(quality of service,QoS)等流量控制措施的简单网络环境里,互联网出口带宽往往会被下载行为占满,特别是点对点(peer-to-peer,P2P)下载行为更加重了整个网络的负载。小 L 这次在一个"一穷二白"的医院网络里,通过网络流量分析工具抓取网络数据包进行分析,找出了占满上网带宽的罪魁祸首,最终恢复了医院终端的互联网访问秩序。

【案例还原】

小 L 近段时间总接到故障上报(以下简称"报障")说上网非常慢,甚至到了完全不能打开网页的程度。小 L 检查了互联网出口线路情况,虽然有时会出现带宽使用率占满(20M)的情况,但大多数时间的使用率并不至于连网页也打不开。虽然小 L 所处的医院网络环境既没有上网行为管理一类专用设备,也没有配置 QoS 流量控制等措施,但小 L 没有放弃,决定使用免费的网络流量分析工具,人工分析互联网出口流量。

第一步:定点抓包获取基本情况

小 L 在笔记本电脑安装好网络流量分析工具后,将电脑接入最能汇聚互

1

联网出口流量的交换机,并配置互联网出口流量镜像发送到自己笔记本电脑的接口。启动网络流量分析工具,进行网络数据包抓取。图 1-1-1 和图 1-1-2 展示出上网报障较多时间段的网络流量与带宽利用率情况。

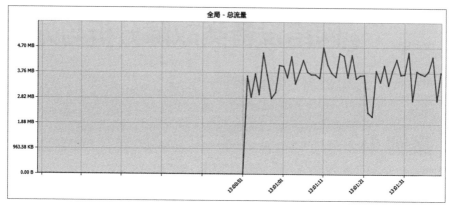

图 1-1-1　网络流量线性图

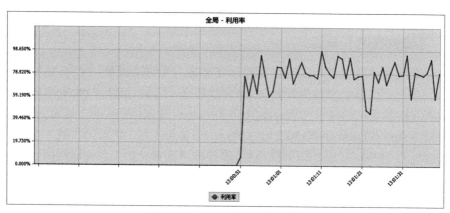

图 1-1-2　带宽利用率线性图

从网络流量与带宽利用率的统计中,小 L 发现仅 13 :00 :50~13 :01 :40 约 1 分钟的时间里,流量峰值(上传 + 下载)达到 4.7MB/S,带宽利率达到 98.65%。从图 1-1-3 中看到,本次共采集到约 185MB 流量,310 871 个数据包,平均带宽利用率在 69% 以上。

流量统计	字节数	数据包数	利用率	每秒位数	每秒包数
总流量	185.13 MB	310,871	69.090%	27.636 Mbps	5,292
广播流量	41.03 KB	485	0.088%	35.328 Kbps	48
组播流量	216.50 KB	2,737	0.104%	41.728 Kbps	78

图 1-1-3　数据包统计图

小 L 从采集到的数据初步得出：作为互联网出口，带宽消耗达到了较高水平，因此可能出现网络延迟、丢包的问题。

第二步：深入分析数据包

但仅是带宽不足引起的吗？小 L 决定深入分析抓取的数据包，看看能否挖掘出更多的信息。小 L 打开"数据包大小分析柱形图"进行分析。从图 1-1-4 看到，采集到的数据包大小主要集中在 65~127 字节和 1 024~1 517 字节两个范围内，平均包长为 624 字节。需要留意的是，如此多 65~127 字节的数据包，与普通上网环境有出入（多数情况下以 1 024~1 517 字节数据包占比最大）。

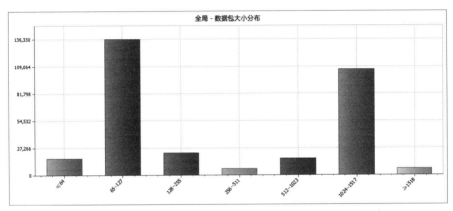

图 1-1-4　数据包统计柱形图

小 L 看到了一些端倪，他继续分析流量的其他 TOP10 统计。

图 1-1-5 所示，TOP10 本地主机流量中，X.Y.11.157 产生流量最多，占了总流量的 1/4 以上。该本地主机 IP 为合法的普通医院上网主机。

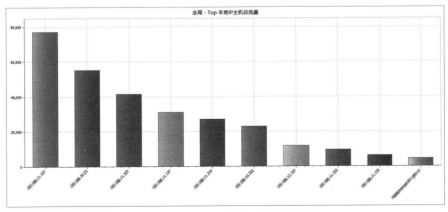

图 1-1-5　TOP10 本地主机流量柱形图

从图 1-1-6 所示,TOP10 远端主机流量中,X.Y.76.194 和 X.Y.143.180 两个远端地址与本地主机交互流量最多。通过查询网上情报库,亦没有发现两个远端地址 IP 有异常的记录,甚至只是普通家庭上网的动态 IP。

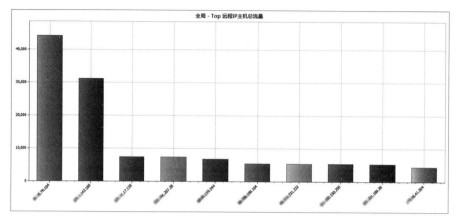

图 1-1-6　TOP10 远端主机流量柱形图

图 1-1-7 所示,TOP10 域名访问流量中,流量最高的是域名 X.Y.srrc.gov.cn,为邮件服务器,但它的最高报文数为 4 455 个,对于总报文数(310 871 个)来说,该服务亦非网络主要业务。

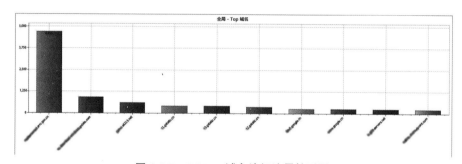

图 1-1-7　TOP10 域名访问流量柱形图

继续发掘 TOP10 端口流量情况。图 1-1-8 所示,UDP 流量占了绝大部分,主要集中在 15000、21394、28508 等高位端口服务,其中 UDP 15000 的流量占了绝大部分。小 L 再次发现了不寻常,他的心中已经有了大概的判断,只不过需要一些证据来佐证自己的想法。

利用网络流量分析工具自带的"诊断"功能,分析这些数据包里都有什么特别需要关注的异常情况。图 1-1-9 所示,在网络层主要采集到很多 ICMP 端口不可达报文,且从图 1-1-10 可知,绝大部分是由 X.Y.11.219、X.Y.11.157 和

X.Y.10.23 主机对外网发送,外网主机 IP 不固定。

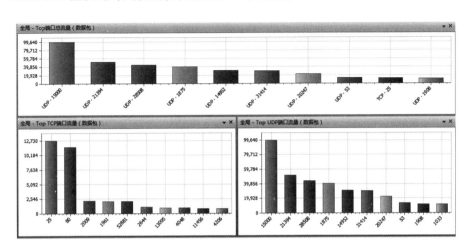

图 1-1-8　TOP10 端口流量柱形图

网络层	2,516
⚠ ICMP 目的不可达	15
⚠ ICMP 网络不可达	10
⚠ ICMP 主机不可达	7
⚠ ICMP 端口不可达	2,440
⚠ ICMP 网络重定向	44

图 1-1-9　诊断分析图

事件描述	源IP地址	源物理地址	目标IP地址	目标物理地址
端口不可达 类型 3, 代码 3, 数据包:44488	.11.219	33:9A:E8	188.9	C7:26:BF
端口不可达 类型 3, 代码 3, 数据包:44492	.11.219	33:9A:E8	188.9	C7:26:BF
端口不可达 类型 3, 代码 3, 数据包:44949	.11.157	3E:20:AA	5.4.42	C7:26:BF
端口不可达 类型 3, 代码 3, 数据包:45099	.11.157	3E:20:AA	5.60.2	C7:26:BF
端口不可达 类型 3, 代码 3, 数据包:45727	.11.157	3E:20:AA	167.86	C7:26:BF
端口不可达 类型 3, 代码 3, 数据包:46084	.11.157	3E:20:AA	186.250	C7:26:BF
端口不可达 类型 3, 代码 3, 数据包:46156	.11.219	33:9A:E8	3.250	C7:26:BF
端口不可达 类型 3, 代码 3, 数据包:46157	.11.219	33:9A:E8	70.142	C7:26:BF
端口不可达 类型 3, 代码 3, 数据包:46167	.11.219	33:9A:E8	70.142	C7:26:BF

图 1-1-10　诊断事件图

第三步:异常主机流量分析

X.Y.11.219　如图 1-1-11~图 1-1-13 所示,主机 X.Y.11.219 的上下行流量差不多,建立很多外网会话、UDP 大包传输,同时上传和下载,可能为 P2P 下载软件产生。

名字	字节数 ▼	接收字节	发送字节	TCP会话	UDP会话	数据包
私有网络	184.93 MB	52.48 MB	129.47 MB	2,032	5,953	307,948
.0.0/16	184.93 MB	52.48 MB	129.47 MB	2,032	5,953	307,948
.11.219	16.63 MB	7.20 MB	9.43 MB	24	412	26,898

图 1-1-11　IP 端点流量统计图 1

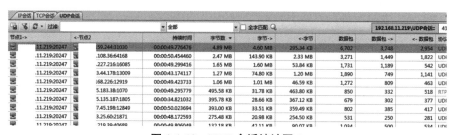

图 1-1-12　UDP 会话统计图 1

108152	13:01:08.128420	00:00:00.000128	00:00:17.791128	.11.219:20247	227.216:16085	UDP		1,485
108153	13:01:08.128544	00:00:00.000124	00:00:17.791252	.135.187:1805	.11.219:20247	UDP		1,288
108156	13:01:08.128743	00:00:00.000199	00:00:17.791451	.11.219:20247	227.216:16085	UDP		1,486
108157	13:01:08.128841	00:00:00.000098	00:00:17.791549	.44.178:13009	.11.219:20247	UDP		1,485
108160	13:01:08.128995	00:00:00.000154	00:00:17.791703	.11.219:20247	227.216:16085	UDP		1,484
108163	13:01:08.129141	00:00:00.000146	00:00:17.791849	.11.219:20247	227.216:16085	UDP		1,484

图 1-1-13　UDP 数据包统计图 2

X.Y.11.157　如图 1-1-14、图 1-1-15 所示，主机 X.Y.11.157 上行数据流量大、建立很多外网连接，均为 UDP 15000 会话，而 UDP 15000 为某下载工具当时流行版本默认比特流（BitTorrent，BT）端口，此主机有可能在共享下载资源。

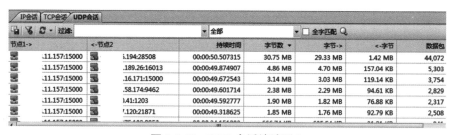

图 1-1-14　IP 端点流量统计图 2

图 1-1-15　UDP 会话统计图 3

X.Y.10.23　如图 1-1-16、图 1-1-17 所示，主机 X.Y.10.23 下行数据流量大，建立很多 UDP 21394 会话的外网连接，有同时在客户端和服务端的迹象，可能为 P2P 类型下载软件在下载。

名字		字节数 ▼	接收字节	发送字节	TCP会话	UDP会话	数据包
□ ⬜ 私有网络		184.93 MB	52.48 MB	129.47 MB	2,032	5,953	307,948
⬜	.0.0/16	184.93 MB	52.48 MB	129.47 MB	2,032	5,953	307,948
⬜	.10.23	33.25 MB	31.15 MB	2.09 MB	78	594	55,149

图 1-1-16　IP 端点流量统计图 3

IP会话	TCP会话	UDP会话					
节点1 ▼	<-节点2	持续时间	字节数 ▼	字节->	<-字节	数据包
.10.23:21394	143.180:14952	00:00:50.493729	21.38 MB	1.19 MB	20.19 MB	30,918
.10.23:21394	3.231.232:30433	00:00:50.480749	4.01 MB	212.86 KB	3.80 MB	5,430

图 1-1-17　UDP 会话统计图 3

第四步：原因分析及处理

小 L 根据上面总结出的异常情况,包括网络 UDP 流量占多,且为高位 UDP 端口流量,包括 UDP 15000 这个典型的某下载工具 BT 下载端口,再加上漫无目的且数量繁多的 PING 包,他确定了自己的判断:上网故障应为网络主机存在使用了 P2P 下载行为,导致在占满带宽出口的同时亦加重网络设备负担,严重时导致网页都不能打开。

小 L 针对性告知上述主机使用科室及人员停止使用 P2P 应用后,决定改进一下医院上网秩序。

封堵 P2P 下载　从路由器上编写访问控制列表,拒绝 P2P 下载工具的常见端口(端口可以自定义调整,同一软件不同版本也可能存在差异)。

```
某下载工具：3077-3078,6969,12345,15000,63736
BitTorrent：6881-1-6889
qBittorrent：8080
Deluge：8112
Transmission：9091
Vuze：6880
Aria2：6800
```

配置 QoS 保证带宽　由于互联网出口带宽紧张,又没有专用的流量控制设备,因此选择在出口设备上进行配置。

```
[Switch]acl 4001
[Switch-acl-L2-4001]rule 1 permit vlan-id 120
[Switch-acl-L2-4001]quit
[Switch]acl 4002
[Switch-acl-L2-4002]rule 1 permit vlan-id 110
```

7

```
［Switch-acl-L2-4002］quit
［Switch］acl 4003
［Switch-acl-L2-4003］rule 1 permit vlan-id 100
［Switch-acl-L2-4003］quit
［Switch］interface gigabitethernet 1/0/1
［Switch-GigabitEthernet1/0/1］traffic-limit inbound acl 4001 cir 2000 pir 10000
［Switch-GigabitEthernet1/0/1］traffic-limit inbound acl 4002 cir 4000 pir 10000
［Switch-GigabitEthernet1/0/1］traffic-limit inbound acl 4003 cir 4000 pir 10000
［Switch-GigabitEthernet1/0/1］quit
```

制度修订与意识教育 修订《员工上网行为管理制度》,约束非工作用途的下载行为,并到科室宣讲。

【案例总结】

1. 控制出口带宽利用,封堵或控制 P2P 下载软件或其他私人下载类行为,针对不同业务(科室部门)进行限速处理。

2. 优化网络架构,增加上网行为管理设备,不但能实时控制违例应用的使用,还能对上网行为进行技术性约束。

3. 加强制度与教育,提升员工使用单位公共资源的意识水平。

案例 2
防火墙物理地址表规格不足导致无线终端漫游故障

【案例概述】

案例关键词:防火墙二层透传　MAC 表规格跨 AC 漫游

防火墙作为专业安全设备,通常部署在网络边界,起到内部、外部网络隔离与安全防护的作用。防火墙部署,可以使用二层透明模式和三层路由模式。二层模式下,防火墙转发流量时可看作一台交换机,无须识别报文 IP 地址,通过物理地址表(media access control address,MAC 地址)进行报文转发;三层模式下,防火墙作为网络传输的一个路由节点,识别报文目的 IP 地址,根据路由表进行报文转发。

小 L 最近就遇到了一个无线终端跨接入控制器(access control,AC)漫游时无法获取 IP 地址的故障问题,经排查分析,最终定位问题不在无线网络本身,而是与一台二层部署的防火墙 MAC 地址表规格不足有关。

【案例还原】

医院 2 号楼、3 号楼之间,部分楼层有连廊可以互通。医护人员和外来访客用户经常通过连廊在两栋楼间移动。近期,多个用户反馈终端连接院内无线网络,在 2 号、3 号两栋楼间行走移动时,跨楼栋后会出现无线网络中断的问题。

小 L 接到问题后,根据用户反馈的现象,首先怀疑是无线网络调优不到位,终端漫游时漫游效果不佳导致。但实地测试后发现,终端从 2 号楼移动到 3 号楼,无线网络断开重新连接后无法获取 IP 地址,大约需要 5 分钟后才能恢复正常连接,其间多次主动重新连接信号也不能恢复。一般漫游效果不佳,主动断开信号重新连接即可,且不会出现长时间持续无法获取 IP 的情况。多次测试后小 L 还发现在下班时间段,故障现象消失,楼栋间移动时无线能持续正常使用。据此,小 L 怀疑问题或许与网络中某些设备性能有关,当业务量大时设备性能不足以支撑业务而出现问题,下班后整体业务量下降,问题随即解决。

小 L 继续分析,梳理了现网的无线网络核心拓扑,如图 1-2-1 所示。

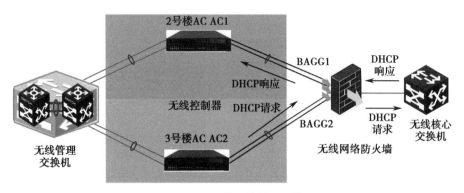

图 1-2-1 无线网络核心拓扑

原来 2 号楼、3 号楼使用的无线网络是两套独立的系统,分别部署了无线控制器 AC1、AC2。AC1、AC2 均接在无线管理交换机上,配置相同的无线信号,采用集中转发模式。无线业务终端的网关在一台无线核心交换机上,该交换机同时作为动态主机配置协议(dynamic host configuration protocol,DHCP)服务器为终端分配 IP 地址。两台 AC 与无线核心交换机之间通过一台二层模式部署的防火墙相连。

故障发生时,当终端从 2 号楼移动到 3 号楼,属于跨 AC 漫游,此时终端流量将经过 AC2 转发到无线网络防火墙,再通过防火墙转发到无线核心交换机。此时终端无法获取 IP 地址,是切换 AC 后终端发起的 DHCP 请求报文没有转发到无线核心交换机,还是核心交换机的 DHCP 响应报文没有返回终端?

再次复现故障,其间小 L 在 3 号楼 AC2 上查询终端接入信息,AC2 能查询到终端的连接记录,这表明终端正常切换,已经关联到 AC2,同时 2 号楼 AC1 上已无用户表项。继续在无线网络防火墙上查询终端 MAC 地址,发现终端的 MAC 仍然在防火墙连接 2 号楼 AC1 的接口 BAGG1 上被学到,而没有随着终端关联到 AC2 时,刷新学习到聚合组 BAGG2 上。据此现象,可知因为防火墙未能及时刷新终端 MAC 到新的接口,防火墙转发核心交换机 DHCP 的回应报文时,根据终端 MAC 查询自身 MAC 地址表转发给了 AC1。此时终端已经移动到 AC2 上,未与 AC1 关联,因此无法正常获取 IP 地址。

此时 DHCP 报文的转发路径如图 1-2-2 所示。

进一步排查防火墙没有正常学习 MAC 地址的原因,发现该防火墙当前学习的 MAC 总数为 4 096,且多次查询均为此固定值,无变化。再查询 AC1、AC2 上在线终端数量,发现 AC1 在线终端 3 000+,AC2 在线终端 4 000+,加起来总用户数超过 7 000+。因此怀疑该防火墙全局 MAC 地址表项规格为 4 096,

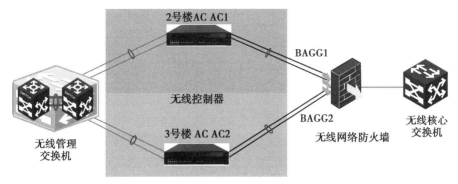

图 1-2-2　DHCP 报文转发路径

两个 AC 上总用户数已经超过这个值,多余的 MAC 在防火墙已经不能正常学习,也无法正常刷新到新的接口。之后小 L 咨询了防火墙厂家,最终确认该设备 MAC 地址表规格就是 4 096,与目前的判断吻合。

经过以上几个阶段的排查和分析,小 L 最终定位了此次故障的原因:由于无线网络防火墙采用二层模式,且自身 MAC 地址规格表较小,无线用户总数超过设备规格,设备无法正常学习和刷新 MAC 地址,从而导致终端切换 AC 后无法获取 IP 地址的问题。考虑到下班时间段问题便不再出现的现象,小 L 在此时查询两个 AC 上终端数量,发现总用户数已小于 4 096,未超防火墙 MAC 地址表规格,终端切换 AC 后防火墙上 MAC 地址能正常刷新,现象与该结论吻合。

最后,小 L 向领导汇报,当前无线网络高峰时用户规模较大,无线网络的防火墙 MAC 地址表项规格已不足,建议替换为更高性能的防火墙设备;或改造无线网络,防火墙旁挂核心交换机,三层模式接入网络,不要继续使用二层模式部署;考虑在防火墙与 2、3 号楼中间增加交换机来代替不同接口的 MAC 刷新功能,对于改造后的防火墙仅有与中间交换机的一个连接口,这样也能解决端口 MAC 刷新限制的问题,可以相对减少投入。

【案例总结】

1. 通常防火墙建议部署在三层模式下,此时设备性能更优。无线网络环境中,不建议使用防火墙二层模式传输无线终端的流量。

2. 防火墙的专业特性集中在安全功能的应用方面,相较于转发性能相同的交换机设备,通常防火墙 MAC 地址规格较小,当网络规模大、终端数量较多时,防火墙部署在二层模式,容易出现 MAC 地址表规格不足的情况而影响业务的正常转发。

案例 3

服务器区新增业务交换机导致网络震荡

【案例概述】

案例关键词:生成树　根桥　网络震荡

生成树协议应用于计算机网络树形拓扑结构建立,主要作用是防止网络中的冗余链路形成环路,采用生成树算法将网络形成一个树形结构的网络。由于协议机制需要选举根桥、根端口等角色,如果网络配置不当,导致生成树根桥重新选举,会发生网络震荡而影响业务。小 L 在新增服务器业务交换机时未做好生成树相关配置,生成树重新选举根桥收敛导致交换机及大量服务器地址中断,最后断开新增链路、优化上下行设备和端口生成树配置后完成了交换机新增。

【案例还原】

最近由于服务器区业务交换机端口已饱和,小 L 计划级联一台新的业务交换机供新增的服务器使用。但小 L 配置好新交换机的 VLAN(virtual local area network,虚拟局域网络)和 IP(internet protocol,网际互连协议)地址,级联到现有的业务交换机后,运维系统开始发出业务交换机管理地址异常无法 ping(packet internet groper,一种因特网包探索命令)通的告警短信,这让小 L 大惊失色,立刻断开新增业务交换机的级联线路,但问题还是没有马上恢复。这时服务器系统管理员也向小 L 反映收到了很多服务器 ping 不通的短信告警,正在小 L 惊慌失措的时候,设备的地址陆续恢复 ping 通。所幸不是业务高峰期,及时收到运维系统报警马上断开操作,对于业务影响不大,小 L 立刻展开分析排除故障。

小 L 首先检查级联的链路配置是否存在异常,新增交换机管理地址是否冲突等各种异常情况。检查后发现,级联配置正常,新增的交换机也没发现 IP 冲突等问题。服务器区拓扑图如图 1-3-1 所示。

分析现网生成树情况。小 L 查看业务交换机日志发现大量生成树协议日志信息(图 1-3-2),分析发现生成树根桥在新交换机接入后重新进行了选举,生成树收敛导致网络震荡,这让小 L 摸不着头脑。小 L 一直以为核心交换机是

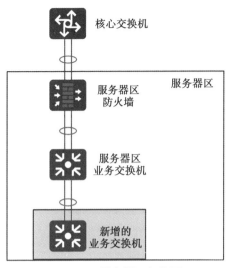

图 1-3-1　服务器区拓扑图

生成树的主根,已经配置了根保护等机制,按道理新增交换机是不会抢占根桥重新选举的。小 L 继续查看服务器区业务交换机生成树信息,发现主根和根端口并不是指向核心交换机,主根是本机(图 1-3-3)。

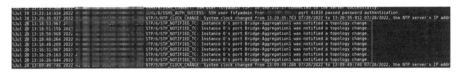

图 1-3-2　生成树拓扑变化日志

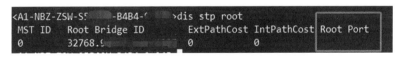

图 1-3-3　业务交换机查看生成树根为本机

　　小 L 继续分析根桥不在核心交换机,以及新增交换机会导致根桥变化的原因。首先,生成树协议选举根桥是通过比较桥 ID(bridge ID,桥的唯一标识)大小,桥 ID 最小的会被选举为根桥,桥 ID 是由桥优先级(可手工配置)和唯一固定的桥 MAC(media access control,介质访问控制)组成的,桥优先级如果不手工配置,会有一个相同的默认值(一般是 32768),如果交换机没有手工配置桥优先级,就要通过比较哪台交换机的桥 MAC 最小决定根桥,存在不确定性。小 L 查看核心交换机与服务器业务交换机的级联口,都开启了生成树协议,查看核心交换机、服务器业务交换机和新加交换机的桥优先级配置,发现核心交换机的桥优先级已经配置为 0(图 1-3-4),业务交换机和新增交换机都没有配置桥优先级,默认为 32768,新增交换机的桥 MAC 更小(图 1-3-5、图 1-3-6)。

图 1-3-4 核心交换机生成树状态

图 1-3-5 服务器业务交换机的桥 ID

图 1-3-6 新增交换机的桥 ID

如果三台交换机都正常开启生成树协议,通过桥 ID 比较,应该是核心交换机为根桥,新增交换机桥接到业务交换机应该不会导致根桥重新选举,进而导致网络震荡。刚才小 L 检查发现,现网核心交换机的生成树角色是根桥,而服务器业务交换机的角色也是根桥(如图 1-3-2、图 1-3-3 所示),同一个生成树只会有一个根桥,那就是说现网核心交换机和服务器业务交换机属于不同的生成树,而且各自为生成树的根桥。

小 L 明明检查过核心交换机和服务器业务交换机的级联口,都开启了生成树协议,为什么它们是独立的生成树? 小 L 分析网络拓扑,核心交换机和服务器业务交换机中间还有透明模式的防火墙,经咨询设备厂家确认防火墙会过滤生成树协议的报文。

经过以上分析,小 L 终于明白了,服务器业务交换机和核心交换机之间有防火墙过滤了生成树协议报文,所以服务器业务交换机自己为一棵生成树的根桥,但新增的交换机由于桥 ID 比服务器业务交换机小,因此级联到服务器业务交换机的时候生成树重新选举根桥,导致网络震荡。由于服务器业务交换机上联核心交换机的接口开启了生成树协议,但收不到对端的生成树协议报文,导致生成树收敛的时间较久,上联口要等到超时才能收敛到转发状态。

由于核心交换机和服务器业务交换机之间有防火墙无法传递生成树报文,因此小 L 分别关闭互联接口上的生成树协议,避免以后生成树震荡引起级联接口中断;另外,为避免新接入交换机被选举为根桥,可通过 stp priority 命令手动调小服务器业务交换机的桥优先级(比默认 32768 小就行,如 4096),或者在拓扑简单、没有环路机房严格管控的情况下关闭级联口的生成树协议。最终小 L 顺利上线了新的业务交换机。

【案例总结】

1. 新增业务时需要做好充足准备,任何配置的改动和删除都可能影响当前设备运行,都需要提前做好检查和测试,并做好相关操作记录,注意是否有遗漏,避免遗留问题影响业务使用。

2. 运维监控和变更测试非常重要,业务变更过程中能够及时发现异常并马上处置,把对业务的影响降至最低。

3. 新增网络设备要注意生成树配置,确保当前主根设置为最优先,避免新增设备抢占根桥导致网络震荡。另外,也可以优化生成树相关配置,如配置根保护、BPDU 报文保护等。

案例 4

交换机虚拟路由冗余协议组网下服务器地址解析协议学习异常

【案例概述】

案例关键词:交换机　VRRP　ARP 学习

地址解析协议(address resolution protocol,ARP)是根据 IP 地址获取物理地址的一个传输控制协议 / 网间协议(transmission control protocol/internet protocol,TCP/IP 协议),是 IPv4 中一个非常重要的协议,因为它的存在才使得 IP 地址之间可以进行通信,ARP 通常由设备自动学习产生,一般情况下不需要人工对它进行配置或者干预,正常情况下终端 MAC、ARP 和端口一一对应。虚拟路由冗余协议(virtual router redundancy protocol,VRRP)可以将多台路由设备组成一个虚拟路由器,主要用来实现终端网关的备份。

【案例还原】

医院一组 VRRP 的交换机新接入一台主备模式服务器出现丢包的现象,且服务器 ARP 存在异常迁移的情况。两台单机运行的交换机分别通过 GE1/0/13 口连接服务器主、备端口,横连二层聚合(bridge aggregation,BAGG)接口 1 用于 VRRP 报文传递。正常情况下,只有主服务器上会发送业务流量,因此,在 VRRP 主 SW1 上查看 ARP、MAC 应该学习在下行口 GE1/0/13,VRRP 备设备 SW2 则通过横连口收到 ARP 报文,将服务器的 ARP、MAC 学习在聚合口 BAGG1 上。当前现场发现,两台交换机上学习的 ARP、MAC 均在 1/0/13 口上,怀疑服务器主、备端口都发送了 ARP 导致触发迁移(图 1-4-1)。

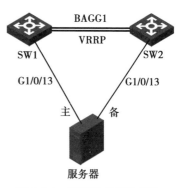

图 1-4-1　VRRP 交换机拓扑

```
<SW2>display ARP 1.1.1.1// 服务器 IP
IP address      MAC address      SVLAN/VSI Interface/Link ID      Aging Type
1.1.1.1         1-1-1                 343   GE1/0/13              1092   D
<SW2>dis MAC-address include 1-1-1
MAC Address     VLAN ID     State      Port/Nickname      Aging
1-1-1           343         Learned    GE1/0/13           Y
```

进行普通 MAC 流量统计　交换机能从横连口和下联 GE1/0/13 口收到源 MAC 为服务器 MAC 的报文,确认备服务器会发送报文出来,将下联口进来的报文 mirror-to cpu 打印出来后发现均为链路层发现协议(Link Layer Discovery Protocol,LLDP)报文(目的 MAC 为 0180-c200-000e)。缺省情况下设备对二层协议报文的 MAC 地址学习功能处于开启状态,也就是说,设备可以通过 LLDP 报文进行 MAC 地址的学习。设备能同时从横连口、下联口收到该源 MAC 的报文,因此造成 MAC 漂移。

```
<SW2>dis qos po int
Interface: GE1/0/31// 横连 BAGG1 的成员口
  Direction: Inbound
  Policy: lt
  Classifier: lt
    Operator: AND
    Rule(s):
      If-match acl MAC 4000
    Behavior: lt
    Accounting enable:
      1(Packets)
Interface: GE1/0/13// 连接备服务器的下联口
  Direction: Inbound
  Policy: lt
  Classifier: lt
    Operator: AND
    Rule(s):
      If-match acl MAC 4000
    Behavior: lt
    Accounting enable:
      7(Packets)
```

从漂移记录看,该 MAC 会在 BAGG1 和 GE1/0/13 口反复漂移

```
[SW2]dis MAC-add MAC-move | in 1-1-1
1-1-1    343    BAGG1      GE1/0/13    2023-06-08  22：49：25    1121
1-1-1    343    GE1/0/13   BAGG1       2023-06-08  22：49：35    1121
```

MAC-address MAC-learning pdu

MAC-address MAC-learning pdu 命令用来开启设备对二层协议报文的 MAC 地址学习功能。

undo MAC-address MAC-learning pdu 命令用来关闭设备对二层协议报文的 MAC 地址学习功能。

【命令】

MAC-address MAC-learning pdu

undo MAC-address MAC-learning pdu

【缺省情况】

设备对二层协议报文的 MAC 地址学习功能处于开启状态。

进一步将流量统计的匹配条件修改为 ARP 流量统计　尝试 undo ARP 1.1.1.1 并重新更新时,该 ARP 一开始从 BAGG1 口收到并进行了学习,但是随后又自动迁移至下联口 GE1/0/13,其间下联口并未收到对应的 ARP 报文,由此判断此迁移并非通过 ARP 报文学习导致。

配置基于源 MAC 地址访问控制列表如下。

```
[SW2]dis acl MAC 4000
MAC ACL 4000,1 rule,
ACL's step is 5,start ID is 0
rule 5 permit type 0806 ffff source-MAC 1-1-1 ffff-ffff-ffff
ARP 自动迁移：
<SW2>dis ARP | in 9071
1.1.1.1    1-1-1 343    BAGG1      1180  D
<SW2>dis ARP | in 9071
1.1.1.1    1-1-1 343    GE1/0/13   1196  D
```

通过流量统计只看到横连口收到过 ARP 报文。

```
<SW2>dis qos po int
Interface：GE1/0/31
  Direction：Inbound
```

```
    Policy: lt
     Classifier: lt
      Operator: AND
      Rule(s):
       If-match acl MAC 4000
      Behavior: lt
       Accounting enable:
          1(Packets)
Interface: GE1/0/13
   Direction: Inbound
   Policy: lt
    Classifier: lt
     Operator: AND
     Rule(s):
      If-match acl MAC 4000
     Behavior: lt
      Accounting enable:
         0(Packets)
```

经分析此现象为正常现象　对正常组网来说,稳定状态下 MAC 和 ARP 出接口应该为同一端口,因此在交换机上存在默认实现逻辑,即当 MAC 表出现迁移后,驱动会上报平台进行 ARP 迁移,避免出现 MAC 表和 ARP 表不是同一个出口的情况,避免业务流量转发出现异常。

针对此类主服务器单独跑业务流量,主、备服务器都会发送 LLDP 报文的场景,需要限制设备对此类二层协议报文 MAC 地址学习的功能,避免出现 MAC 地址的频繁漂移和 ARP 迁移。设备上可以通过 undo MAC-address MAC-learning pdu 命令来关闭,经过与现场沟通,实施此命令后,查看 ARP、MAC 表项均不再出现迁移,且 LLDP 邻居也可正常学习,没有出现异常,可验证上述分析。

关闭设备对二层协议报文的 MAC 地址学习功能后,设备上的 MAC、ARP 均稳定学习在聚合口 BAGG1 上,符合预期。

```
[SW2]undo MAC-add MAC-learning pdu
[SW2]undo ARP 1.1.1.1
[SW2]dis MAC-add | in 1-1-1
1-1-1    343    Learned    BAGG1    Y
[SW2]dis ARP | in 9071
1.1.1.1  1-1-1 343    BAGG1     299  D
```

综合上述分析,现场现象符合正常的设备机制。现场主、备服务器都有发包,其中备设备发送的为 LLDP 报文,在默认情况下交换机会通过该报文学习 MAC 地址,因此出现了 MAC 漂移带动 ARP 迁移的情况。

【案例总结】

1. 服务器侧解决方案　对于服务器主、备端口接入 VRRP 网络时服务器备用端口关闭 LLDP 功能问题的解决,需要根据实际情况考虑是否会影响相关链路状态监控情况。

2. 交换机侧解决方案　通过命令 undo MAC-address MAC-learning pdu 关闭设备对二层协议报文的 MAC 地址学习功能解决,需要根据实际情况考虑,关闭 MAC 学习功能后 ARP 老化时间因素是否会影响服务器正常主、备端口切换。

3. 交换机设备由 VRRP 双机改为虚拟化堆叠双机,服务器主、备网口改为聚合上行网口,也能较好解决问题。

案例 5

网络流量镜像功能影响上传速率

【案例概述】

案例关键词:ASIC　网络流量镜像　上传速率

在网络设备中,通常包转发和查表由专用集成电路(application specific integrated circuit,ASIC)芯片完成,非高端设备的 ASIC 芯片可能同时管理多组接口(即交换设备实质无法达到全接口线速)。小 L 这次则因忘记删除多余的流量镜像配置,导致交换机性能耗损,从而影响接口的上传速率。小 L 在删除多余配置后,交换机转发速率随即恢复正常。

【案例还原】

小 L 不久前扩容了单位的互联网出口带宽,达到 100Mbit/s 专线。但小 L 在测速网站进行在线测试时发现下载速率可以达到 100Mbit/s,而上传速率无论如何也只能达到 40Mbit/s。小 L 和运营商再三确认专线的速率是给足的,难道出口带宽刚扩容,就有人在疯狂上传数据?小 L 摇了摇头,只有找到证据才能确定问题所在,于是开始了排查工作。

范围缩小

从上网终端到网络出口路由器,小 L 逐段进行速率测试,最终发现在汇聚交换机与出口路由器直连链路之间上传速率无法达到满值(图 1-5-1)。

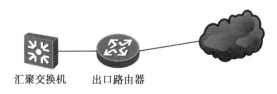

汇聚交换机　　出口路由器

图 1-5-1　网络拓扑示意图

故障排除分析

1. 小 L 初步怀疑路由器的最大传输单元(maximum transmission unit,MTU)值过小,导致流量分片碎片过多,上传速率过低。但查看后发现路由器接口 MTU 值正常大小(1 500),且上网终端 MTU 值小于沿途设备 MTU 值,判断 MTU 值并不影响该上传速率。

2. 持续进行速率测试时发现,汇聚交换机上联出口路由器的接口 G0/46 存在大量的出站主动丢弃出向丢包,同时还看到交换机的 G0/43 接口也存在大量出向丢包,且 CPU 的 RXQ15 缓存池有很多未成功处理的丢包(miss packet),这代表 ASIC 芯片无法处理这些数据包。

3. 小 L 随后数次查看 G0/43 和 G0/46 队列,观察哪些队列的丢包增加得更快。

4. 观察后发现,队列 3 一直在递增丢包,这代表该队列满载,已经无法继续处理更多的数据包。

5. 解决该故障有几种方式,一种是手动修改 ASIC 的多层交换质量服务(multi-layer switching quality of service,MLS QoS)数值,提高队列容量。但是这种方式可能导致另一个队列减少处理数据包的能力。另外一种则是减少需要处理的数据包,以减轻队列的压力。

6. 小 L 暂时没有急于选择处理方式,而是在疑惑"仅 100M 的速率,为什么会影响 ASIC 芯片转发?"

7. 小 L 随后观察配置,突然发现汇聚交换机存在镜像流量的命令:有一个大流量接口 G0/47 被镜像复制到 G0/43,而 G0/43 与 G0/46 处于同一个 ASIC 芯片上,该芯片处理三层数据的队列 3 已达到峰值,以致 G0/43 与 G0/46 存在大量出向丢包(图 1-5-2)。

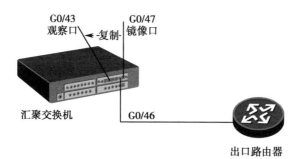

G0/43　　　　G0/47
观察口　-复制-　镜像口

汇聚交换机　　　　G0/46

出口路由器

图 1-5-2　接口镜像示意图

8. 小 L 猛然想起之前为了测试某流量监控设备,自己在汇聚交换机上镜像了流量,测试完成就忘记删除了。小 L 删除该镜像配置后,上传速率达到了 100Mbit/s,故障解决!

原因分析

一台设备可能有多个 ASIC 芯片,一个 ASIC 芯片又管理同组的多个接口。

但小 L 并没有留意到交换机开启的网络流量镜像功能,会占用同一 ASIC 芯片管理的其他接口的性能,以致接口转发数据包的速率受到影响。镜像流量的功能会对镜像口的全流量进行转发,大量占用 ASIC 芯片的性能,有些设备即使观察口(转发从镜像口获得的流量的接口)没有接入线路,依然不影响镜像流量功能的内部转发运作。

【案例总结】

1. 要关注网络设备的 ASIC 芯片架构设计,特别是对于中低端网络设备,留意其接口的分组分区,不要将多个大流量的线路接入同一分组分区接口里。

2. 及时删除多余的配置,不但能够减少意外情况的发生,也是网络设备安全加固方面的既有措施之一。

案例 6

网络设备生成树频繁震荡导致网络丢包

【案例概述】

案例关键词:生成树　BPDU 报文　网络震荡　第三方外联专线

由于业务需要,医院接入第三方外联专线网络的现象已司空见惯,如医保专网、政务专网、银行专网、集约预约专网。作为接入方,大多数医院对于第三方外联专线网络在接入医院网络设备前所连接的设备及安全使用情况并不清楚。由于网络的互通性,第三方外联专线网络可能影响医院内网网络的正常使用,导致业务系统缓慢,严重影响医院正常业务开展,这需要医院网络管理人员格外重视。下面简单介绍一个由于第三方外联专线网络设备生成树频繁震荡导致网络丢包,进而影响业务系统正常使用的案例。

【案例还原】

某个周六,小 L 接到收费处电话,反映 HIS 操作时缓慢,之后陆续收到前台反应系统缓慢。小 L 马上检查服务器、数据库及网络情况,发现服务器及数据库均无报错信息,但是从终端 ping 服务器端时会不定期有较长的延时,基本判断是网络出现了问题。小 L 马上进入机房查看交换机硬件运行状态。通过观察核心、汇聚交换机硬件设备的外观和电源等情况,可判断设备硬件无异常。通过不断 ping 服务器时发现,网络并不是连续的异常,此时小 L 比较困惑:"服务器、存储、数据库、网络交换机的硬件情况基本正常,难道是被网络攻击了?"

小 L 带着疑问登录核心交换机 A、B 分别查看交换机的 CPU、内存、路由及相关配置等情况,发现均无异常。通过 show log 命令查看核心交换机 A 日志时发现核心交换机 A 的聚合口 AggregatePort 24 会不定期出现生成树拓扑变化的 TC BPDU 报文现象,如图 1-6-1 所示。

可以看出,在核心交换机 A 的聚合口 AggregatePort 24 上每隔几秒就会收到 TC BPDU 报文,这说明核心交换机 A 的聚合口 AggregatePort 24 下联的网络设备出现拓扑变更。小 L 继续查看核心交换机 A 的 AggregatePort 24 端口下联的设备,该设备为汇聚机交换机 A,在汇聚交换机 A 上带终端网

```
*Apr 20 14:49:30: %SPANTREE-6-RCVDTCBPDU: Received tc bpdu on port AggregatePort 24 on MST0.
*Apr 20 14:49:31: %SPANTREE-6-RCVDTCBPDU: Received tc bpdu on port AggregatePort 24 on MST0.
*Apr 20 14:49:46: %SPANTREE-6-RCVDTCBPDU: Received tc bpdu on port AggregatePort 24 on MST0.
*Apr 20 14:49:47: %SPANTREE-6-RCVDTCBPDU: Received tc bpdu on port AggregatePort 24 on MST0.
*Apr 20 14:50:08: %SPANTREE-6-RCVDTCBPDU: Received tc bpdu on port AggregatePort 24 on MST0.
*Apr 20 14:50:09: %SPANTREE-6-RCVDTCBPDU: Received tc bpdu on port AggregatePort 24 on MST0.
*Apr 20 14:50:30: %SPANTREE-6-RCVDTCBPDU: Received tc bpdu on port AggregatePort 24 on MST0.
*Apr 20 14:50:31: %SPANTREE-6-RCVDTCBPDU: Received tc bpdu on port AggregatePort 24 on MST0.
*Apr 20 14:51:06: %SPANTREE-6-RCVDTCBPDU: Received tc bpdu on port AggregatePort 24 on MST0.
*Apr 20 14:51:07: %SPANTREE-6-RCVDTCBPDU: Received tc bpdu on port AggregatePort 24 on MST0.
*Apr 20 14:51:18: %SPANTREE-6-RCVDTCBPDU: Received tc bpdu on port AggregatePort 24 on MST0.
*Apr 20 14:51:19: %SPANTREE-6-RCVDTCBPDU: Received tc bpdu on port AggregatePort 24 on MST0.
*Apr 20 14:51:34: %SPANTREE-6-RCVDTCBPDU: Received tc bpdu on port AggregatePort 24 on MST0.
*Apr 20 14:51:35: %SPANTREE-6-RCVDTCBPDU: Received tc bpdu on port AggregatePort 24 on MST0.
*Apr 20 14:52:10: %SPANTREE-6-RCVDTCBPDU: Received tc bpdu on port AggregatePort 24 on MST0.
*Apr 20 14:52:11: %SPANTREE-6-RCVDTCBPDU: Received tc bpdu on port AggregatePort 24 on MST0.
*Apr 20 14:52:26: %SPANTREE-6-RCVDTCBPDU: Received tc bpdu on port AggregatePort 24 on MST0.
*Apr 20 14:52:27: %SPANTREE-6-RCVDTCBPDU: Received tc bpdu on port AggregatePort 24 on MST0.
*Apr 20 14:52:48: %SPANTREE-6-RCVDTCBPDU: Received tc bpdu on port AggregatePort 24 on MST0.
*Apr 20 14:52:49: %SPANTREE-6-RCVDTCBPDU: Received tc bpdu on port AggregatePort 24 on MST0.
*Apr 20 14:53:26: %SPANTREE-6-RCVDTCBPDU: Received tc bpdu on port AggregatePort 24 on MST0.
*Apr 20 14:53:27: %SPANTREE-6-RCVDTCBPDU: Received tc bpdu on port AggregatePort 24 on MST0.
*Apr 20 14:53:36: %SPANTREE-6-RCVDTCBPDU: Received tc bpdu on port AggregatePort 24 on MST0.
*Apr 20 14:53:37: %SPANTREE-6-RCVDTCBPDU: Received tc bpdu on port AggregatePort 24 on MST0.
*Apr 20 14:53:58: %SPANTREE-6-RCVDTCBPDU: Received tc bpdu on port AggregatePort 24 on MST0.
*Apr 20 14:53:59: %SPANTREE-6-RCVDTCBPDU: Received tc bpdu on port AggregatePort 24 on MST0.
*Apr 20 14:54:22: %SPANTREE-6-RCVDTCBPDU: Received tc bpdu on port AggregatePort 24 on MST0.
*Apr 20 14:54:23: %SPANTREE-6-RCVDTCBPDU: Received tc bpdu on port AggregatePort 24 on MST0.
*Apr 20 14:54:48: %SPANTREE-6-RCVDTCBPDU: Received tc bpdu on port AggregatePort 24 on MST0.
*Apr 20 14:54:49: %SPANTREE-6-RCVDTCBPDU: Received tc bpdu on port AggregatePort 24 on MST0.
*Apr 20 14:55:24: %SPANTREE-6-RCVDTCBPDU: Received tc bpdu on port AggregatePort 24 on MST0.
*Apr 20 14:55:25: %SPANTREE-6-RCVDTCBPDU: Received tc bpdu on port AggregatePort 24 on MST0.
*Apr 20 14:55:54: %SPANTREE-6-RCVDTCBPDU: Received tc bpdu on port AggregatePort 24 on MST0.
*Apr 20 14:55:55: %SPANTREE-6-RCVDTCBPDU: Received tc bpdu on port AggregatePort 24 on MST0.
```

图 1-6-1　核心交换机 A 的 TC BPDU 报文日志

关(X.X.X.253)去 ping 服务器(X.X.X.15)命令如下。发现每次设备提示 TC BPDU 报文出现后,ping 包都有丢包,如图 1-6-2 所示。

ping X.X.X.15 source X.X.X.253 length 10000

```
!!!!!!!!!!!!!!!!!!!!!!!!!!!!!!!!!!!!!!!!!!!!!!!!!!!!!!!!!!!!!!!!!!!!!!!!!!!!!!!!!!!!!!!!!!
!!!!!!!!!!!!!!!!!!*Apr 20 17:05:32: %SPANTREE-6-RCVDTCBPDU: Received tc bpdu on port AggregatePort 24 on MST0!!!!!!
!!!!!!!!!!!!!!!!!!!!!!!!!!!!!!!!!!!!!!!!!!!!!!!!!!!!!!!!!!!!!!!!!!!!!!!!*Apr 20
17:05:34: %SPANTREE-6-RCVDTCBPDU: Received tc bpdu on port AggregatePort 24 on MST0.
.......*Apr 20 17:05:48: %SPANTREE-6-RCVDTCBPDU: Received tc bpdu on port AggregatePort 24 on MST0.
.*Apr 20 17:05:50: %SPANTREE-6-RCVDTCBPDU: Received tc bpdu on port AggregatePort 24 on MST0.
!!!!!!!!!!!!!!!!!!!!!!!!!!!!!!!!!!!!!!!!!!!!!!!!!!!!!!!!!!!!!!!!!!!!!!*Apr 20 17:06:10:
%SPANTREE-6-RCVDTCBPDU: Received tc bpdu on port AggregatePort 24 on MST0.
!!!!!!!!!!!!!!!!!!!!!!!!!!!!!*Apr 20 17:06:12: %SPANTREE-6-RCVDTCBPDU: Received tc bpdu
on port AggregatePort 24 on MST0.
...!!!!!!!!!!!!!!!!!!!!!!!!!!!!!!!!!!!!!!!!!!!!!!!!!!!!!!!!!!!!!!!!!!!!!!!!!!!!!!!!!!!!!
!!!!!!!!!!!!!!!!!!!!!!!!!!!!!!!!!!!!!!!!!!!!!!!!!!!!!!!!!!!!!!!!!!!!!!!!!!!!!!!!!!!!!!!!!!
```

图 1-6-2　汇聚交换机 A 带终端网关 ping 服务器的日志

再次用 show log 命令查看汇聚交换机 A 的日志,发现在汇聚交换机的聚合口 24 和端口 22 均出现生成树拓扑变化的 TC BPDU 报文,如图 1-6-3 所示。

```
Total entries displayed: 9
sm5750-B_jifan_A#*Apr 20 17:15:53:%SPANTREE-6-PORTFASTCHG: Port GigabitEthernet 0/22 portfast state changed from edge.
*Apr 20 17:15:53: %SPANTREE-6-RCVDTCBPDU:Received tc bpdu on port GigabitEthernet 0/22 on MST0.
*Apr 20 17:15:54: %SPANTREE-6-RCVDTCBPDU: Received tc bpdu on port AggregatePort 24 on MST0.
*Apr 20 17:15:56: %SPANTREE-6-RCVDTCBPDU: Received tc bpdu on port AggregatePort 24 on MST0.
```

图 1-6-3　汇聚交换机 A 的 TCBPDU 报文日志

通过命令 show lldp neighbor 查看汇聚交换机 A 的网络链路邻居信息,如图 1-6-4 所示。

```
sw5750-8_jifan_A#sh 1ldp ne
sw5750-8_jifan_A#sh 1ldp nei
Capability codes:
(R) Router,(B) Bridge, (T) Telephone, (C) DOCSIS Cable Device
(W) WLAN Access Point,(P) Repeater,(S) Station, (0) Other
Systen Name                      Local Intf    Port ID    Capability    Aging-tine
sw5750_B_jifan_B                 Gi0/1         Gi0/1      P, B, R       1minutes 34seconds
SW2928-XXK2F                     Gi0/2         Gi0/1      P, B, R       1minutes 53seconds
WaiKeLou_A                       Gi0/17        Gi0/22     P, B, R       1ninutes 43seconds
SW2928-XinBanGongQu8             Gi0/19        Gi0/25     P, B, R       1minutes 34seconds
SW2928-YA0DIAN                   Gi0/20        Gi0/25     P, B, R       1minutes 53seconds
SW2928-Taoiin                    Gi0/21        Gi0/28     P, B, R       1mininutes 37seconds
SW2928-Zone3(ZhuanWang)          Gi0/22        Gi0/2      P, B, R       2minutes
S8606                            Gi0/23        Gi1/15     P, B, R       1mininutes 39seconds
S8606                            Gi0/24        Gi1/16     P, B, R       1minutes 54seconds
```

图 1-6-4　汇聚交换机 A 的网络链路邻居信息

最终确认 TC BPDU 报文来自汇聚交换机 A 下的 Gi0/22 端口。查看拓扑发现汇聚交换机 A 的 Gi0/22 端口下连接着一台接入交换机,该交换机负责外联专网接入,接的是第三方运营商二层链路。小 L 马上联系第三方运营商排查该专线网络。在得到回复排查需要一定时间时,小 L 经过详细分析,确认该端口只有单线路上联且为外联设备,无须与内网设备交互生成树报文,在请示领导后,小 L 决定把该端口 TC BPDU 报文过滤掉,配置命令如下。配置如图 1-6-5 所示。

```
Int GigabitEthernet0/22
    spanning-tree bpdufilter enable
```

```
sw5750-B_jifan_A(config-if-GigabitEthernet 0/22)#spanning-tree bpdufilter en
```

图 1-6-5　汇聚交换机 A 端口 22 配置 TC BPDU 报文过滤

配置后该端口既不收 BPDU 报文,也不发 BPDU 报文。再次 ping 服务器端,ping 包正常,查看核心交换机 A 及汇聚交换机 A 日志,均没有发现 TC BPDU 报文日志,此时确认网络生成树震荡消失,网络恢复正常。

故障原因

通过分析,定位故障原因如下:核心交换机 A 上不断收到生成树拓扑变化的 TC BPDU 报文,导致核心交换机 A 和汇聚交换机 A 互联链路不断震荡,端口的生成树状态不断变化,使得网络不定期丢包。因 TC BPDU 报文来源于外部,在汇聚交换机的外联端口把 TC BPDU 报文过滤掉,问题得到解决。

【案例总结】

1. 对于第三方外联专线网络,建议建立外联专网区域,外联专网区域与业务内网之间增设防火墙或其他安全设备,并配置相应的安全策略,避免因外联专线网络影响业务内网的正常使用,同时保障业务内网的安全。

2. 针对和外联设备互联的二层端口增加 BPDU Filter,过滤对端发送的BPDU 报文,降低对现网生成树的影响。配置举例如下。

Int GigabitEthernet0/22

　spanning-tree bpdufilter enable

3. 在接入终端的端口下增加优化配置,包括增加 BPDUguard 及 portfast,配置举例如下。

Int GigabitEthernet2/1

　spanning-tree bpduguard

　spanning-tree portfast

4. 优化现网网络架构,核心交换机和汇聚交换机之间采用纯三层互联,减少二层广播域,降低二层生成树震荡的影响。

案例 7

无线本地转发模式配置错误导致无线接入点频繁掉线问题

【案例概述】

案例关键词:无线 AP 掉线　本地转发　MAP 配置文件

在医院内,无线网络已经是当前必不可少的网络接入方式之一,无线网络的稳定性对业务及用户体验至关重要。AP 作为直接提供无线接入服务的设备,是无线网络的边界,其能否正常稳定运行决定了最终整体无线网络的质量,是网络运维人员需要重点关注的部分。目前主流的无线方案是 FIT AP+无线控制器的结构,AP 注册到控制器上,由无线控制器统一管理和维护。无线 AP 因为某些原因而断开与控制器的连接,称为 AP 掉线,是无线网络的常见故障。

小 L 最近处理了一起无线网络下 AP 频繁掉线的问题,经过排查,最终定位到该问题是无线本地转发模式下错误配置了控制器下发的 MAP 文件导致的。

【案例还原】

医院新大楼项目中,到货一批国内主流网络厂家 AP,工程师将一栋楼中安装的 100 余台该型号 AP 通过自动注册的方式注册到无线控制器 AC 上。

在 AC 上通过 display wlan ap all 命令观察发现,这 100 余台 AP 全部正常上线,状态为 R/M 状态,但过了不到 2 分钟,发现所有 AP 全部离线(变为 Idle 状态)。AC 上 display wlan ap statistics tunnel-down-record 查看 AP 与 AC 间隧道通断记录,发现记录掉线原因是重传超时(failed to retransmit message)。此后,每隔一段时间(粗略估计十几分钟),在 AC 上查看随机有个位数的 AP 变为 R/M 状态,AC 上 display wlan ap name xxx address 也能查询到这些 AP 的 IP 地址,但 AC 无法 ping 通它们,且尝试在 AC 上远程登录这些 AP 也会失败,原因与当时 AP 已经离线有关。对比观察,发现故障仅涉及这一栋楼,这一栋楼安装的全部是新到货的同型号 AP。

小 L 接到报障后,首先梳理了目前无线网络的拓扑,如图 1-7-1 所示。可见当前无线是常见的组网方式,无线控制器挂在无线核心交换机上,POE 交换机直接连接无线核心交换机,并为 AP 供电。

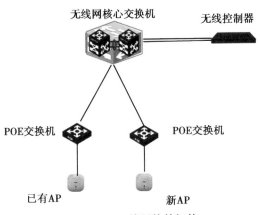

图 1-7-1　无线网络的拓扑

接下来,小 L 分析了 AP 在线不稳定的几种常见情况,并结合现场问题逐一分析各种可能的原因。

AC 和 AP 之间链路不稳定,导致 AC 和 AP 之间丢包严重,隧道断开　其他楼的其他型号 AP 均稳定在线,因此小 L 将怀疑点转移到该楼的汇聚上交换机。检查汇聚交换机上下行有线口,没有发现错包增加和物理接口频繁闪断的情况,说明物理链路正常。将新 AP 拆下,PC 连接后能正常获取 IP 地址,且可以 ping 通 AC,并没有丢包,所以排除这种可能。但此时发现 PC 仍然ping 不通所有的 AP。

该汇聚下 AP 上行有线口组播 / 广播流量大,影响 AP 通信　通过 PC 在连接 AP 的有线口抓包分析发现,组播 / 广播流量并不大,排除这种可能。

AC 管理 AP 的规格不足或授权不足　查询当前无线控制器性能参数,设备规格足以支持所有新型号 AP 接入,且 AC 上无线管理授权数量充足,也排除了这种情况。

核心交换机上 DHCP Server 存在问题　由于 PC 连接 AP 上行的有线口可以获取 IP 地址,应该可以排除,但为了谨慎起见,小 L 还是在核心 DHCPServer 进行了检查,发现给 AP 分配了 IP 地址且没有到达租期,但核心交换机同样无法 ping 通 AP。

该型号 AP 存在软件问题导致频繁异常重启　排除以上四种可能后,这种可能性变得非常大。为了验证这一设想,小 L 把该型号 AP 和另一栋楼运行正常的旧 AP 进行位置对调,发现旧 AP 仍能稳定在线,而新 AP 故障依旧。在这一背景下,新 AP 软件问题的疑点变得非常大,下一步尝试进入 AP,查看 AP 重启原因是否与软件异常有关。由于其在线时间太短,无法在 AC 上通过 telnet 进入 AP 中查看。该 AP 又是面板款型,串口形式是四根杜邦线的特殊类型,小 L 及其他现场工程师携带的通用 RJ45 口 console 线没有了用武之地,此时完全没有办法观察到 AP 内部的运行情况。因此暂时保留 AP 软件异常的可能性,若后续排除仍无进展,小 L 计划寻找厂家获取支持。

还有一种可能性——AP 获取 IP 地址,与 AC 正常通信,也正常上线,但上线后由于某种原因导致 AP 的配置或状态发生了改变,引起连接中断。

AP 上线后,再改变配置或状态,小 L 猜想要如何操作才能具有这样的功能呢?排除了其他可能性后,只剩下 map 文件这一种可能性了。

在医院采购该国内主流厂商无线网络配置中,采用本地转发模式时,AP 如同一台交换机,直接将无线终端的报文通过上行接口转发出去,无须再经过封装集中转发给 AC。此时 AP 的上行接口需要配置为二层 Trunk 模式并放通指定的业务 VLAN。该厂家 AP 默认出厂设置,上行接口都是普通的 Access 接口,缺省 vlan 为 1,需要在上线后通过无线控制器下发一个配置文件,指导 AP 修改上行接口配置,这个文件即为 MAP 文件,需要用户根据需求编写命令允许 CLI 脚本,上传到 AC,最后在 AC 上通过命令将配置文件下发给 AP,AP 将执行该文件中指定的配置。

小 L 检查无线控制器配置,发现当前无线业务确实配置的是本地转发模式,而且新旧两款 AP 下发的是同一个 MAP 文件,名称相同,具体配置如下。

```
system
vlan 100 to 120
#
interface GigabitEthernet 1/0/1
port link-type trunk
port trunk permit vlan all
#
interface range GigabitEthernet 1/0/2 to GigabitEthernet 1/0/6
port link-type access
port access vlan 150
```

该配置文件,修改 AP GE1/0/1 接口为 Trunk 模式并放通所有 VLAN(通常该厂家 AP 上行接口是 GE1/0/1);再配置接口 GE1/0/2-GE1/0/6 的缺省 VLAN 为 150。经了解该 vlan 150 对应一个有线终端业务,因为 AP 除了提供 VLAN 无线接入,也配备额外的有线接口,现场计划将这些接口划定 VLAN 后为特定的有线终端提供接入网口。

通过以上分析,很可能是下发的 MAP 文件导致 AP 与 AC 通信异常而掉线。那具体错误在哪里?为什么同样的配置下发给现网已有的旧 AP 就正常,而下发给新 AP 就异常呢?

最后小 L 查询官网上的设备参数,发现新旧两款 AP 配备的网口数量不同。旧 AP 除上行接口外,还拥有 8 个 10/100/1 000M 下行接口,即 GE1/0/2-GE1/0/9;而新 AP 只有 4 个 10/100/1 000Mbps 自协商以太网下行口 GE1/0/2-GE1/0/5。在这款 AP 上,interface range GigabitEthernet 1/0/2 to GigabitEthernet 1/0/6 命令无法执行,最终执行的接口配置命令如下。

interface GigabitEthernet 1/0/1

port link-type trunk

port trunk permit vlan all

port link-type access

port access vlan 150

上行接口 GE1/0/1 最后又被修改为 access 模式,且缺省 vlan 为 150,而 AP 与 AC 互通使用的是 VLAN 1,此时 AP 无法与 AC 通信,最后导致掉线。于是,这个问题的产生原因就清晰了。

AP 启动→获取 IP → AP 上线→MAP 文件下发→MAP 错误配置导致 AP 上行口缺省 vlan 被改,AP 与 AC 不通→AC ping AP 不通,也无法 telnet → AP 掉线→ 10 分钟未上线 AP 重启,然后重复以上过程。

问题定位后,小 L 为新 AP 配置了一个新的 MAP 文件,其中下行接口配置修改为 int range g 1/0/2 to 1/0/5,终于恢复正常,AP 上线后不再频繁掉线,始终保持正常在线状态。

【案例总结】

在规划配置无线网络时,需要注意如下两点。

1. 使用配置文件给 AP 下发配置的时候,如果更换了 AP 型号,一定不要照搬之前的配置,应针对配置文件先在要上线的 AP 上测试执行一下,确保没有问题后再先给少量 AP 下发,确保正常后再大范围推广使用,以减少不必要的故障影响。

2. 很多无线厂家 AP 配置文件的执行相当于一个自动化的脚本,建议尽可能使用出错率低的配置。

3. 随着面板 AP 使用越来越多,使用类似异性串口设备的数量也在增长,建议为运维人员普及配置类似异性串口线的知识,这样出现类似故障时运维人员能及时通过 console 口连接 AP,故障或许就能很快被定位。

案例 8

无线接入点射频资源利用率高导致业务卡顿

【案例概述】

案例关键词:无线业务卡顿 WiFi 协议速率 信道利用率

熟悉无线网络的工程师,在遇到诸如无线终端延迟高、ping 丢包、业务卡顿等问题时,通常会怀疑是无线网络没有优化到位。一般先采取通用的无线优化措施,如合理调整信道功率、配置无线二层隔离、无线终端限速、漫游配置优化,再观察使用效果。当多种优化措施执行后,问题并无好转,需要考虑无线干扰、AP 性能不足的可能。AP 性能不足一般表现在终端数量多、业务流量大的时候,同时伴随 AP 射频口信道利用率高。

小 L 最近就遇到了一个疑似 AP 性能不足导致业务卡顿的问题,但直接查询 AP 性能规格是完全足以应对现场使用需求的。通用实地调研终端网卡规格、研究无线 WiFi 协议的理论速率并结合使用经验,最终定位到终端自身业务模型存在问题。小 L 不仅成功确定了无线体验差的问题,还发现了业务系统自身不合理的地方,并协助相关同事进行整改。

【案例还原】

近日,医院手术复苏室反馈麻醉复苏系统使用经常发生卡顿,程序页面无法操作,严重影响业务。小 L 前往现场了解情况并进行排查。

经排查,该区域终端通过无线 WiFi 连接网络,业务为某医疗系统麻醉复苏程序。现场共 13 台业务终端,加上护士电脑,日常接入终端数基本在 17~25 个,共用某厂商的一台双 5G 射频 WiFi 5 款型高密 AP。小 L 通过咨询医护人员并现场观察发现,在患者较多、多个终端同时使用复苏系统的时候,确实会出现严重的卡顿。

小 L 首先检查无线控制器相关业务配置,发现该区域已针对无线网络进行了优化,包括配置手工信道和功率、无线二层隔离、拒绝弱信号终端接入、802.11v 漫游优化等。同时使用工具检测无线环境,信号覆盖正常、强度达标、未发现明显的同频干扰。因此,小 L 首先排除了无线优化不到位、信号覆盖不足、存在干扰等情况对业务的影响。

接下来,小 L 考虑到现场问题一般出现在患者较多、集中使用业务系统的时候,因此怀疑该区域的 AP 性能不足,无法满足业务流量的转发需求。登录 AP 查看射频利用率,发现业务卡顿时该 AP 两个 5G 射频利用率都达到 70% 以上,而一旦业务减少,射频利用率很快降低,业务也恢复正常。同时,通过客户现场的无线管理软件发现业务卡顿、射频利用率高时,伴随 AP 流量峰值的出现。

业务高发时,射频利用率高(图 1-8-1)。业务减少或无业务时,射频利用率低(图 1-8-2)。

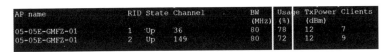

AP name	RID	State	Channel	BW (MHz)	Usage (%)	TxPower (dBm)	Clients
05-05E-GMFZ-01	1	Up	36	80	78	12	7
05-05E-GMFZ-01	2	Up	149	80	72	12	9

图 1-8-1　业务高发射频利用率

AP name	RID	State	Channel	BW (MHz)	Usage (%)	TxPower (dBm)	Clients
05-05E-GMFZ-01	1	Up	36	80	1	2	7
05-05E-GMFZ-01	2	Up	149	80	7	2	13

图 1-8-2　非业务高发射频利用率

软件流量监控趋势如图 1-8-3 所示。

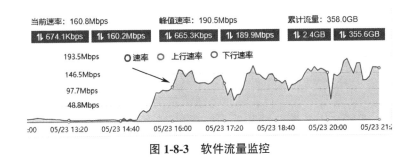

图 1-8-3　软件流量监控

综合以上现象,小 L 基本确定问题与 AP 性能有关,业务流量大的时候,AP 射频利用率过高,导致业务延迟、卡顿。另一方面,现场终端数量并不多,查询 AP 终端接入记录,最大 25 个,单射频最大也不超过 15 个,AP 流量峰值在 200Mbps 左右,无论是终端接入数量还是总流量,均未达到这款高密 AP 宣传标准,且差距出大。小 L 继续思考:现场终端是否存在某些问题,使得 AP 无法发挥该有的性能,流量达到 200Mbps 就已经接近了性能极限?

根据 WiFi 协议理论,WiFi 网络的协商速率与协议版本、无线频宽、空间流相关。小 L 继续针对这一点进行分析,结合实际使用经验,考虑到协议报文开销、介质竞争、环境干扰等因素,理想情况下单终端实际可达到的速率为协商速率的 70% 左右,多终端并发通常再打 7 折。如一款 WiFi 5 的 AP,理论单射频在 2 条空间流、80MHz 频宽的情况下,可以达到 866.7Mbps 的最大物理速率,多终端并发时实际可获得的最大速率为 866.7Mbps × 70% × 70% ≈ 424Mbps。现场为了最大程度保障该区域终端业务,已经配置频宽为 80MHz,根据这个换算规则,如果现场终端只有 1 条空间流,则多终端并发时实际可获得的最大速率大概为 433.3Mbps × 70% × 70% ≈ 212Mbps。这恰好可以解释,当流量逐渐增大达到 200Mbps 左右时业务出现明显的延迟和卡顿的现象,因为这已经接近该场景下的极限速率。

小 L 继续现场收集信息,查看业务终端的网卡,发现这些复苏系统业务所在终端使用的无线网卡是同一款单空间流网卡,正好验证了之前的猜想。

至此,小 L 最终确认该问题是由于终端网卡性能较低,仅支持单空间流,在该场景下多终端并发时总流量最多支持 200Mbps 左右。现场实际流量已经达到 200Mbps,接近极限,因此射频利用率超高,无法继续保障正常转发,从而出现延迟和卡顿。这是这款 AP 在该场景下的极限,不是 AP 本身性能的极限。基于这一点,当前环境,即使更换性能更高的 AP 也无济于事,因为终端网卡的性能低,使得 AP 无法发挥自己的性能优势。要彻底解决该问题,需要终端升级到高性能网卡,能够支持 2 条空间流,则整个转发性能将提高1 倍。

但终端短期内无法完成配置升级,目前业务将持续受到影响,问题似乎陷入了困境。小 L 继续开动脑筋,分析单个终端的流量情况。通过观察业务终端的网卡数据,发现终端运行业务时下载流量高达 150Mbps 以上。按照这个速率计算,现场若十几个终端并发,速率将超过 1.5Gbps,这样看即使更换更高性能的网卡也无法满足,不得不让人怀疑,这些终端自身的大业务流量正常吗? 为什么之前没用反馈问题,近日才出现业务卡顿?

观察终端网卡速率趋势如图 1-8-4 所示。

于是小 L 将排查进展、思路和疑问反馈给信息科领导,经医院内部查证,原来近期麻醉复苏系统业务做过变更,优化不到位,导致单个终端需要获取后台所有患者的数据信息,且很多信息是当前业务不需要的,大量的无关数据使得业务流量激增。小 L 将该问题反馈给系统厂家调整后,可观察到现场终端业务流量大幅减小,观察多个终端并发时总流量不超过100Mbps,AP 射频利用率不超过 60%,现场医护未再反馈系统使用延迟和卡顿。

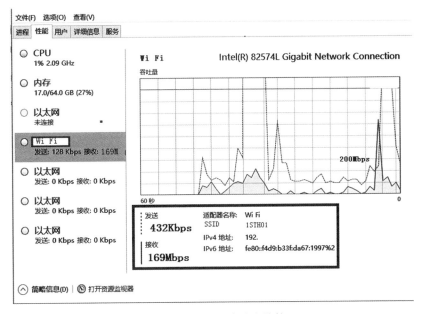

图 1-8-4　终端网卡速率趋势

【案例总结】

1. 终端使用无线网络有问题,通常先检查针对无线的必要优化措施是否完善,如检查信道和功率规划、无线二层隔离、拒绝弱信号终端接入、终端限速等优化措施是否配置。

2. 无线网络的整体性能,不单由无线 AP 本身性能规格决定,也与使用的协议版本、配置的频宽、现场终端无线网卡性能密切相关。运维无线网络的工程师需要熟悉目前常见 WiFi 协议的速率换算表。同时要认识到协议的理论速率不等同于终端可获取的实际速率,根据经验,单终端理论速率一般是协议速率的 70% 左右,多终端并发一般是协议速率的 50% 左右。

案例 9

物理地址重复导致无线终端频繁断网

【案例概述】

案例关键词:无线网络　网络设备　无线终端　重复 MAC

无线网络的优点在于高移动性和便捷性,与此同时存在不稳定性,容易受到建筑信号隔离、相同频段信号或电磁干扰,因此无线终端网络故障较为常见。无线终端网络故障分析,既需要从无线网络设备排查,也要考虑无线接入终端本身,具体情况具体分析。下面将简单介绍一个原因简单却难以排查的无线终端网络故障案例。

【案例还原】

近期,医院几个病区的护士反馈移动护理个人数字助理终端(personal digital assistant,PDA)经常断网。小L去到现场发现,PDA 连接无线网络(wireless fidelity,WiFi)后一段时间后会自动断开,待断开一段时间后又会自动连接 WiFi,断开时间不确定,从 10 秒钟到几分钟不等,如图 1-9-1 所示。

某病区反馈基本所有的 PDA 都存在经常断网的现象。小L怀疑是无线接入点(access point,AP)故障,登录无线控制器(access controller,AC)界面,通过 display wlan ap name 'ap_name' verbose 命令,查看该病区的 AP 运行详细日志,如图 1-9-2 所示。

AP 运行状态正常,近期未存在掉线情况,但为了避免 AP "假死"情况,小L当晚重启了该病区的 POE 交换机

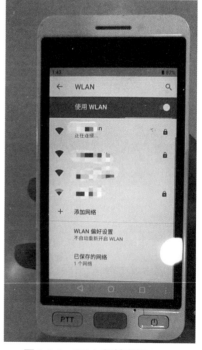

图 1-9-1　PDA 频繁断开 WiFi

和所有 AP。然而,到了第二天发现该故障依然存在。

```
[HPN-WX5540H-AC]display wlan ap name          verbose
AP name                    :
AP ID                      : 311
AP group name              :
State                      : Run
Backup type                : Master
Online time                : 458 days 16 hours 9 minutes 53 seconds
System uptime              : 458 days 16 hours 7 minutes 48 seconds
Model                      : WA6322
Region code                : CN
Region code lock           : Disabled
```

图 1-9-2 AP 运行详细日志

接着小 L 咨询了业务资深的同事小 K,小 K 建议小 L 尝试查询那台 PDA 的接入日志。小 L 找了几台经常断网的 PDA,基于终端无线网卡的媒体访问控制地址(media access control address,MAC),通过 #display system internal wlan client history-record mac-address'H-H-H'命令查询其接入日志,如图 1-9-3 所示。

Time	AP-Name	AP ID/RID	State
2024/8/3 10:23	*-07FB-AP10	311/1	offline
2024/8/3 10:23	*-05FA-AP08	207/1	online
2024/8/3 10:22	*-05FA-AP08	207/1	offline
2024/8/3 10:22	*-07FB-AP10	311/1	online
2024/8/3 10:20	*-05FA-AP13	212/1	offline

图 1-9-3 PDA 接入 WiFi 日志

小 L 发现某些 PDA 会漫游到不同楼层的 AP,如 5 楼病区的 PDA 隔一段时间会连接到 7 楼的 AP。小 L 怀疑是不同病区 PDA 存在相同 MAC 的原因,但 PDA 厂家工程师小 T 反馈发货前都会对 MAC 进行检测,不存在重复 MAC 的情况,考虑多个 MAC 同时重复属于小概率事件,于是小 L 并未从该原因继续排查。

第三天,小 L 找到网络设备厂家售后工程师小 Y,小 Y 了解事件后怀疑是 7 楼 AP 辐射功率过大导致,因此将 7 楼 AP 发射功率适当降低,然而仍然存在 AP "跨楼层连接"现象。接着小 Y 调整了 7 楼 WiFi 信号的信道,依旧没有起到作用。

如果 AP 没有问题的话,会不会是 AC 的原因呢? 小 Y 认为当前的 AC 版本可能存在某些 bug,建议升级 AC 版本试试。第三天晚上,小 Y 升级 AC 版本并再次重启所有 AP。然而,第四天早上发现那几台 PDA 仍然会频繁断开。

工作陷入僵局,小 Y 表示如果网络设备没问题,那会不会是终端自身的原因导致的? 于是首先怀疑 PDA 终端是否设置了网卡节能模式,当连接 WiFi 空闲状态一段时间后会自动断开连接。为此小 L 咨询了小 T,小 T 表示没有此项设置,小 L 在 PDA 的设置界面上也没有找到该设置。此时,小 L 和小 Y

已垂头丧气。

就在大家心灰意冷之时，小 Y 发现了一个神奇的现象！有台 5 楼病区的 PDA 不止连接 7 楼的 AP，还连接到了 11 楼的 AP！由于 PDA 连接的 WiFi 设置成 5G 频段，穿透能力较差，发射功率再大也不可能跨越这么多楼层。因此，小 L 不得不怀疑是所有问题都是 PDA 的网卡 MAC 地址重复导致的。为了验证这个猜想，小 L 将 5 楼那台 PDA 关机，继续查询该 MAC 的在线状态。果不其然，依旧连接着 7 楼和 11 楼的 AP！

找到原因后，小 L 根据所连接的 AP 位置，去 7 楼和 11 楼分别找到了 PDA，MAC 地址与 5 楼关机的那台 PDA 一样。然后小 L 根据频繁断网 PDA 连接的 AP 所在位置相继找到了其他重复 MAC 的 PDA。由于无线终端通过动态主机配置协议方式获取 IP 地址，因此 1 个 MAC 只能获取到 1 个 IP，存在重复 MAC 的终端就会争抢 IP 地址，从而表现出 WiFi 连接不稳定的情况，导致用户科室反馈 PDA 不好用、频繁断网。

最后，小 L 再次联系小 T 将这些重复 MAC 的 PDA 进行刷机，修改 MAC 地址后再次连接 WiFi 时则可以正常使用，最终解决了频繁断网的问题。

【案例总结】

1. 要甄别使用科室报障信息的真实性，才能根据客观现象排查原因。某病区报障时反馈几乎所有 PDA 都断网不可使用，实则只有 2 台 PDA 是 MAC 冲突导致的，其他所谓的"断网"是 PDA 上护理系统数据同步不及时导致的。

2. 如果只是小部分终端存在网络问题，一般和网络设备无关，要从终端层面查找原因。由于无线设备采用 DCHP 分配 IP 地址的方式，相同的 MAC 地址会分配到相同的地址，同时由于设备操作系统没有类似 Windows 系统会提示 IP 地址冲突，所以对于这种问题的定位要结合多方面的日志数据进行分析，从而尽快定位故障原因。

案例 10
新增接入交换机导致生成树协议震荡引起数据库服务重启

【案例概述】

案例关键词:STP MSTP 网络震荡 固定根桥 边缘端口 数据库集群

对网络工程师而言,对于生成树协议(spanning tree protocol,STP)再熟悉不过。这个基础协议,由 IEEE 制定的 802.1D 标准定义,用于在局域网中消除数据链路层物理环路。正确合理地配置 STP 对基础网络的稳定尤为重要,但正因为 STP 非常基础,所有可网管交换机都默认开启,在日常运维工作中,工程师反而容易忽视与其相关的配置和优化措施。STP 引发的问题,诸如网络震荡、网络环路,往往会给现网业务造成巨大的影响和损失。近日,小 L 就碰到了一起由于 STP 配置优化不到位而引发的数据库业务中断故障。

【案例还原】

小 L 接到运维同事报障,反馈刚才医院多套 Oracle 数据库发生重启,需要协助排查,定位原因。小 L 第一时间着手了解具体情况,询问事发前是否做过网络变更,相关同事回忆在故障发生前数据库心跳交换机区域新增了一台接入交换机,时间基本与管理系统监测到数据库重启时间吻合。根据该描述,小 L 初步怀疑故障是由于新增加交换机未合理配置 STP 功能导致网络震荡所致。小 L 继续向相关同事了解数据库心跳工作机制以及交换机日志,以便进行进一步分析。

网络环境拓扑简单梳理如下(图 1-10-1)。

三台交换机串联,组成小型二层网络,作为多套数据库集群的接入设备,数据库集群依靠交换机转发二层心跳报文维持集群状态。集群中若数据库之间心跳报文收发异常,导致检测超时,30 秒内无法收到心跳检测报文,将导致集群重启。

故障发生时,相关同事在交换机 X.X.1.63 新建聚合组 2,与新增设备 X.X.1.76 互连。之后便发现部分数据库集群心跳检测异常,发生重启,影响业务。

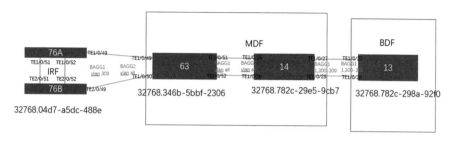

图 1-10-1　网络环境拓扑

小 L 分析设备日志,以 X.X.1.63 为例,设备端口 STP 角色发生变化时在设备会有历史记录,可以明显看到聚合 2 从指定端口变成根端口,且根桥 MAC 发生变化,说明新接设备后 STP 网络中发生了根抢占,新接入设备成为网络中的新根桥。其他几台设备日志与此类似,如下所示。

```
===============display stp history===============
----------------- STP slot 1 history trace -----------------
-----------------         Instance 0         -----------------
Port Bridge-Aggregation2
Role change        :DESI->ROOT
Time               :2022/05/16 14 :20 :09
Port priority          :32768.04d7-a5dc-488e 0 32768.346b-5bbf-2306 0
                   32768.04d7-a5dc-488e 128.632 128.633
Designated priority    :32768.04d7-a5dc-488e 2 32768.346b-5bbf-2306 0
                   32768.346b-5bbf-2306 128.633 128.633

Port Bridge-Aggregation2
Role change        :DISA->DESI(Aged)
Time               :2022/05/16 14 :20 :07
Port priority          :32768.346b-5bbf-2306 0 32768.346b-5bbf-2306 0
                   32768.346b-5bbf-2306 128.633 128.633
Designated priority    :32768.346b-5bbf-2306 0 32768.346b-5bbf-2306 0
                   32768.346b-5bbf-2306 128.633 128.633
```

进一步分析 STP 协议工作机制可知,在 STP 中,为避免临时环路,端口从开启到进入转发状态需要等待 30 秒的时间(默认),如果想要缩短这个时间,只能以手工方式将 Forward Delay 设置为较小值。但是 Forward Delay 是由 Hello Time 和网络直径(任意两台终端之间连接时通过的交换机数目的最大值)共同决定的一个参数,如果将 Forward Delay 设置得太小,可能导致临时环路的产生,影响网络的稳定性。

快速生成树协议（rapid spanning tree protocol,RSTP）、每 VLAN 生成树协议（per VLAN spanning tree,PVST）、多生成树协议（multiple spanning tree protocol,MSTP）都支持快速收敛机制。常见的快速收敛机制包括边缘端口机制、根端口快速切换机制、指定端口快速切换机制。其中指定端口快速切换机制也称为 P/A（proposal/agreement,请求/回应）机制。目前环境下交换机默认 STP 模式为 MSTP,支持快速收敛机制。MSTP 快速收敛机制有如下几个方面。

边缘端口机制　当端口直接与用户终端相连,而没有连接到其他网桥或局域网网段时,该端口即为边缘端口。边缘端口连接的是终端,当网络拓扑变化时,边缘端口不会产生临时环路,所以边缘端口可以略过两个 Forward Delay 的时间,直接进入 Forwarding 状态,无须任何延时。由于网桥无法自动判断端口是否直接与终端相连,所以用户需要手工将与终端连接的端口配置为边缘端口。如图 1-10-2 所示。

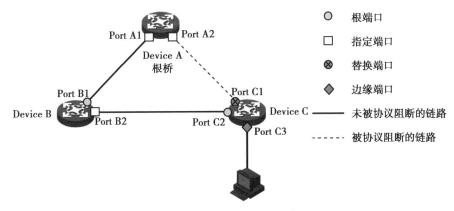

图 1-10-2　边缘端口机制示意图

根端口快速切换机制　当旧的根端口进入阻塞状态,网桥会选择优先级最高的替换端口作为新的根端口,如果当前新的根端口连接的对端网桥的指定端口处于 Forwarding 状态,则新的根端口可以立刻进入 Forwarding 状态。

如图 1-10-3 所示,Device C 有两个端口,一个为根端口,另一个为替换端口,当根端口链路中断时,替换端口会立刻成为新的根端口并进入 Forwarding 状态,期间不需要延时。

指定端口快速切换机制（P/A 机制）　P/A 机制是指指定端口可以通过与对端网桥进行一次握手,即可快速进入转发状态,期间不需要任何定时器。P/A 机制的前提条件是:握手必须在点到点链路上进行。有点到点链路作为前提,P/A 机制可以实现网络拓扑的逐链路收敛,而不必像 STP 需要被动等待 30 秒的时间以确保全网实现收敛。

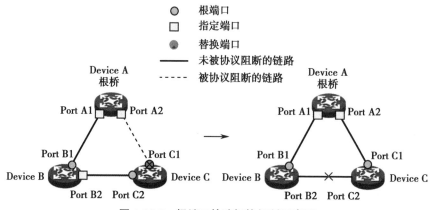

图 1-10-3 根端口快速切换机制示意图

在 MSTP 中,上游网桥发送的 Proposal BPDU 中的 Proposal 位和 Agreement 位均置位,下游网桥收到 Proposal 位和 Agreement 位均置位的 BPDU 后,执行同步操作,然后回应 Agreement 置位的 BPDU,使得上游指定端口快速进入转发状态。

Device A 和 Device B 之间的 P/A 机制处理过程如图 1-10-4 所示。

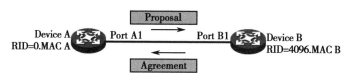

图 1-10-4 P/A 机制示意图

Device A 从端口 Port A1 发送 Proposal 位和 Agreement 位均置位的 BPDU 给 Device B。Device B 收到 Proposal 位和 Agreement 位均置位的 BPDU 后,判断端口 Port B1 为根端口,执行同步操作(同步过程指网桥阻塞除边缘端口之外的所有端口,在本网桥层面消除环路产生的可能),然后将根端口 Port B1 设置为转发状态,并向 Device A 回复 Agreement BPDU。Device A 收到 Agreement BPDU 后,指定端口 Port A1 立即进入转发状态。Device A 的端口 Port A1 和 Device B 的端口 Port B1 均进入转发状态,P/A 收敛过程结束。

从 RSTP/PVST 和 MSTP 的 P/A 机制处理过程可以看到,P/A 机制没有依赖任何定时器,可以实现快速收敛。

需要注意的是,如果指定端口发出 Proposal BPDU 后没有收到 Agreement BPDU,则该端口将切换到 STP 方式,需要等待 30 秒才能进入转发状态。

通过研究 MSTP 相关机制,小 L 终于明确定位了现场问题的原因并给相关同事复盘梳理如下。

　　Oracle 数据库心跳网络使用的这几台交换机,STP 均是默认配置,模式为 MSTP,未配置边缘端口。当新增交换机接入网络,由于其优先级最高,被选举为新根桥,其上所有接口都是 STP 指定端口,其余各设备上行接口都是根端口,其余接口是指定端口。在 MSTP 快速收敛机制下,新根桥设备 X.X.1.76 通过与 X.X.1.63 设备的互联接口 BAGG1 发送 Proposal 位和 Agreement 位均置位的 BPDU 报文,X.X.1.63 设备接收到后执行同步操作,然后将根端口 BAGG2 设置为转发状态,并向根桥回复 Agreement BPDU。此后,X.X.1.63 也执行 P/A 机制,向下游设备 X.X.1.14 发送 Proposal 位和 Agreement 位均置位的 BPDU 报文,X.X.1.14 同样执行复位操作,并执行 P/A 机制,以此类推,网络将逐级收敛。由于数据库服务器接入端口,未配置成边缘端口,在设备响应 P/A 报文执行复位操作时接口将被阻塞,需要等待 2 倍生成树收敛时间,即 30 秒才能恢复为转发状态。这个过程就导致了数据库心跳超时,从而引发数据库服务重启,故障机制如图 1-10-5 所示。

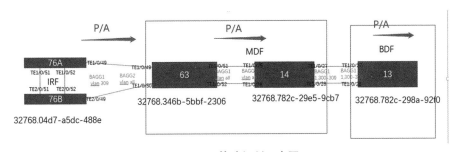

图 1-10-5　故障机制示意图

　　小 L 总结:设备的 MSTP 快速收敛机制是优化网络拓扑收敛时间的重要机制。相关同事此次操作导致故障的原因在于二层网络缺乏 STP 相关优化配置,网络拓扑变动导致了网络震荡,又恰好碰上数据库心跳超时会触发重启机制。建议部署二层网络时,有必要针对 STP 协议进行相关优化,防止再次出现随意的组网变更,引起网络震荡。推荐新增优化配置,包括固定生成树的根桥、配置 STP 保护功能、配置服务器接入接口为边缘端口。

【案例总结】

　　1. 二层组网时一定要考虑到 STP 协议对整个网络的影响,务必规划好 STP 根桥并通过命令固定根桥,防止网络结构变更导致根桥意外切换引发网络震荡的情况。尤其在新增网络设备时,要提前检查相关配置,尽可能降低新增设备对网络的影响。

　　2. 用户终端,包括物理服务器接入的交换机接口,建议配置为边缘端口,以达到快速收敛、不受网络震荡而改变转发状态的效果。

案例 11

终端软件更新病毒库导致网络故障

【案例概述】

案例关键词：病毒库更新　网络中断　UDP 洪水攻击　流量控制

由于 SHA-1 签名算法在碰撞攻击的过程中会发生使用不同数据产生相同哈希值的风险,微软公司从 2019 年开始陆续使用 SHA-2 替换 SHA-1 签名算法,其他安装在 Windows 操作系统的软件厂商也被要求使用 SHA-2 作为签名算法。小 L 近期就遇到过端点检测与响应防护软件(endpoint detection & response,EDR)在升级病毒库的过程中使用 SHA-1 签名算法,而病毒库使用了 SHA-2 加密,无法对文件进行校验,导致升级病毒库失败,失败后一直在重复发起更新请求和下载更新文件,造成互联网出口堵塞的问题。

【案例还原】

已经是晚上 7 点,小 L 刚吃完晚餐打算休息,但接到值班同事报障,反馈终端无法访问互联网业务,需要小 L 配合排查原因。

小 L 发现出口设备上的互联网出口流量被占满(图 1-11-1),检查会话数、会话流量,以及安全日志,发现存在 UDP 洪水攻击(图 1-11-2)。

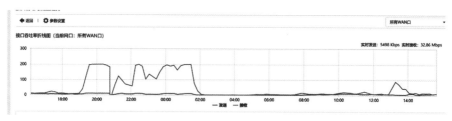

图 1-11-1　出口设备的互联网出口流量被占满

尝试连接公网 IP 业务,小 L 发现公网 IP 访问超时,怀疑是 DDOS 攻击导致,根据 DDOS 攻击作出安全防护策略,启用“内网对外攻击防护策略”

44

(图 1-11-3),完成 DDOS 防护后发现效果并不明显,互联网访问业务还是存在问题。

序号	时间	日志类型	威胁类型	严重等级	源IP	目的IP/URL	动作	匹配策略
42	2023/3/21 23:04	DOS攻击	UDP洪水攻击	高			拒绝	内网防护
43	2023/3/21 23:03	DOS攻击	UDP洪水攻击	高			拒绝	内网防护
44	2023/3/21 23:01	DOS攻击	UDP洪水攻击	高			拒绝	内网防护
45	2023/3/21 22:58	DOS攻击	UDP洪水攻击	高			拒绝	内网防护

图 1-11-2　出口设备发现 UDP 洪水攻击

注意:如果您的内网到防火墙本机之间是SNAT的部署环境,请勿启用此防护策略	
名称	内网防护
描述	请输入描述(选填)
源	
内网区域	L3_trust_A
网络对象	全部
防护配置	
扫描攻击类型	请选择防护类型
DOS/DDoS攻击类型	洪水攻击防护,UDP洪水攻击防护,DNS洪水攻击防护
检测攻击后操作	☑ 记录日志　　　■ 阻断

图 1-11-3　启用"内网对外攻击防护策略"

小 L 排除了 DDOS 攻击后,打算到防火墙 WAN 口抓包,分析一下抓包结果,发现内网有大量终端存在访问 *.xxx.com.cn 泛域名情况,将域名解析出对应的 IP 后,根据会话数条目的 IP 进行封锁(图 1-11-4),无效果,应用控制日志并没有对应访问日志的存在。

封锁类型	地址	封锁时间	封锁时长	剩余解锁时间	封锁范围
目的IP	124.23x.xxx.xxx	2023/3/21 22:17	1天	6小时51分43秒	全部封锁
源IP	124.23x.xxx.xxx	2023/3/21 22:17	1天	6小时51分33秒	全部封锁

图 1-11-4　封锁频繁访问域名对应的 IP

小 L 再次思考对应措施,通过出现问题的主机区域推测属于桌面云虚拟机的网段,于是修改出口防火墙 SNAT 网络策略(图 1-11-5),临时封锁该网段对互联网的访问。

禁用桌面云虚拟机互联网端口后,网口带宽占有率明显降低(图 1-11-6),可以判定为桌面云终端持续占用带宽。

序号111	
管理员	admin
账号类型	本地
操作方式	WebUI
主机IP	
操作对象	NAT4地址转换
操作	增量修改
日期时间	2023/3/21 21:26
描述	NAT4地址转换增量修改成功;云桌面上网地址转换

图 1-11-5 禁用云桌面的互联网访问

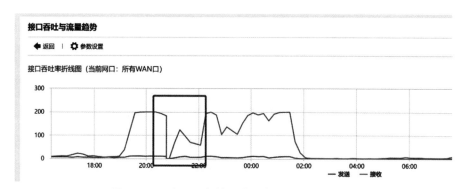

图 1-11-6 出口设备的互联网出口流量明显降低

由于从出口设备上没有相应的日志存留,怀疑可能被加到了白名单中,检查白名单确认有 *.xxxx.com.cn 相关域名的存在。原来由于 EDR 终端防护软件与互联网出口的设备是相同厂商,EDR 的病毒库更新网址默认处于出口设备的白名单中。小 L 将其临时禁止,随后开启临时的 test 策略(图 1-11-7)拦截病毒库升级服务器 IP,马上有大量日志产生(图 1-11-8)。

经厂家排查,发现端点检测与响应防护软件在升级病毒库的过程中使用 SHA-1 签名算法,而病毒库使用了 SHA-2 加密,无法对文件进行校验,导致升级病毒库失败,失败后一直在重复发起更新请求和下载更新文件,造成互联网出口堵塞。

46

优先级	名称	标签	源区域	源地址	目的区域	目的地址	服务	应用	生成时效
1、默认策略组（49）									
1	test	–	any	全部	any	sangfor	any	全部	全天
2	********	********	********	********	********	********	********	********	********
3	********	********	********	********	********	********	********	********	********
4	********	********	********	********	********	********	********	********	********
5	********	********	********	********	********	********	********	********	********
6	********	********	********	********	********	********	********	********	********
7	********	********	********	********	********	********	********	********	********
8	********	********	********	********	********	********	********	********	********

图 1-11-7　临时 test 策略拦截病毒库升级服务器 IP

序号	时间	源区域	源IP/用户	源端口	目的区域	目的IP	目的端口	协议	服务/应用	匹配策略名称
331	2023/3/22 1:30	L3_trust_A		63147	L3_untrust_A		80	TCP	any	test
332	2023/3/22 1:30	L3_trust_A		58959	L3_untrust_A		80	TCP	any	test
333	2023/3/22 1:30	L3_trust_A		51218	L3_untrust_A		80	TCP	any	test

图 1-11-8　拦截后马上有大量日志显示匹配到临时 test 策略

排除了安全事件攻击后,小 L 在出口设备上开启流量控制策略(图 1-11-9),进一步控制桌面云终端的带宽使用情况,情况得到好转,网口带宽不再呈现满负载状态,业务终于恢复正常。后续小 L 要求厂家进行 EDR 签名算法改造,避免后续再次出现问题。

名称	适用对象	适用应用	目标网络对象	生效时间	生效线路	保证宽带	最大宽带
VDI	网络对象-桌面云终端网段	所有应用	全部	全天	线路1	–	↑100(MB/s)↓100(MB/s)
默认通道	网络对象-全部	所有应用	全部	全天	全部	–	↑200(MB/s)↓200(MB/s)

图 1-11-9　使用流量控制策略限制云桌面终端的带宽

【案例总结】

放弃 SHA-1 算法签名对于产品的安全性来说是好事,但应该做好兼容性测试,确保在使用新的 SHA-2 算法签名提高安全性的同时,系统仍能稳定运行。

1. 后续细化流量分离的措施,保障内网的业务、出口流量稳定、不受影响。

2. 根据实际,可针对固定的域名、进程进行网络带宽限制。

3. 对于终端防护软件病毒库的升级,应先从控制台上下发升级任务,同时在控制台上做好并发限制,按批次升级,避免大量并发导致带宽被占满。

4. 安全设备应充分考虑异构建设,可以选择不同厂商的安全产品,避免厂商将自家产品使用的域名和 IP 加入白名单中。

第二章

主机与应用系统类故障分析与处理

案例 1

服务器解析域名延迟

【案例概述】

案例关键词:DNS　解析缓慢　Linux 域名延迟

医院多院区容灾系统建设,使用智能 DNS 动态解析来解决多院区容灾服务器不同 IP 地址的问题,是比较成熟的一项技术方案。但即便如此成熟的解决方案,有时也会出现一些令人意外的"坑",让我们猝不及防。

【案例还原】

小 L 最近非常头痛,随着医院多院区容灾项目实施,使用某厂商的智能 DNS 动态解析生产服务器与容灾服务器,并在全院新建系统中推行全域名解析,以便在整体灾备切换之后自动切换灾备 IP。然而院内 DMZ 区域一台微信相关的服务器在更换院内的 DNS 服务配置之后测试连接内网的一个接口服务时,发现始终会延时接近 2 秒才会有响应,如图 2-1-1 所示。

这个域名指向的服务器位于内网区域,中间经过了防火墙、网闸等安全设备。为了排查出问题,小 L 在内网区域,不经过防火墙、网闸的情况下通过 curl 命令测试连接真实服务器接口地址,多次测试响应都非常快。小 L 认为这可能是安全设备导致服务响应缓慢,于是通知网络相关同事进行排查。

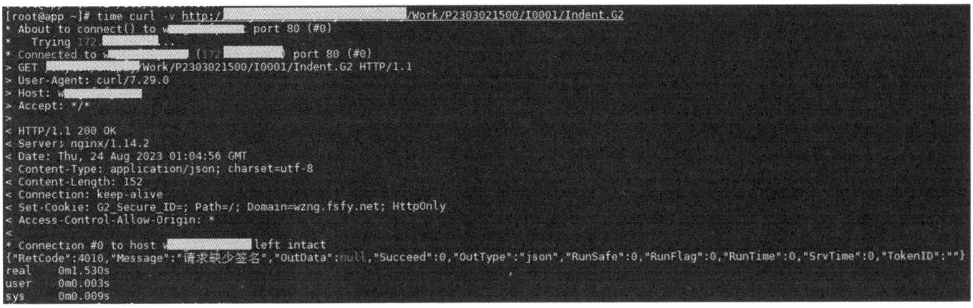

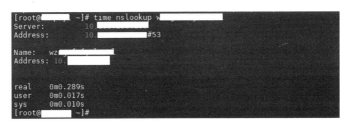

图 2-1-1　通过域名访问接口响应延迟

　　负责网络安全的同事马上登录防火墙管理平台、网闸管理平台、核心交换机逐一检查设备的运行状态，又在自己电脑上对该域名通过 ping"域名"-65500 的方式进行长时间检查，发现丢包为 0，延时也在 5 毫秒之内，非常正常。

　　经过一轮排查，始终没有发现问题所在，于是大家讨论问题可能出现在 DNS 解析上面。经过测试，在出现问题的服务器上将 curl 后面的域名换成 IP 地址之后，果然速度就正常了。由于仅发现一台服务器这样，通过在 hosts 文件里面加了解析临时解决了问题。小 L 想着可能是操作系统有问题，是一个特例，加上有其他事情忙，就没有继续深挖。

　　随后没几天，DMZ 区域一台新安装的 CentOS Linux 8 2105 系统也同样出现了类似问题，ping 域名也会响应延迟几秒。小 L 一下子打起精神，想起前两天内网的那台 CentOS Linux 7 2009 服务器，现象一模一样。这里面肯定有什么地方出问题了，才导致连续 2 台服务器发生同样的故障。

　　这次可不能随随便便了，于是小 L 排查了 DNS 域名的解析响应，速度非常快，如图 2-1-2 所示。

图 2-1-2　域名解析响应时间

　　从图 2-1-2 中可以看到解析时间非常快。可是奇怪的是 ping 结果非常慢。如图 2-1-3 所示，ping 域名 4 个包需要 8 秒时间，而 ping IP 4 个包只需要 3 秒，两种方式差了近 5 秒时间。

　　多次测试均无头绪，于是小 L 利用 Linux tcpdump 命令进行网络包的抓取分析，想看看到底发生了什么，如图 2-1-4 所示。

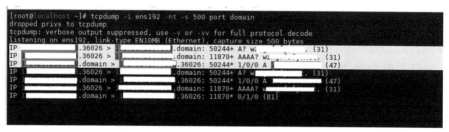

图 2-1-3　ping 域名和 IP 各自响应时间

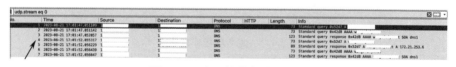

图 2-1-4　tcpdump 命令实时查看网络包

从图 2-1-4 中看到,DNS 域名解析确实没问题,请求 A 记录,反向记录,DNS 服务器均给出了正确的响应。虽然看到逻辑没问题,但是看不到每个请求发生的具体时间,于是小 L 开始进一步使用 tcpdump-i ens192-w/tmp/1.pcap host 172.21.250.100 命令将抓包导出,使用专业的软件打开网络每一帧的时序,如图 2-1-5 所示。

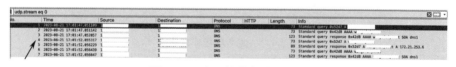

图 2-1-5　专业软件查看包时序

从图 2-1-5 可以看到,返回 A 记录是即刻,返回 AAAA 记录则延迟了 5 秒。

ping 命令的时候请求了 AAAA IPv6 域名记录,导致超时。同时,小 L 找了一个 ping 域名响应正常的服务器做了对比测试,如图 2-1-6 所示。

图 2-1-6 ping 域名延时正常的 dns 包请求内容

从图 2-1-6 中发现，这里少了 AAAA IPv6 域名记录。

至此，该问题已经基本定位到 Red Hat Enterprise Linux/CentOS Linux 系统的 ping 或者 curl 会请求 IPv6 的域名。刚好这 2 台操作系统都使用了最小化安装，没有安装能提供 DNS 缓存的任何包，故每次使用 ping 或者 curl 都会向 DNS 服务器请求域名解析，而 DNS 服务器没有 IPv6 的解析记录，导致 ping 或者 curl 都出现延时响应。

问题点定位之后，解决办法就比较容易了。通过搜索查找 "CentOSLinux 如何解决 DNS 解析 IPv6 慢"，一般建议在系统层面禁止 IPv6。于是小 L 按照建议把 CentOSLinux 系统的 IPv6 服务关闭，并重启服务器。经过"漫长"的重启等待，小 L 满心地期待，可结果让人非常失望：关闭了系统的 IPv6 服务之后，没有任何效果，该慢还是慢。就算在系统彻底禁止 IPv6，ping 和 curl 命令还是会尝试解析 IPv6 地址而导致延迟。

小 L 不断查资料、测试、再查资料、再测试，估计头发都掉了一小撮。就在差不多快要放弃，准备使用操作系统 /etc/hosts 文件写入域名解析来跳过对 DNS 服务器的解析请求的时候，峰回路转，在命令参考手册文档中发现了解决方案。

通过命令 man resolv.conf 查询 resolv.conf 发现需要加一个参数，如图 2-1-7 所示。

图 2-1-7 resolv.conf 参数说明

DNS 的解析过程如下：客户端通过对 DNS 服务器的 UDP53 端口发起域名解析请求，DNS 服务器收到客户端的请求之后，从自己的 DNSZone 数据库里查询该域名对应的 IP 地址，并将该 IP 地址返回给客户端。

回到本案例的问题：Red Hat Enterprise Linux/CentOS Linux 的较新版本（7 以上的版本）默认增加了对 IPv6 的支持。在一次客户端向 DNS 服务器的域名解析请求过程中，如果 DNS 服务器并没有该请求域名的 IPv6 Zone 数据，客户端发起的 DNS Request Socket 就会一直等待 DNS 服务器返回 IPv6 的解析结果,直到超时,从而导致客户端请求域名发生延迟。

single-request-reopen 参数改变了这种默认等待行为:没有该参数的默认情况下,客户端对 DNS 服务器发起的某域名地址解析请求中,IPv4 和 IPv6 使用相同的套接字,客户端接收 IPv4 地址正常,可是由于 DNS 服务器没有对应的 IPv6 解析记录,故客户端等待不到 IPv6 的解析记录,直到这个套接字超时。加了该参数之后,就不会一直等待,只要还有请求,系统就会关闭这个套接字,再发起新的套接字请求,这样就不会出现等待 IPv6 域名解析响应而导致的延时问题。

小 L 马上在 DNS 配置文件里面加了 options single-request-reopen 这个参数,发现问题立刻解决,响应时间没有延迟,如图 2-1-8 所示。

图 2-1-8　解析域名正常响应时延

【案例总结】

1. 任何非紧迫性、故障性异常都不要轻易放过。有任何不寻常的事情发生,都要寻根究底,找到问题的根本原因,才能避免更大、更多的问题。

2. 技术资料要看官方原始资料。Linux 系统内置的说明参数文件已经很详细地解释了 DNS 解析的参数选项。

案例 2

互联网线路切换引起反向代理域名系统解析出错导致业务中断

【案例概述】

案例关键词:线路切换　开源软件　Nginx　域名系统解析

随着医院业务的不断发展,为提升广大患者的就医体验,医院开展了微信公众号预约、支付、查报告等服务。根据业务需要,微信公众号业务涉及内外网数据交互,小 L 研究一番后,使用了很多“大厂”都在使用的 HTTP 和正反向代理开源软件 Nginx,取得了不错的效果。但因业务需要,新增加了一条新的互联网线路,切换时因为对 Nginx 域名解析的细节了解不够,导致出现了一些问题。好在小 L 及时找到了问题所在,排除了故障。

【案例还原】

某天下午,小 L 接到报障,有人反映无法使用医院微信服务号等自助终端进行缴费。小 L 第一时间考虑是不是提供自助服务的应用服务出现了问题。于是,登录相应的服务器发现该服务器的网络、CPU、磁盘、内存等都正常。厂商工程师排除了中间件应用服务问题,小 L 想大概是网络方面出现了问题。与此同时,负责网络的同事进行了网络排查,但同样没有发现问题异常。

小 L 登录了使用 Nginx 作为代理程序的前置机服务器,查看 Nginx 的日志发现错误信息:api.weixin.qq.com could not be resolved。微信服务域名解析出错,如图 2-2-1 所示。

```
2021/06/03 15:32:53 [error] 4992#6364: *55 winning.gd.cn could not be resolved (10060: Operation timed out), client: 192.168.     ,
2021/06/03 15:32:53 [error] 4992#6364: *7 winning.gd.cn could not be resolved (10060: Operation timed out), client: 192.168.     ,
2021/06/03 15:32:53 [error] 4992#6364: *36 winning.gd.cn could not be resolved (10060: Operation timed out), client: 192.168.     ,
2021/06/03 15:32:55 [error] 4992#6364: *61 api.weixin.qq.com could not be resolved (10060: Operation timed out), client: 192.168.     2
2021/06/03 15:33:00 [error] 4992#6364: *78 api.weixin.qq.com could not be resolved (10060: Operation timed out), client: 192.168.     2
2021/06/03 15:33:01 [error] 4992#6364: *13 winning.gd.cn could not be resolved (10060: Operation timed out), client: 192.168.     ,
2021/06/03 15:33:01 [error] 4992#6364: *12 winning.gd.cn could not be resolved (10060: Operation timed out), client: 192.168.     ,
```

图 2-2-1　Nginx 解析域名出错

开始小 L 以为是微信服务器出现了问题,于是使用 ping 命令检测微信服务器,发现是可以连通的,如图 2-2-2 所示。

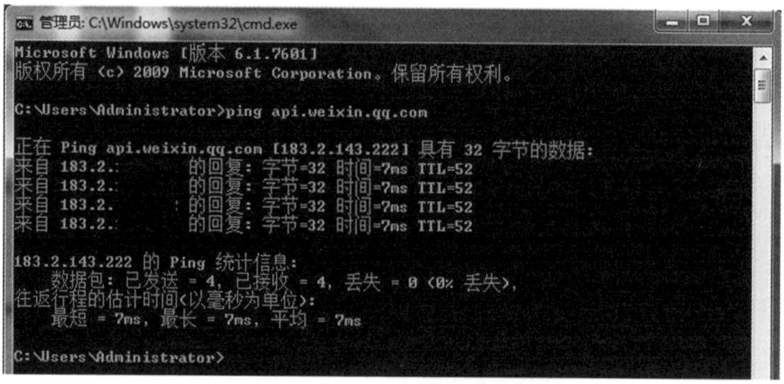

图 2-2-2　Ping 命令检测网络

　　小 L 陷入了沉思,上网进行一番搜索之后,发现 Nginx 有自己的域名系统(domain name system,DNS)解析,并不使用系统的 DNS 解析。小 L 想起之前向中国联通租用了一条新线路,早上将部分互联网服务访问进行了线路切换,却没有重新设置 Nginx 的 DNS。当 DNS 缓存有效期过期后,就会对域名进行重新解析,而中国电信的 DNS 无法正常解析中国联通的线路,从而引起了访问故障。如图 2-2-3 所示,202.96.128.86 为中国电信 DNS IP,valid 指定了 DNS 缓存的时间,如 valid=7 200s,即缓存 7 200 秒。

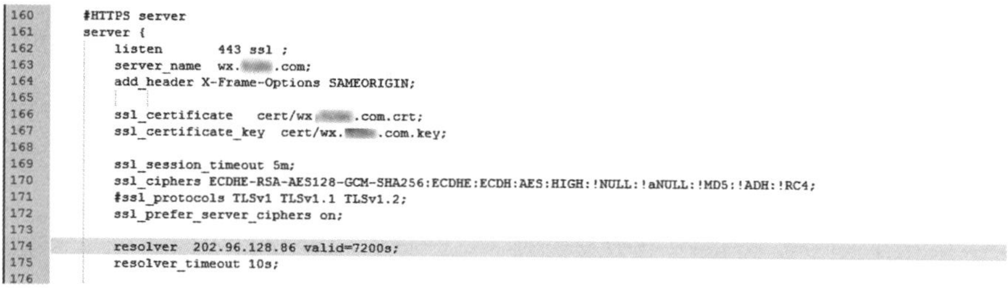

图 2-2-3　之前的 Nginx 中域名解析配置

　　小 L 是一个爱学习,追求"完美"的工程师。为了避免以后再发生同类事件,继续上网进行搜索,发现网络上有一些稳定的公共 DNS,支持不同的运营商线路。于是小 L 修改了 Nginx 配置文件 nginx.conf 中 DNS 解析的 IP。如图 2-2-4 所示,180.76.76.76 为公共 DNS 服务 IP,已经接入包括中国联通、中国电信、中国移动等在内的多个运营商。

　　使用 Nginx-s reload 命令使 Nginx 的新配置生效。经测试微信服务号服务恢复正常,故障得到解决。

```
160  #HTTPS server
161  server {
162      listen        443 ssl ;
163      server_name  wx.████.com;
164      add_header X-Frame-Options SAMEORIGIN;
165
166      ssl_certificate   cert/wx.████.com.crt;
167      ssl_certificate_key  cert/wx.████.com.key;
168
169      ssl_session_timeout 5m;
170      ssl_ciphers ECDHE-RSA-AES128-GCM-SHA256:ECDHE:ECDH:AES:HIGH:!NULL:!aNULL:!MD5:!ADH:!RC4;
171      #ssl_protocols TLSv1 TLSv1.1 TLSv1.2;
172      ssl_prefer_server_ciphers on;
173
174      resolver 180.76.76.76 valid=7200s;
175      resolver_timeout 10s;
176
```

图 2-2-4 现在的 Nginx 中域名解析配置

【案例总结】

1. 使用一些开源软件之前需要充分进行评估与测试。有些开源软件确实很好用,但是必须对一些细节了解清楚。另外,开源软件的版本会经常更新,可能存在稳定性差的问题,甚至会有安全性问题。有条件的建议使用成熟的有专业团队维护的商业软件替代。

2. 在进行线路切换或升级时,需要做好升级计划,将可能造成的影响告知相关人员。

3. 应用系统出现故障,可能是多方面原因造成的,因此需要从应用系统、操作系统、网络设备、数据库、中间件服务、代理程序等多个方面进行排查。查看日志是一个有效的手段,因此尽可能将日志功能开启,及时收集分析,并对错误日志信息进行监控,通知负责人员。

案例 3

活用负载均衡技术应急解决中间层服务性能瓶颈故障

【案例概述】

案例关键词:中间层服务　并发连接数　性能瓶颈　负载均衡

随着医院门诊量、医保业务量和医保交易复杂度的持续上升,医院信息部门在医保交易服务器上的运维压力越来越大。如果医保中间层服务存在架构或代码设计缺陷,就可能在业务高峰期出现无法处理较大并发连接数请求的性能瓶颈,从而导致医保业务运行缓慢。本案例分享了一种通过负载均衡技术对服务连接数进行分流,从而减轻对中间层服务访问压力的应急处置办法。

【案例还原】

小 L 最近多次收到值班同事和用户反馈:人工收费窗口、自助机会经常在医院周一门诊人流量高峰期(如 8 点半至 11 点之间)不时出现医保结算缓慢或者无响应情况,而当过了门诊人流量高峰期后,医保结算就会恢复正常。信息中心值班同事遇到收费异常时通常是让收费员重新试一次,尽管重试往往可以成功,但给收费窗口造成不小压力,给患者带来不必要的麻烦,因此收费处和门诊管理人员开始频繁向信息中心反映医保收费速度慢且不够稳定。

由于该医院的医保交易服务器已经使用了负载均衡技术,统一对外虚拟服务 IP 下同时挂载了 8 台服务器,每台服务器都部署了 1 个端口的医保交易服务,因此共有 8 个医保交易服务可以同时处理医保交易请求。小 L 甚是不解,先是仔细检查服务器资源高峰期开销情况,发现所有服务器运行情况都非常健康正常,如图 2-3-1 所示。

随后小 L 仔细查看了医保交易系统日志,发现有多条交易日志均反映出交易出现了数秒甚至超过 10 秒的较大延迟,进而可能导致业务交易出现堵塞和排队现象,如图 2-3-2 所示。

随后小 L 邀请该系统的开发工程师小 Y 调试排查程序,查看代码后发现医保交易中间层服务似乎存在异常,当服务并发连接数超过 10 个就会出现性

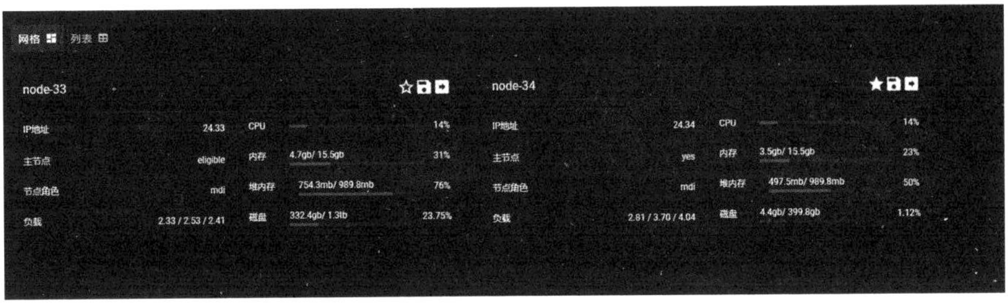

图 2-3-1 某台医保服务器资源

日志类型	日志日期	标题	交易函数	持续时间
Yb	2023-05-16 11:05:47.520	医疗信息推送	AMP_HOS_001	0.646s
Yb	2023-05-16 11:05:35.095	1505-就医结算...	1505	18.969s
Yb	2023-05-16 11:05:25.312	医疗信息推送	AMP_HOS_001	0.550s
Yb	2023-05-16 11:05:18.564	医疗信息推送	AMP_HOS_001	1.706s
Yb	2023-05-16 11:05:16.086	1505-就医结算...	1505	18.949s

图 2-3-2 医保服务器交易平台日志

能瓶颈,端口就会出现堵塞,医保交易此时会变得非常缓慢。小 Y 尝试对中间层服务进行代码优化,但是测试后发现收效甚微,于是与公司架构师以及技术总监组织讨论,得出结论是需要通过重新设计服务底层架构才能彻底解决这个问题。可是,重新设计服务底层架构工作量巨大,需要投入不少人力和时间,也需要较长时间的测试和磨合才能正式上线,而业务矛盾必须马上解决,究竟怎样才能快速有效地解决问题呢?

小 L 迅速将情况汇报给科主任,科主任组织各院区主管、系统管理员以及包括医保收费系统 / 医保交易系统 / 自助机系统在内的厂商工程师一起展开深入讨论,明确了医保中间层服务的并发连接数性能瓶颈才是关键因素(并非服务器资源本身),因此决定尝试进一步活用负载均衡技术对并发连接数加大分流力度,显著扩大医保交易服务器所部署的总服务数量,从而应急解决故障问题,显然这样的解决方案相比于修改服务底层架构成本更低、耗时最短。

小 L 快速将会议决策付诸实践,将医保交易负载均衡下挂载的 8 台服务器增加到 10 台服务器,同时每台服务器由原来仅部署 1 个端口服务增加到部署 5 个相同的端口服务,如此调整后将共有 50 个医保交易服务可以同时并发处理医保交易请求。因医保交易服务器通过配置文件,将 50 个医保交易服务分配给 5 个院区,从而保证客户端每次请求都能够访问到正确院区的中间层服务器。因端口堵塞导致的缓慢,该方案主要是通过增加服务端口数量的方式有效解决端口堵塞的问题。作为方案统一调整计划的一部分,小 L 将 5 个院区的 HIS 业务服务、自助机交易服务都参考医保交易服务进行了分离,这样每个院区的人工收费窗口和自助机都可以独立调用逻辑隔离的医保交易业务,平均每个院区都有 10 个独立的医保交易服务供客户端调用,互不干扰,大大减小了各院区同时出现性能瓶颈和故障的概率。最终经过充分测试和试点并更新后,小 L 惊喜地发现,业务高峰期的医保中间层服务并发连接数全部降到了个位数,如图 2-3-3 所示。

节点	下行数据	上行数据	并发连接数(全状态)	并发连接数(establ...	最大连接数	总连接数	总请求数
!24.1...	834.24MB	665.89MB	5	2	22	95852	96796
!24.1...	842.01MB	681.31MB	5	0	23	98575	99539
!24.1...	930.19MB	746.57MB	6	2	23	106387	107475
!24.2...	1016.16MB	806.69MB	6	0	23	116134	117413
!24.2...	873.94MB	698.92MB	5	0	23	100661	101667
!24.1...	940.93MB	753.44MB	5	3	23	107858	109021
!24.4...	974.09MB	779.79MB	5	1	23	111449	112663
!24.4...	888.58MB	713.57MB	6	1	23	103261	104344
!24.4...	1.02GB	829.17MB	6	2	23	119836	121206
!24.4...	1.05GB	842.01MB	6	1	23	124294	125726

图 2-3-3　医保服务器负载均衡

通过以上方法,信息部门凭借快速反应能力迅速解决了问题,医保交易速度不再出现缓慢和异常现象,业务科室因此对信息中心竖起了大拇指。

最后,小 L 对整个故障排查处理经过和改进措施进行了总结,在直接修改服务器底层架构困难且耗时的情况下,可通过活用负载均衡技术降低服务端口的压力,并且可以让业务系统能够迅速恢复正常。随后,小 L 将调整后的服务器架构和负载均衡部署情况整理成运维文档,发送给各院区系统管理员知悉和熟练掌握,通过加强宣教学习进而强化各院区系统管理员的同质化运维能力。

【案例总结】

1. 技术经验　当服务器出现因并发连接数过多而产生的性能瓶颈时,如短时间内较难修改服务底层架构,可以优先考虑活用均衡技术来应急解决中间层服务的性能瓶颈故障。

2. 发现问题　遇到故障问题时要深入调查,收集问题的必要信息,包括故障数据、日志、服务器资源占用率,确保信息来源全面和可靠,以精准界定问题的本质和关键根因。这也对医院信息部门同事的日常工作提出了更高要求,需要对分管业务系统及相关服务器架构技术了如指掌才能够快速定位问题。

3. 思考问题　分析问题时需要冷静、细致、认真思考,根据故障现象和佐证依据分解问题,将复杂的问题分解为更具体且可执行的要素和环节,并评估、决策和选择最适合解决该问题的方向和方案。

4. 解决问题　能够根据业务系统自身实际情况和系统架构制订最切实有效的具体解决策略及方案,并按照规范流程快速付诸实践,有序安排改进措施。能够对问题的改进措施进行短期、中期和长远规划,确保故障问题得到持续关注和源头改进。

案例 4
容器应用集群环境客户端连接被重置

【案例概述】

案例关键词:应用集群　负载均衡　容器 Docker　Jenkins　Springboot

应用集群为系统提供了高扩展性、高可用性、高性能,让临床获得了系统响应速度更快、使用更可靠的体验,也解决了系统的单点故障,让信息科运维人员时刻紧绷的神经可以稍微放松一些。应用集群带来的高可用性,有时也会让大家放松对一些"小故障"的警惕。下面介绍一个应用集群环境下系统更新过程中引起的客户端报错案例。

【案例还原】

某医院住院医生工作站团队为了提高系统性能,解决单点故障,简化运维工作,系统部署到了容器(Docker)、硬件负载均衡环境,采用了由持续集成工具(Jenkins)完成从源代码仓库(GitLab)下载源代码,通过项目管理和构建工具(Maven)生成容器镜像,推送容器镜像(docker image)到容器仓库(docker repository),再从容器仓库下载镜像并启动的全过程。每次应用更新,开发人员只要将经过测试、审核的代码提交到 GitLab 服务器,然后在适当的时间手动触发 Jenkins,就可以完成对全部应用服务的更新工作。

某一天中午,小 L 突然接到值班同事报障,反馈临床使用系统时弹窗报错,错误如图 2-4-1 所示。

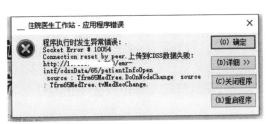

图 2-4-1　住院医师工作站客户端报错

小 L 仔细分析了错误信息中 Socket Error 10054 及 Connection reset by peer

的含义,这个错误表示服务端重置了网络套接字(Socket)连接,可能是服务端故障。然后小 L 通过虚拟专用网络(VPN)远程登录服务器,查看了应用运行日志及 Jenkins 日志,发现开发人员小 M 刚刚在 Jenkins 启动了应用服务更新,马上电话与小 M 沟通,原来是一个比较紧急的软件错误需要改正,于是趁中午临床用户较少时启动了应用更新,在应用服务更新前关闭时引起了客户端报错。因应用服务更新后就恢复了正常,临床只要点确定或者重启程序就可以恢复使用,错误没有造成较大影响。

　　小 L 在下午回到办公室后,继续思考这次错误的原因,查看了系统集群架构图,如 2-4-2 所示。

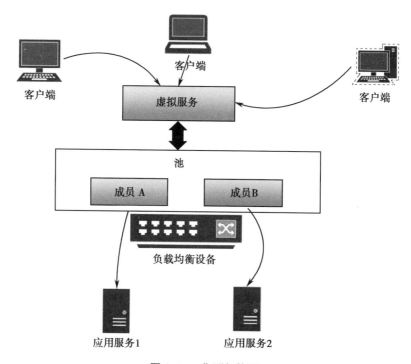

图 2-4-2　集群架构图

　　小 M 在 Jenkins 启动应用更新,Jenkins 完成容器镜像构建后,首先停止应用服务 1 上的服务,然后更新,重新启动,再在应用服务 2 重复如上过程。小 L 分析整个更新过程,初步判断故障是在应用服务停止的过程中服务中断引起客户端报错。

　　小 L 分析了负载均衡设备的逻辑:①负载均衡对外提供服务是虚拟服务(Virtual Server);②虚拟服务对应池(Pool);③池中有多个成员(Member),每个成员对应一个真实的应用服务,负载均衡设备通过健康检查来判断成员是否可用,当成员 A 不可用时,则自动将流量切换到可用的成员 B。小 L 咨询了设备厂商,查看了设备的配置,发现配置如图 2-4-3 所示。

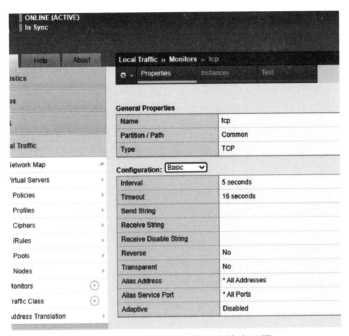

图 2-4-3　负载均衡设备健康检查配置

厂商技术支持人员解释是每 5 秒检查一次成员健康状态,16 秒超时后将成员设置为下线。这说明在这 16 秒内,被分配到故障成员的请求将失败。

找到问题的原因后,小 L 与团队成员商量解决方案,开发人员小 K 提出的方案是引入微服务网关(Zuul),并修改应用服务软件,由应用服务启动时主动在网关注册,由网关管理服务的可用状态。经过验证,此方案可行,只是需要改造应用服务,并增加微服务网关的部署。

在小 K 验证网关方案的同时,小 L 继续阅读负载均衡设备文档,并与厂商沟通,发现设备提供了应用程序接口(RESTful API),可以查询、修改成员的状态,设备成员状态包括以下三种。

Enabled:符合接流条件。

Disabled:保持现有活跃链接,对于新建连接,如果属于已存在的持久性会话(persistence session),则依然会建立链接,否则不会建立。

Forced offline:保持现有活跃链接,不进行新连接建立。

由此小 L 设想通过 Jenkins 发布脚本主动更改负载均衡设备中对应成员的状态,Jenkins 脚本启动更新中,调用设备接口设置成员 A 为强制离线(Forced offline)状态,然后更新应用服务 1,更新完成设置成员 A 为 Enabled 状态;继续如上步骤,完成成员 B 的状态设置及应用服务 2 的更新。在 Jenkins 脚本中做好异常处理,在服务更新成功后才将对应成员设置成 Enabled 状态,如果应用服务 1 更新失败,就不会去更改成员 B 状态,确保有一个成员可用,当出现异常时 Jenkins 调用企业微信接口通知团队负责人,及时跟进处理。

小 L 组织团队讨论比较了两种方案,方案一的缺点是微服务网关增加了架构复杂度,应用软件服务改造增加了开发成本,优点是应用服务的可用状态更准确;方案二不涉及整体架构的变化,不改造应用服务软件,只需要修改现有 Jenkins 发布的脚本就可用完成,两个方案对于临床的效果一样,方案二的实施成本更低,会上大家决定采用方案二来解决这个应用更新造成的短时服务不可用问题。改造 Jenkins 脚本后,经过一段时间的观察,只要避开临床使用高峰期更新服务,就不会对临床使用造成影响,信息科再也不用在夜深人静时加班去更新服务了。

【案例总结】

1. 强化系统更新制度,重要系统更新前必须经过审批,小更新也必须在运维团队内部通知。

2. 不要想当然地以为新架构、新技术就没有问题,要仔细分析整体业务流程,思考整合后有无隐含的故障点。

3. 灵活使用负载均衡设备的 RESTful API 接口,可以在不改造应用系统软件的情况下做到应用系统更新对临床透明,不影响临床使用。

案例 5

误封云应用层防火墙的回源节点导致业务受到影响

【案例概述】

案例关键词:云应用层防火墙　回源节点　封堵 IP

随着大家越来越重视网络安全,医院信息化工作渐渐从"被动安全"到"主动安全"转变。小 L 在进行主动安全防护配置调整时,不小心阻断了云应用层防火墙(cloud-based web application firewall,云 WAF)的一个回源节点 IP,导致 OA 系统网页打开缓慢,有时候甚至加载不出来。解封 IP 后,OA 系统访问恢复正常。

【案例还原】

某天小 L 接到科室的报障电话,说访问 OA 的时候缓慢,有时候甚至加载不出来;起初他并没有将这件事放在心上,以为是某些手机基站被黑客利用,日常也有一些基站的 IP 被封堵,于是让他们将手机重新开启一下飞行模式来解决这个问题。后续大量科室出现此问题,小 L 马上进行了网络相关设备和本地设备的排查,故障现象如图 2-5-1 所示。

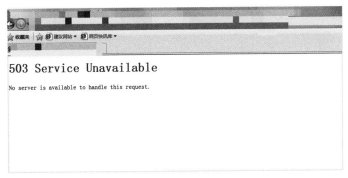

图 2-5-1　网站故障代码图

小 L 没有慌乱,马上采取有效的故障处置措施。

故障排查思路

1. 排查是否为本地服务问题　小 L 首先咨询了系统管理员近期是否对

系统进行改动,同时从医院内部直接访问 OA 是否正常。

管理员检查后回复系统并无任何改动,且从内部打开 OA 速度正常(不超过 2 秒),如图 2-5-2 所示。

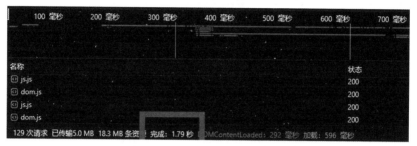

图 2-5-2　OA 系统正常登录页图

2. 排查是否为云 WAF 的问题　该医院 OA 的互联网域名是指向云 WAF 的,即云 WAF 代理接收了医院 OA 的访问流量并进行清洗,然后再发回给医院网络。小 L 尝试修改自己电脑的 HOST 文件,将 OA 域名指向医院内部的 IP 地址,并修改相关策略可以绕过云 WAF 直接访问(图 2-5-3)。

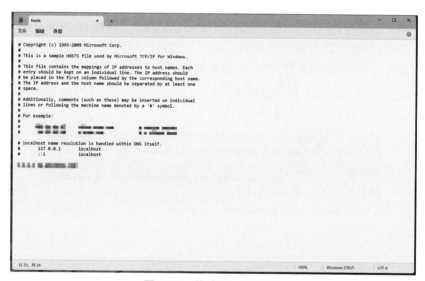

图 2-5-3　修改 Host 文件图

小 L 测试发现能正常访问 OA,并且速度很快。小 L 接着检查报障用户的 IP 和云 WAF 的节点 IP,是否在云 WAF 上被拉进了黑名单,并咨询云 WAF 工程师是否最近有新增的节点 IP(图 2-5-4)。经咨询云 WAF 工程师,并无新增节点和拉黑云 WAF 回源节点 IP。

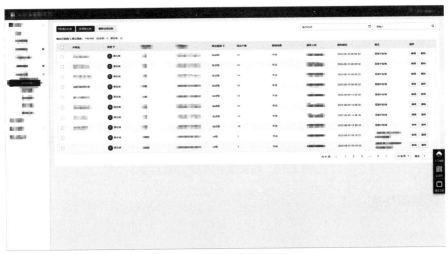

图 2-5-4　云 WAF 封堵 IP 功能页图

3. 再次查看报障中的截图页面,检查故障状态码是否为云 WAF 返回(图 2-5-5)。查看返回页面,发现其不属于云 WAF 返回页面的状态码。

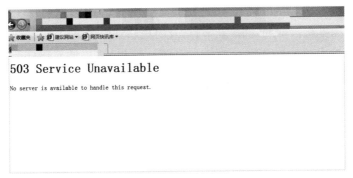

图 2-5-5　网站故障代码图

4. 排除是否存在外网防火墙或外网其他设备问题　检查外网防火墙或外网其他安全设备相关策略是否有改动而受到影响(图 2-5-6)。突然,小 L 发现被封堵的 IP 列表里有云 WAF 回源的 IP!

小 L 立即查看了封堵记录,发现某日 10 点左右,在相关监测设备中发现该云 WAF 的 IP 对医院某系统发起了"Struts2 远程代码执行漏洞"攻击,该设备将云 WAF 回源的 IP 作为真实攻击来源,因此封堵此 IP。封堵后会导致云 WAF 无法将某部分清洗完后的用户请求数据发回给医院,进而导致此次故障,影响部分用户无法访问 OA。

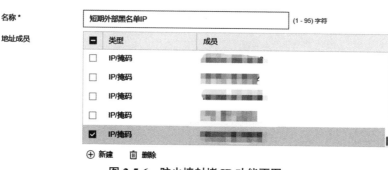

图 2-5-6　防火墙封堵 IP 功能页图

故障处理

小 L 马上将云 WAF 回源节点 IP 从封堵 IP 列表中删除,OA 访问恢复正常。

【案例总结】

1. 出现故障后,运维人员应先咨询服务器、网络、安全管理相关人员,回顾当天或最近是否进行了变更操作,以收集潜在的故障原因。

2. 每次进行 IP 封堵时,应先在防火墙上检查该 IP 是否属于白名单 IP,防止误封堵。

3. 定期更新云 WAF 回源新节点,及时更新到白名单中。

4. 运维人员应使用堡垒机进行系统运维操作,以便对操作行为进行审计,出现故障能及时回溯追踪。

5. 制订系统运维管理制度,从制度上规范运维人员的行为,提高运维操作风险意识。

案例 6

应用参数配置不合理引起性能问题

【案例概述】

案例关键词：Tomcat　中间件　性能优化　maxThreads　并发请求

系统开发人员前期在部署 Tomcat 的时候，大多数的参数配置保持着默认值，一开始在业务量不大的情况下，大多数默认配置并不会引起性能问题，但随着业务量逐步增加，越来越高的并发量使得 Tomcat 的压力也越来越大，一些参数的默认值已无法有效满足业务需求，导致出现系统卡慢现象。下面就分享一例由于默认参数问题引起的性能问题。

【案例还原】

业务科室报障 OES 有卡慢情况，严重影响用户使用体验。领导安排小 L 尽快找出问题的原因，并将其彻底解决。小 L 在接到任务后立即着手从 OES 服务器应用软件 Tomcat 日志、服务器负载情况、Tomcat 运行情况和参数配置等方面进行分析。

第一步：Tomcat 中间件日志分析

分析 Tomcat 日志，但小 L 并未发现有异常，如图 2-6-1 所示。

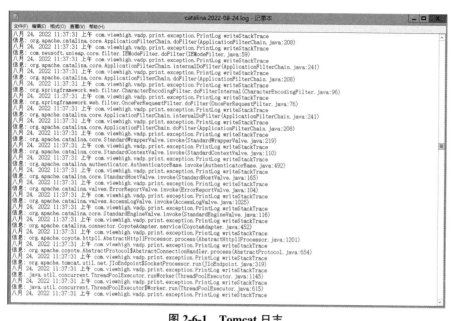

图 2-6-1　Tomcat 日志

第二步：检查服务器资源使用情况

检查服务器 CPU 和内存资源使用情况，也未发现异常，如图 2-6-2、图 2-6-3 所示。

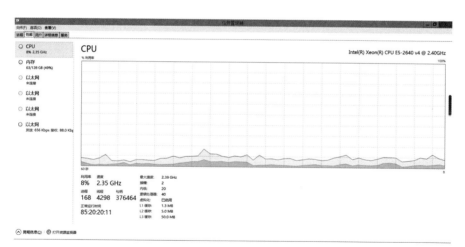

图 2-6-2　CPU 使用情况

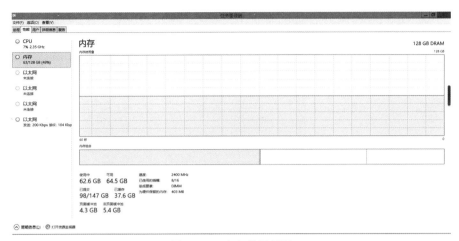

图 2-6-3　内存使用情况

第三步：检查中间件 Tomcat 运行情况

检查 Tomcat 的进程运行情况及参数配置情况。

1. 查看 OES 的 Tomcat 进程号为 265364，该 JAVA 程序对应的 JVM 配置如图 2-6-4 所示。

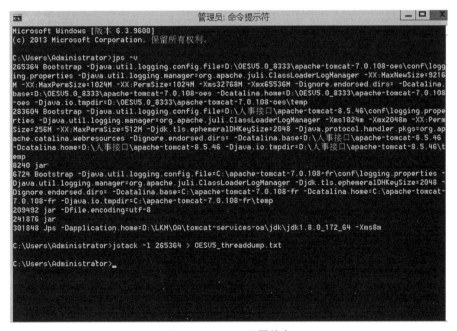

图 2-6-4　JVM 配置信息

2. OES 的 Tomcat 启动时间为 2022-08-22 19：12，说明 8 月 24 日 OES 的应用程序 /Tomcat 并没有重启操作，如图 2-6-5 所示。

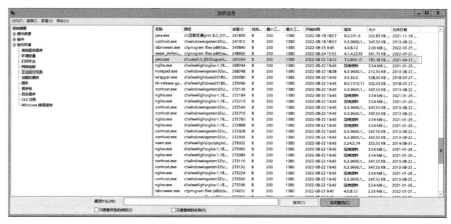

图 2-6-5　进程运行信息

3. 查看 OES 的 Tomcat 配置文件，发现并没有对线程池进行配置，当前为默认值（200），如图 2-6-6 所示。

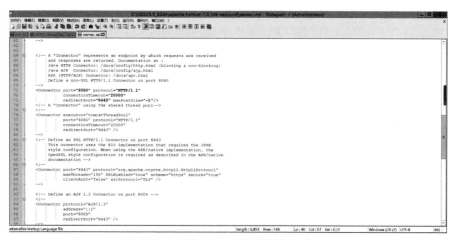

图 2-6-6　Tomcat 线程池配置信息

4. 从线程堆栈以及资源监视器可以看到，OES 的 Tomcat/JAVA 进程运行的线程数已超过 Tomcat 的默认值，由此确定了问题的原因，如图 2-6-7、图 2-6-8 所示。

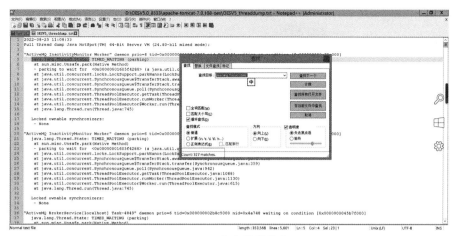

图 2-6-7　线程堆栈信息

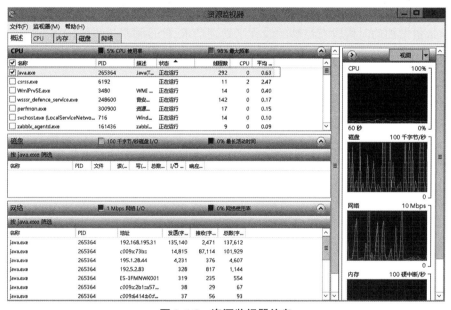

图 2-6-8　资源监视器信息

第四步：问题处理

根据上述分析，判断系统卡慢问题与 OES 的 Tomcat 线程池参数值过小有关。maxThreads 是由服务器处理的并发请求的最大数量，如果 maxThreads 设置的值过低，将没有足够的线程来处理所有请求，请求将进入等待状态，只有当一个处理线程释放后才能被处理，导致系统出现卡慢现象。

知道原因后,小 L 便着手对 OES 的 Tomcat 配置文件 server.xml 进行调整,系统卡慢问题得到有效解决,如图 2-6-9、图 2-6-10 所示。

```
-->
<Connector port="8080" protocol="HTTP/1.1"
          connectionTimeout="20000"
          redirectPort="8443" maxPostSize="-1"/>
<!-- A "Connector" using the shared thread pool-->
```

图 2-6-9　参数配置调整前

```
-->
<Connector port="8080" protocol="HTTP/1.1"
          maxThreads="800"
          connectionTimeout="20000"
          redirectPort="8443" maxPostSize="-1"/>
<!-- A "Connector" using the shared thread pool-->
```

图 2-6-10　参数配置调整后

在此案例中,应用在部署 Tomcat 的时候未能根据业务实际需求对 maxThreads 参数进行合理配置,使用的是该参数 200 的默认值,导致在并发请求数量增加的时候没有足够的线程来处理请求,使得请求进入等待状态,造成前端出现系统卡慢现象,最后小 L 将 maxThreads 参数调整为 800 后,系统卡慢现象得到解决。

【案例总结】

1. 系统在上线之前要合理评估业务需求,对 Tomcat 相应的线程池及 JVM 内存参数进行调优。

2. 将 Tomcat 线程使用情况、JVM 使用情况纳入监控管理,及时掌握 Tomcat 运行状态,以便进行动态调整。

案例 7

应用内存不足导致系统频繁不能访问

【案例概述】

案例关键词:系统无法访问　IIS　应用程序池　内存不足

互联网信息服务(internet information services,IIS)是基于 Windows 操作系统的应用服务组件,提供了丰富的工具和功能,允许开发人员和系统管理员在 Windows 操作系统服务器上托管和管理 Web 应用程序、网站和服务。在 IIS 运维过程中,掌握 IIS 应用程序池回收和工作进程机制至关重要,如果设置不合理,Web 应用程序随时有可能罢工,甚至拖垮服务器,小 L 就经历了一次设置不合理导致的门诊检查预约系统故障。

【案例还原】

某天 8 点刚上班,值班同事就收到电话,门诊检查预约系统开始不能访问,管理员小 L 发现系统无法正常访问,首先连接服务器观察,内存、存储、数据库等运作正常,表面无报错,小 L 重启 IIS 后发现系统恢复正常访问,但在医院业务高峰期,系统无法访问的问题频繁出现。

为追根溯源,小 L 登录服务器,查找 IIS 的错误日志(C:\WINDOWS\system32\LogFiles\HTTPERR\httperr1.log)后发现(图 2-7-1)日志文件中大部分记录的信息是:Timer_ConnectionIdle,表示 Web 连接没有关闭,但响应超时。

通过查找资料得出如下结论:IIS 服务下运行多个应用程序池,每个 w3wp.exe 是在 IIS 下的每个应用程序池对应关联的一个进程,一般情况下,如果有多个应用程序池,就会有对应的多个 w3wp.exe 进程实例运行。应用程序分离到多个应用程序池中不仅可以提高性能,还可以提高服务器和站点的可靠性。w3wp.exe 进程是 IIS 中网站使用的应用程序池对应的进程。一般情况下,如果 w3wp.exe 进程的 CPU 使用率为 80%,则应用程序处于可能导致各种症状的危急情况。只要网站启动,就会在 Web 服务器上启动一个网站的应用程序池对应的进程,当 w3wp.exe 进程占用内存过多时,系统可能无法访问。

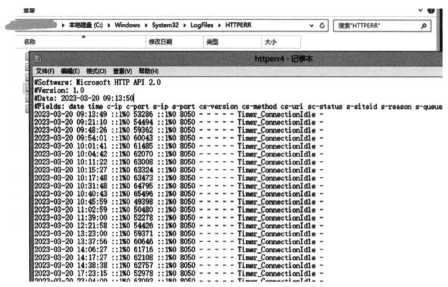

图 2-7-1　IIS 的错误日志

当系统再次无法访问时,小 L 在任务管理器中看到了多个 w3wp.exe,如图 2-7-2 所示,任务管理器中有 4 个 w3wp.exe 进程,恰好对应 4 个有应用程序在运行的应用程序池。在任务管理器中查看进程标识符(process identification,PID)字段,根据 w3wp.exe 对应是哪一个应用程序池的用户名,就可以看到占用内存或者 CPU 最高的应用程序池进程 PID。

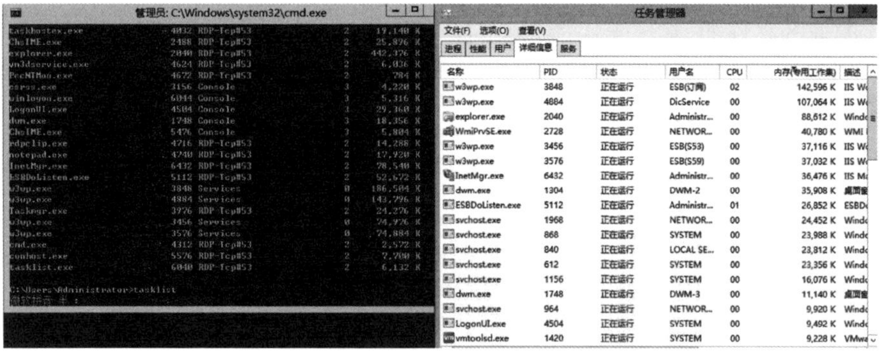

图 2-7-2　系统无法访问任务管理器

通过任务管理器中的"进程"分析,w3wp.exe 进程在计算机上使用了大量 CPU 资源,可确认 IIS 应用程序池导致计算机上的内存使用率过高。IIS 应用程序池可根据运行时间、请求数目、计划的时间、内存(虚拟内存或已使用的内存)达到特定阈值这 4 种条件自动回收方式。IIS 系统默认固定回收间隔时间是 1 740 分钟,即 29 个小时。默认请求数目为 0,代表没有限制应用程序池可以处理的请求数。默认不启用"虚拟内存限制"和"专用内存限制"。为解决目前占用内存过多问题,如图 2-7-3 所示,为应用程序池设置条件消耗内存太多时回收工作进程。当工作进程使用的虚拟内存达到设置的值时回收工作进程,建议设置为不超过虚拟内存总数的 80%。当工作进程使用的物理内存达到设置的值时回收工作进程,建议设置为不超过物理内存总数的 80%。

已启用处理器关联	FALSE
回收	
发生配置更改时禁止回收	FALSE
固定时间间隔(分钟)	1740
禁用重叠回收	FALSE
请求限制	0
生成回收事件日志条目	
特定时间	TimeSpan[] Array
虚拟内存限制(KB)	3000000
专用内存限制(KB)	3000000
进程孤立	

图 2-7-3　IIS 设置达到虚拟内存或已使用的内存回收

小 L 首先增加服务器内存,同时设置 IIS 的回收应用程序池,重新启动 IIS 服务后,持续观察,门诊检查预约系统恢复正常。

【案例总结】

1. IIS 应用服务配置时,多个应用程序池在被访问时会创建对应的工作进程,当大量的工作进程并发工作时会消耗大量的系统资源和 CPU 利用率,反而会降低服务器性能。管理员应该根据 Web 站点的重要性、隔离性、稳定性等对 IIS 服务器上所具有的 Web 站点进行划分,然后根据具体情况决定所需要的应用程序池数量。

2. 如果 IIS 运行服务不可在指定闲时停止工作,在服务器硬件资源允许的情况下,首先建议增加内存,这样能够保证系统运行。若在内存资源不满足的情况下,根据实际运行情况设定"虚拟内存限制"和"专用内存限制",达到特定阈值时重启应用程序池。

3. 如果 IIS 运行服务可在指定闲时重启,可考虑定时设置 IIS 回收,将 IIS 配置为基于应用程序池中工作进程正在使用的虚拟内存或物理内存量进行回收,或者将 IIS 配置为在工作进程处理特定数量的请求后回收应用程序池,释放服务器内存资源。

案例 8

域控故障导致故障转移群集出现资源死锁

【案例概述】

关键词:域控　故障转移群集　死锁 MSSQL　活动目录

微软的故障转移群集(Windows server failover clustering,WSFS)技术高度依赖自身的活动目录(active directory,AD),AD 中的域控制器分为全局编录域控和只读域控(下文中"域控"均为"全局编录域控"),默认情况下弹性单一主机操作(flexible single master operation,FSMO)所有角色运行在同一台域控上。故障转移群集需要使用域控来对节点间进行身份认证、安全加密和域名解析等,如果域控故障,会对故障转移群集造成影响。

【案例还原】

小 L 的美梦被一阵铃声惊醒,医院的故障转移群集出现了群集资源死锁,上面运行的是 HIS,SQL Server 数据库每次启动过了 15 分钟左右就会被自动关闭,如图 2-8-1、图 2-8-2 所示。

磁盘	状态	当前所有者
仲裁中的磁盘见证		
群集磁盘3	✘失败	
SQL Server(MSSQLSERVER)		
群集磁盘1	☑联机	
群集磁盘4	☑联机	
srvhisDtc		
群集磁盘2	✘失败	

图 2-8-1　数据库服务被自动关闭

小 L 赶紧使用 cluster/g 生成故障转移群集日志进行分析,发现日志中自 2023/05/04-02:42:42.560(GMT 时间,转换为北京时间为 2023/05/04-10:42:42.560)出现无法向域控更新 Netnames:srvhisDtc、群集名称、srvhisdb 的安全密码,一直持续到 2023/05/04-15:13:16.475(GMT 时间,转换为北京时间为 2023/05/04-23:13:16.475),日志中关键部分截取如表 2-8-1 所示。

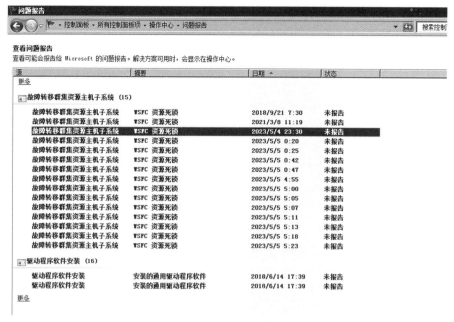

图 2-8-2　群集资源死锁

表 2-8-1　日志中关键部分截取

GMT 时间	事件
2023/05/04-02：42：42.560	ERR［RES］Network Name〈srvhisDtc〉: Unable to update password for computer account SRVHISDTC on DC\\DC01.xxxx.com.ykzx.com, status 1722.
2023/05/04-02：50：52.678	ERR［RES］Network Name〈群集名称〉: Unable to update password for computer account SRVHIS on DC\\DC01.xxxx.com, status 1722.
2023/05/04-02：57：01.016	ERR［RES］Network Name〈srvhisdb〉: Unable to update password for computer account SRVHISDB on DC\\DC01.xxxx.com, status 1722.
2023/05/04-02：57：42.625	［RES］Network Name〈srvhisDtc〉: NetName's password Last changed at 2023/04/03-13：10：29 and age is more than the maximum age 22 days (1900800 seconds).Trying to change the password for computer object in the DC
2023/05/04-02：57：42.625	［RES］Network Name〈srvhisDtc〉: About to try to change password (Version：1 IsProposed：1).
2023/05/04-15：13：16.475	WARN［RES］Network Name〈srvhisdb〉: Automatic Password rotation failed with status 1722.Will retry in 1722 seconds

续表

GMT 时间	事件
2023/05/04-15：21：06.970	［RES］Network Name〈群集名称〉：Found computer account SRVHIS on domain controller\\DC02.xxxx.com.
2023/05/04-15：21：06.970	［RES］Network Name〈群集名称〉：Trying to obtain the VSToken for Core Cluster Name resource
2023/05/04-15：06：49.058	INFO ［RES］Network Name〈srvhisDtc〉：Getting a virtual computer account token.
2023/05/04-15：30：13.004	［RHS］RhsCall：：DeadlockMonitor：Call LOOKSALIVE timed out for resource '群集名称'.
2023/05/04-15：30：13.004	［RHS］Enabling RHS termination watchdog with timeout 1200000 and recovery action 3.
2023/05/04-15：30：13.004	［RHS］Resource 群集名称 handling deadlock.Cleaning current operation and terminating RHS process.

通过日志分析来看,判断是域控 DC01 发生了问题,但域控本身有多台冗余,故障转移群集的所有节点都已经配置了主备 DNS,应该不会由于一台域控出现问题而导致整个群集无法使用。小 L 将群集无法访问域控的问题反馈给服务器组相关同事,检查域控 DC01,发现其内存被耗尽,故马上重启域控 DC01,故障转移群集服务正常启动,没有再次出现资源死锁。

虽然问题已经处理,但小 L 百思不得其解,于是收集了所有域控节点和群集节点的日志,对整个故障链进行全面梳理。

在梳理故障链的过程中,小 L 一直在思考"为什么群集内的所有节点都已经配置了主备 DNS,一台域控出现问题会导致整个群集无法使用"这个问题。经过分析,终于找到问题的苗头,即导致群集资源死锁的故障是由于群集节点向 AD 中的 FSMO 角色发起更新计算机对象密码的请求,由于 FSMO 角色为域控 DC01 持有,而域控 DC01 此刻处于故障状态,无法响应群集节点更新计算机对象密码的请求,最终导致群集节点的请求超时而使对应的资源发生了死锁,如图 2-8-3 所示。

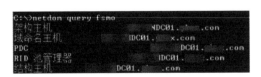

图 2-8-3　FSMO 的所有角色运行在域控 DC01

那为什么群集会向 AD 中的 FSMO 角色发起更新计算机对象密码的请求呢？在 Windows Server 2008 以上的版本中，为了保证群集间通信的安全，故障转移群集会根据域策略的 pwdLastSet 参数值的 75% 来定期修改 CNO 和 VCO 的凭据(密码)，如默认设置是 30 天，那群集会在第 23 天的时候修改 CNO 和 VCO 密码，从本次案例的群集日志中看到群集检测到 CNO 和 VCO 的密码超过了 22 天，将尝试在域控中修改密码。到第 30 天之后，如果承载 FSOM 角色的域控仍然没有恢复正常，那群集会自动将请求切换到其他域控，但这时候由于没有 FSOM 角色响应群集节点发起的密码修改请求，就会导致群集资源出现死锁，如图 2-8-4 所示。

```
tES] Network Name <群集名称>: NetName's password Last changed at 2023/03/31-14:45:53 and age is more
tES] Network Name <群集名称>: About to try to change password (Version: 1 IsProposed: 1).
tES] Network Name <群集名称>: Got new Logon Session.
tES] Network Name <群集名称>: Trying to find computer account SRVHIS object GUID(c3a7b1fc0b9a454c8b72
tES] Network Name <群集名称>: Found computer account SRVHIS on domain controller \\   DC02.xxxx.com.
tES] Network Name <群集名称>: Trying to obtain the VSToken for Core Cluster Name resource
tES] Network Name <群集名称>: GetCoreNetnameObject_VSToken returning status 0
tES] Network Name <群集名称>: Obtained the security token for cluster name account.

tHS] RhsCall::DeadlockMonitor: Call LOOKSALIVE timed out for resource '群集名称'.
tHS] Enabling RHS termination watchdog with timeout 1200000 and recovery action 3.
tHS] Resource 群集名称 handling deadlock. Cleaning current operation and terminating RHS process.
```

图 2-8-4　群集将请求切换到没有 FSMO 角色的域控后出现资源死锁

本次故障从运维的角度来说，如果能够更早处理域控 DC01 的内存被耗尽的问题，那这次故障根本不会发生。或者说在发现域控 DC01 发生故障时手动将 FSOM 操作主机的五个角色转移到其他全局编录的可用域控，让其他域控负责响应域内成员的请求，也不会发生故障。

【案例总结】

1. 对某一门技术的掌握不能仅限于搭建，要清楚了解各个组件之间的依赖和交互关系，否则遇到问题时只停留在"头痛医头，脚痛医脚"的阶段，无法彻底解决问题，反而可能让问题加重。

2. 针对核心设备、系统资源监控非常重要，应采购监控系统或以人工巡检方式定期对核心设备、系统进行巡检，防患于未然。

3. Windows 系统及相关应用普遍有非常简单的图形化操作，很多人会误以为运维工作简单。然而 Windows 类的故障有的时候因为机制、原理不清楚，在图形化操作不可用的时候，很多运维人员会无从着手，因此应多钻研系统理论，多理解一下底层机制、密令，对于故障处理大有裨益。

案例9

运营商网关版本升级导致医院微信业务异常

【案例概述】

案例关键词:运营商　ARP　链路负载

互联网业务系统稳定性与运营商网络、内部网络、系统架构、应用等多个方面有关,故障时除了排查自身网络及应用问题,还需要分析运营商或其他互联网服务提供方是否存在问题。即便互联网部署了双运营商线路,也无法完全确保运营商网络的稳定性。小L就遇到了一次某运营商网关设备版本升级导致的微信系统网络故障,由于没有事先通知且问题现象有些特别,分析过程较为曲折,最终通过手动切换运营商线路、联系运营商优化网关配置后才解决。

【案例还原】

某晚凌晨2点左右,正在睡梦中的小L突然被值班同事的电话惊醒,报障医院微信公众号系统无法挂号、缴费,登录微信公众号界面也无法显示,系统管理员初步怀疑是网络问题,于是深夜报障给小L求救。

定位问题

深夜被惊醒的小L想到应该详细收集故障的现象、影响范围,方便问题定位。于是让值班同事再确认一下,是否所有用户的微信系统、微信系统全部功能、全部互联网业务都访问不了,还是部分用户或部分功能问题? 由于事发深夜,就诊人数不算多,收集到的信息只是大部分用户打不开微信系统全部功能,个别用户可以(值班人员手机访问微信系统正常),并非所有互联网系统都访问不了。

通过进一步收集故障现象,小L初步分析问题可能出在互联网外网,但是医院是部署了两个运营商出口线路的,并且有负载均衡做选路,正常来说如果其中一条运营商线路故障,负载会自动切换到另一条线路,即使是DNS解析缓存也差不多10分钟左右会更新,难道是部分终端还没过DNS解析缓存时间?

带着疑问,小L检查了互联网线路是否正常。小L在家拨VPN走默认的运营商 A 线路可正常拨通,VPN 访问外网堡垒机正常,远程到医院外网电脑访问互联网网站(大部分网站走运营商 A 线路)正常,确定运营商 A 线路正常。另外,尝试通过运营商 B 线路拨 VPN 不通,在医院外网电脑访问运营商 B 的官网网站不通,ping 运营商 B 的网关 IP 也不通,定位运营商 B 线路异常。医院的外网拓扑图如图 2-9-1 所示。

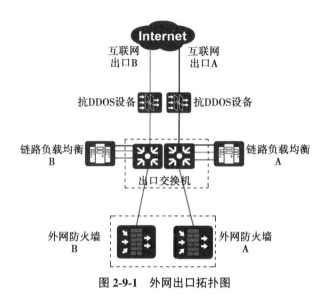

图 2-9-1　外网出口拓扑图

应急处理

小 L 定位到应为运营商 B 线路异常,正常来说链路负载会马上把所有业务切换到 A 线路,DNS 缓存 10 分钟更新后业务应该会恢复,但过一段时间后值班同事仍报大部分用户无法访问微信系统,小 L 马上检查链路负载均衡设备配置和状态,发现链路负载上检测运营商 A 和运营商 B 两个网关的健康检查状态都是正常的。所以链路负载没有把出入站策略自动切换到运营商 A 线路,导致部分业务通过运营商 B 线路访问不正常。小 L 尝试在链路负载上手动把所有业务切换到运营商 A 线路,出站走 A 线路,入站把业务全部解析到 A 线路的公网 IP。10 分钟内值班同事反馈陆续有用户可以正常访问微信系统,之后基本恢复正常。

问题分析

为什么链路负载检测不到运营商 B 线路的问题?运营商 B 线路出了什么问题?明明之前做过运营商线路故障切换测试的。小 L 继续对运营商 B 线路进行现象收集和问题分析。

1. 小 L 在家里尝试访问负载上运营商 B 线路的业务地址(虚拟服务地址)

都不通,但是访问负载的物理地址,还有运营商 B 线路的网关通畅。首先确认运营商 B 线路在物理上应该是没问题的。

2. 在出口交换机运营商 B 线路的 VLAN 上起临时接口 IP,同网段 ping 以上地址都通,确定负载设备业务配置正常。怀疑是运营商 B 网关配置问题,部分 IP 在公网访问不通,网关无法回包。

3. 联系运营商 B 网管,反馈网关上查看 ARP 表只有个别 IP 的 ARP(负载的物理 IP),没有其他 IP 的 ARP。运营商 B 网管尝试清空这几个 IP 的 ARP 表项并刷新 ARP 后,陆续恢复正常,所有 IP 都有 ARP。咨询运营商 B 网管最近有没有做什么变更操作,才反馈凌晨升级了网关设备的版本。

4. 为什么负载检测运营商 B 线路正常　负载检测出口线路规则,目前配置是通过主备设备的物理口定期发送 arp 报文请求网关 ARP,能获取则认为是正常,不能获取则判断线路异常。负载设备主动发起 ARP 请求网关能主动回应,所以负载检测移动线路正常。

5. 为什么非物理口的 IP 在公网访问不正常　负载上的其他业务(非物理口)IP 是虚拟 IP,包括出站的 IP,负载设备不会主动向网关发起免费 ARP 包。外部访问业务 IP,网关如没有相应的 ARP 表项,正常应主动请求负载回应 ARP。但这次故障发现,外部业务请求到运营商 B 的网关设备不会发起 ARP 请求更新,导致非物理口的业务 IP 在网关没有 ARP 表项,无法正常转发到负载。升级版本后运营商 B 的网关设备上的 ARP 更新机制有一定问题。

后续处理

建议运营商 B 优化网关设备的 ARP 更新配置,在外部访问业务地址时能够发起 ARP 请求,并能够定期主动发起 ARP 更新,保证业务访问正常。运营商 B 优化配置后已无相关故障出现。

【案例总结】

1. 要求运营商每次网络割接前必须提前两天通知,割接前先手动把负载上所有出站和入站策略改到另一条线路,并多人核查配置,计划性任务不能依赖自动切换机制。

2. 加强负载均衡设备使用学习,更深入了解设备机制和配置、故障运维,提高故障处理速度(如运营商无法主动更新 ARP,可以在负载通过命令行主动发起更新)。

3. 凌晨出现的公网网络故障,如单位没有计划性变更操作,重点考虑物理线路故障或运营商升级操作,都需要报障运营商协助分析。

案例 10
高可用服务器故障切换后业务无法及时恢复

【案例概述】

案例关键词:Keepalived ARP 故障转移群集 高可用 Always on

医院信息系统为了不受服务器单点故障影响,将信息系统服务器搭建成双机冗余架构,已经成为各医院解决业务高可用方案的基础通用手段,而且国家信息安全等级保护中对核心业务冗余也提出了相关要求。医院将针对 Linux 和 Windows 设计了两种不同的高可用解决方案,在服务器发生故障切换后,小 L 发现需要等待 20 分钟左右业务才能恢复访问,针对这个问题的分析和处理过程小 L 收获满满。

【案例还原】

某日小 L 接到上级领导的指示,对医院核心信息化系统进行高可用改造。在此之前,小 L 已经根据国家信息安全等级保护的要求,对医院的网络架构进行调整,将医院网络分为数据中心层、业务应用层、运维中心层、临床用户层等,每一层通过核心交换机划分不同 VLAN 进行隔离,并且在相应的边界部署相应的安全设备,拓扑图如图 2-10-1 所示。

小 L 根据现有网络架构进行调研分析,发现数据中心层中核心数据库服务器是 Windows 服务器,已经采用故障群集转移搭配 SQL Server Always On 的高可用解决方案,服务器运行状态良好,在网络架构改造后未发生过故障切换;业务应用层中的 Linux 服务器还未实现高可用。小 L 经过调研后计划采用 Keepalived 来实现 Linux 业务应用服务器的高可用。

经过小 L 的不懈努力,一套 Linux + Nginx + Keepalived 高可用的应用架构被架设起来,小 L 在业务应用层同个 VLAN 下对该架构进行故障切换测试,发现切换很快,ping 虚拟 IP 几乎不丢包,一种莫名的成就感油然而生,小 L 迫不及待地想告诉领导自己高效高质地完成任务。但是细心的小 L 想到,业务应用是给临床用户访问的,发生故障切换后应该测试一下临床用户层对业务应用的访问效果,小 L 立刻着手进行测试,故障切换后小 L 惊讶地发现临床用户层无法访问业务应用层,也无法 ping 通,而在同个 VLAN 里面对业务应

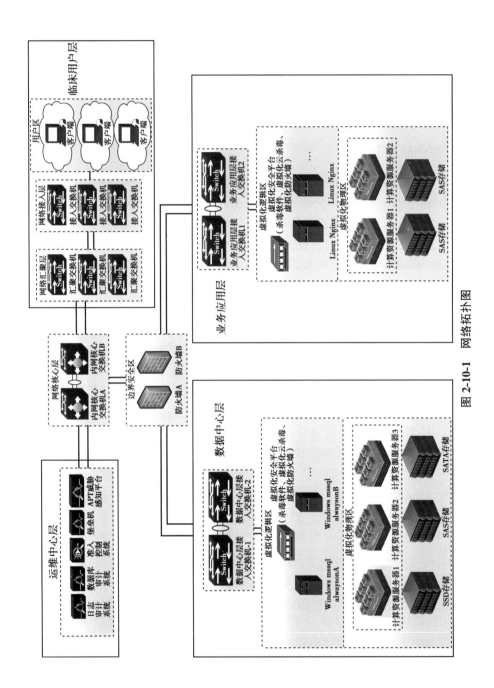

图 2-10-1 网络拓扑图

进行访问是正常的。经过 20 分钟左右,正在小 L 百思不得其解的时候,再次惊奇地发现临床用户层竟然又神奇地可以访问业务应用层了。

小 L 立刻着手排查该问题:首先,故障切换后在同个 VLAN 里面立刻可以 ping 通虚拟 IP,达到了高可用方案预计效果,部署上没有问题;其次,故障切换后虚拟 IP 由另一台服务器接管,虚拟 IP 对应的 MAC 地址发生改变,并且通过 ARP 协议更新到全网的 ARP 表中。小 L 初步判断在跨 VLAN 更新 ARP 表时出现问题,并且初步定位产生该问题的关键节点在核心交换机上。小 L 检查核心交换机的配置,发现有两个设置可能与该问题有关:ARP 包过滤和 ARP 表老化时间。

小 L 立刻着手测试,结果发现该问题是由核心交换机 ARP 表老化时间引起的,缩短 ARP 表老化时间后,发现故障切换后跨 VLAN 访问业务应用的故障时间大大缩短。但是这时又出现了新问题:根据多年运维经验,不建议在核心交换机上把 ARP 表老化时间设置太短,这样会导致网络上不停地发生 ARP 广播,甚至可能因为 ARP 包导致网络拥挤,网络性能大打折扣,如果设置 ARP 表老化时间不够短,则高可用方案的效果会大打折扣,甚至没有意义。小 L 想,有没有什么办法在服务器故障切换后,服务器主动向核心交换机发起刷新 ARP 表请求?小 L 发现 Linux 上有个 Arping 命令可以实现该功能,具体命令如下。

```
arping-I ens192-c 2-s 192.X.X.114 192.X.X.254&>/dev/null
```

Keepalived 切换后直接执行该脚本,跨 VLAN 访问效果与同 VLAN 访问效果一样,小 L 想到现有那套采用故障群集转移搭配 SQL Server Alwayson 的 Windows 数据库服务器故障切换时也应该会遇到 ARP 表老化时间过长的问题,小 L 迅速模拟现有的 Windows 数据库服务器,搭建出一套 Windows 高可用解决方案的测试环境,进行故障切换后,跟预计的情况一样,同 VLAN 下业务立刻恢复正常,跨 VLAN 业务需要等待 20 分钟左右才恢复正常。由于 Linux 有 arping 命令可以实现,而 Windows 没有 arping 这个功能。小 L 分析,Windows 服务器故障切换后,虚拟 IP 迁移到另外一台服务器上,相当于更换了一张新网卡,正常情况下,更换一张新网卡,由于网络状态的改变会触发 ARP 表的更新,而在故障切换的情况下,这张新网卡在网络上已经是在线状态,切换后并不会触发 ARP 表的更新,需要等待 ARP 表老化才会触发 ARP 表更新。那么,怎么做才能强制触发该更新?小 L 想到,故障切换后,虚拟 IP 切换到新服务器上,这时如果在新服务器上删除 ARP 缓存,这时 Windows 的服务器会通过虚拟 IP 这个接口向核心交换机发起 ARP 请求,并且告诉核心交换机虚拟 IP 新的 MAC 地址。这时会不会强制核心交换机更新 ARP?小 L 立刻着手测试,测试结果:在 Windows 服务器群集上,故障切换后,运行"arp-d"清除 arp 缓存,跨 VLAN 业务恢复正常,测试成功。

【案例总结】

1. 本案例是由于对整个网络架构进行改造,在改造后只针对改造部分进行测试,缺乏对已实现高可用的服务器进行切换测试,导致高可用失效。需要建立完善的测试流程,防止因为测试不足导致各种问题出现。

2. 应把故障切换测试写进安全演练脚本,定期进行安全演练,及时发现问题。

3. 寻找解决 Windows 服务器切换后故障的方法花费了比较长时间,其实一条简单命令就可以解决,原因是对 ARP 原理理解不够深,导致解决问题时间较长。

4. 对这类涉及基础原理的问题,最终解决方法不难,但是在定位问题和寻找解决办法上比较花时间,而且这类问题厂商也无法帮忙定位和解决,需要依靠运维人员自身的经验和能力来判断解决,所以运维人员在日常工作中要不断学习积累各类基础技术原理。

5. 后续应该考虑引入双活负载均衡架构,保障业务系统和数据中心的高可用。

案例 11

巧用工具解决服务器蓝屏重启

【案例概述】

案例关键词:服务器　蓝屏　重启网卡　巧用工具

目前大多医院使用的操作系统基本是微软的 Windows 操作系统,无论是在服务器端还是在用户终端。Windows 操作系统在使用过程中出现蓝屏重启或者死机的现象,相信大家或多或少遇见过。对于 Windows 操作系统蓝屏的出现,原因很多,到目前为止还没有统一的解决方法。一般的解决方法是重装系统,而对服务器端,重装系统将面临业务停止,所有配置、软件等都要重头做一遍,是很令维护人员头痛的一件事。如果能充分利用相应的故障诊断工具及日志分析工具,则有可能避免这一头痛事。下面简单介绍一下如何巧用工具解决服务器蓝屏重启的案例。

【案例还原】

某天早上 8 :10 左右,小 L 刚上班,就收到前台多个电话反映 HIS 用不了,同时也收到监控系统报警信息,小 L 看到信息后根据经验马上明白原因,肯定是 HIS 群集服务器正在进行故障切换。切换时间大概在 3~5 分钟,果然过了 5 分钟左右,HIS 业务恢复正常,那么是什么问题导致群集服务器进行故障切换呢?

小 L 马上进入机房检查 HIS 群集服务器,发现业务已经从原来的节点 1 切换到节点 2。小 L 首先检查了群集节点 2 服务器及数据库情况,确保节点 2 业务正常后马上检查节点 1 服务器,发现节点 1 服务器外观无故障报错指示灯亮,初步判断非硬件问题。小 L 继续查看系统日志,发现服务器确实是非正常重启了,如图 2-11-1 所示。

继续查看日志,有一条 BugCheck 的日志,查看日志内容后基本确定这是操作系统蓝屏的服务器重启,如图 2-11-2 所示。

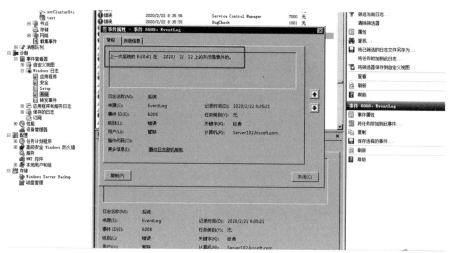

图 2-11-1　服务器意外重启日志

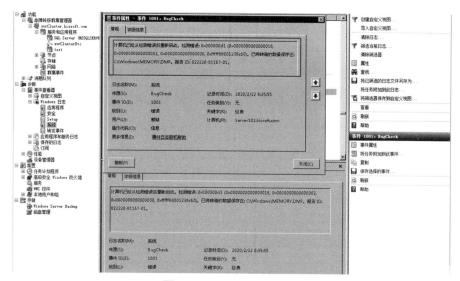

图 2-11-2　BugCheck 日志

　　操作系统蓝屏导致自动重启,蓝屏的原因很多,有的不一定能找到原因并解决,无法解决的只能是重装系统了。对于 HIS 群集服务器,非不得已是不会重装系统的。操作系统蓝屏也可能是偶发的,重启后不一定会再发生,小 L 决定观察几天再决定。可是接下来的几天都出现了相同的情况,于是小 L 上网查询相关资料,发现有一款叫 BlueScreenView 的蓝屏诊断工具可以分析蓝屏产生的原因。于是小 L 上网下载了该工具对蓝屏 DUMP 文件进行诊断,用工具打开蓝屏文件后如图 2-11-3 所示。

```
BlueScreenYier
C:\Windows\Miniduap
File  Edit  View  Options  Help
Dump File              Crush Time           Bug Check String                  Bug Check Code   Paruneter 1             Paraneter 2
022220-81167-01.dmp    2020/2/22 8:21:37    DRIVER IRQL NOT LESS OR EQUAL     0x000000d1       00000000 00000018      00000000 00000002
030819-79716-01.dmp    2019/3/8 15:30:30    DRIVER_POWER_STATE_FAILURE        0x1000009f       00000000.00000004      00000000.00000258
```

图 2-11-3 **BlueScreenView** 工具打开蓝屏文件后界面

双击蓝屏文件后发现蓝屏的原因可能是网卡驱动问题,如图 2-11-4 所示。

```
Product Name:Broadcom NetXtreme II GigE
File Description:Broadcom NetXtreme II GigE VBD
Full Path:C:\Windows\system32\drivers\bxvbda.sys
```

图 2-11-4 蓝屏诊断工具提示蓝屏原因为网上驱动问题

为了确认这个判断,小 L 使用 IBM DSA(Dynamic System Analysis)故障诊断工具收集服务器的软硬件日志信息进行分析,根据日志信息分析,对硬件排查后发现无硬件故障,如图 2-11-5 所示。

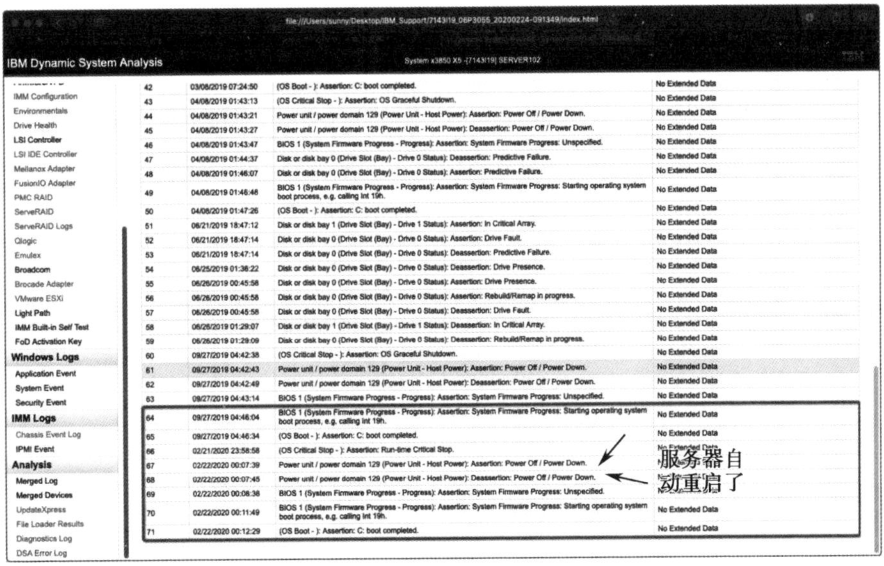

图 2-11-5 **DSA** 诊断工具日志信息

继续查看系统日志排查,群集故障切换时与网络相关,如图 2-11-6 所示。

Type↓	MessageTimestamp	Source	Category	Message	EventID	User
Error	02/22/2020 08:35:55	BugCheck	none	0x000000d1(0x0000000000000018.0x0000000000000002.0x...	1001	N/A
Error	02/22/2020 08:35:21	EventLog	none	上一次系统的8:20:41在72020/72122上的关闭是意外的+	6008	N/A
Error	02/22/2020 07:09:33	Microsoft-Windows-FailoverClusteringnone		server102-内网server102群集网络2	1127	SYSTEM

图 2-11-6 **DSA** 诊断工具日志信息提示故障与网络有关

结合以上判断,判断此次服务器蓝屏重启的原因是网卡驱动导致的,于是小 L 上官网查询该款网卡驱动,找到网卡的最新驱动 brcm_dd_nic_7.12.3.0_windows_32-64,如图 2-11-7 所示,网卡驱动版本对比如图 2-11-7、图 2-11-8 所示。

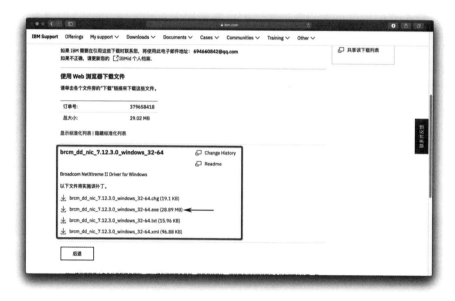

图 2-11-7　官网网卡驱动

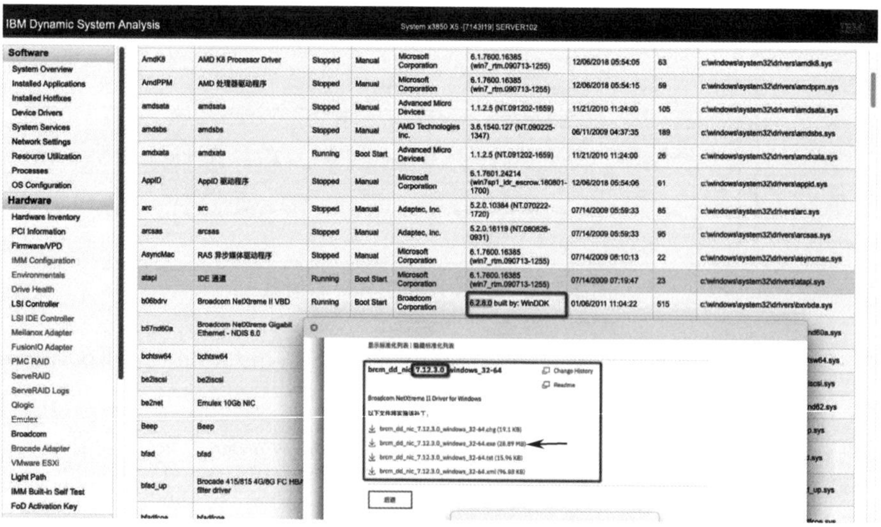

图 2-11-8　网卡驱动版本对比

小 L 下载最新驱动文件 brcm_dd_nic_7.12.3.0_windows_32-64 对服务器网卡驱动进行更新,更新并观察了一段时间后并没有再次发生蓝屏重启的情况。至此,网卡驱动导致服务器蓝屏重启的问题得到根本解决。

【案例总结】

1. 合适的维护工具在运维人员进行软硬件维护时可起到事半功倍的效用。

2. 服务器蓝屏重启或者死机的原因很多,通过合适的工具对蓝屏文件进行分析基本可以解决蓝屏重启或者死机的问题,从而避免重装服务器。

3. 运维人员应充分利用故障诊断工具和日志分析工具排查运维中遇到的问题。

案例 12

应用服务器单点故障导致业务系统服务中断

【案例概述】

案例关键词:系统升级　单点故障　高可用性　Nginx　Keepalived

由于系统功能升级、漏洞修复、系统补丁更新等各种维护需求,应用服务器系统升级已成为信息系统日常运维的重要组成部分。升级本身是为了解决问题,然而升级过程中因意外导致业务中断的情况却时有发生。本文以"因安装防病毒软件发生意外,导致全院电子病历系统瘫痪"的案例为切入点,阐述一个简单、实用、可操作性高的应用服务可用解决方案,从服务架构层面避免应用服务单点故障的发生。

【案例还原】

为满足网络安全管理要求,小 L 需要在医院多台应用服务器上安装新采购的防病毒软件。为避免发生意外情况,小 L 事前已在多个不同操作系统环境的测试服务器上对防病毒软件进行了安装测试。在确认该软件的稳定性、兼容性没问题并提前发布升级通告后,小 L 选择了晚上 9 时对正式服务器进行升级。

升级开始,大部分应用服务器能顺利完成安装部署,几分钟就搞定了。然而,当在电子病历系统应用服务器上安装防病毒软件时,却出现了意外情况:安装还没完成,服务器操作系统就出现了蓝屏故障;重启后,操作系统自动启动防病毒软件,系统马上又出现蓝屏,问题仍未解决。这导致医院的电子病历系统服务临时中断。

小 L 原以为选择晚上的时间进行升级,即使发生意外,影响也没那么大。谁知晚上加班写病历的医生还不少。应用服务器系统出现故障后,电子病历系统出现了"灾难性故障"提示框。值班电话开始响个不停,微信群也开始炸锅,医生怨声一片。

小 L 所在的医院已建设了虚拟化私有云平台,中心机房有多个节点,单个节点的硬件故障不影响虚拟机资源的正常使用。医院还做了主从模式的持续数据保护(CDP),中心机房节点的服务器虚拟机资源秒级同步至容灾机房节点。另外,还采用数据备份一体机对服务器虚拟机资源进行每天定时备份。当中心机房出现问题后,利用这套机制可保障数据不丢失,还可以恢复数据到指定的时间点。小 L 所在的机房管理小组每周都会开展对容灾机房镜像数据的恢复演练并对数据可用性进行验证。由此看来,小 L 医院的机房保障级别已很高,能应对各种突发的灾难性故障。

然而此时,小 L 却犹豫了。当中心机房出现严重灾难性故障时可启用容灾切换方案,但当前的事故严重程度达到要求了吗? 若启用了容灾切换方案,后续还有一系列复杂的技术步骤需要处理,所付出的维护成本很高。

小 L 是一个实战经验丰富的工程师,碰到意外情况后,他仍能沉着冷静地分析问题。判断故障由安装防病毒软件引起,故卸载软件应该可以解决问题。在多次重启处理无效后,小 L 将操作系统登录安全模式,在安全模式下顺利卸载防病毒软件。再次重启操作系统后,问题解决,电子病历系统服务恢复正常。整个处理过程用时半个小时。

系统虽然恢复正常了,但小 L 却产生了新的疑问,明明自己已经很谨慎,前期准备工作也比较充分,为什么意外情况还会发生呢? 为什么偏偏在这台机上蓝屏,是第三方防病毒软件驱动异常,还是系统补丁没有更新到最新? 小 L 随即和厂家核实,厂家明确在系统补丁老旧的情况下,的确可能出现蓝屏问题。

从另外一个角度反思:虚拟主机明明已经进行了高可用性建设,为什么还是无法应对这种情况? 有没有一种高可用方案,即使在发生升级失败的情况也能保障业务系统的正常使用呢?

其实,高可用性建设包括信息化基础设施服务(主机)、应用服务、数据服务高可用性建设等方面,小 L 的医院仅做到了信息化基础设施高可用,即虚拟主机高可用。图 2-12-1 中,若应用服务器 A 发生故障,相应的应用就无法访问了。

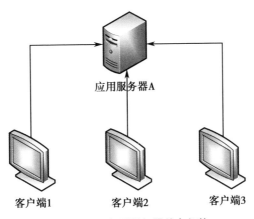

图 2-12-1　应用服务器单点架构

　　凭着锲而不舍的钻研精神,小 L 最终找到了一个简单、实用、可操作性高、应用服务高的可用解决方案:基于"Linux+Nginx+Keepalived/LVS"的多层负载均衡架构。

　　多层负载均衡架构是一种将网络数据在传输层与应用层分开进行负载的网络架构。在传输层使用 Keepalived 实现负载均衡及高可用。负载均衡基于 LVS(Linux Virtual Server)的 IPVS(IP Virtual Server)实现,并提供多种主动健康检测机制,可以根据后端真实服务器的运行状态自动对虚拟服务器负载的真实服务器进行维护和管理。高可用性是通过虚拟冗余路由协议(virtual redundant routing protocol,VRRP)实现的。在应用层由多组 Nginx 集群进行流量路由、过滤、转发等操作。这种网络架构可提高传输层负载均衡的效率,增加负载集群的横向扩展能力。Nginx 集群负载部署图如图 2-12-2 所示。

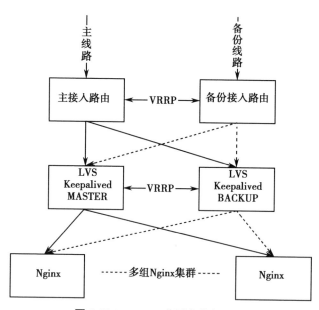

图 2-12-2　Nginx 集群负载部署图

　　图 2-12-3 是应用服务高可用架构图,通过统一虚拟 IP(VIP)对外提供访问,当应用服务器 A 发生故障,应用服务器 B 仍能保障正常的服务,故相应的应用服务不会中断。这样就可预留充足的时间给运维人员去解决问题了。

　　目前,基于"Linux+Nginx+Keepalived/LVS"的多层负载均衡架构已经在小 L 的医院得到了广泛应用,从此再也不用担心因升级失败而影响业务系统终端了。

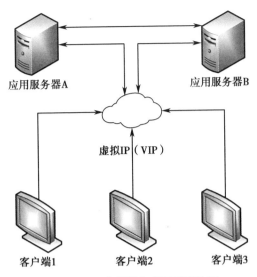

图 2-12-3　应用服务高可用架构图

【案例总结】

1. 根据"墨菲定律",任何事情都没有表面看起来那么简单;只要有一种可能性,事情往往会向你所想到的不好的方向发展。因此,在做系统升级前,务必做好充分准备,以应对最坏的情况。

2. 在更新升级防病毒软件的过程中,软件的冲突、系统补丁的缺失、病毒的感染等原因都可能导致服务器操作系统蓝屏。为避免意外发生,升级前进行必要的测试、制订应急响应预案,可降低升级带来的风险。

3. 高可用性建设应包含信息化基础设施服务、应用服务、数据服务三个层面的高可用性建设,三个层面缺一不可,任何一个层面没有实现高可用性都存在单点故障风险。

4. 基于 Linux+Nginx+Keepalived/LVS 部署多层负载均衡架构,可有效解决应用服务层面的单点故障问题。

案例 13

服务器网卡的误配置导致网络中断故障

【案件概述】

案件关键词:MAC 地址漂移　生成树环路　服务器网卡

已稳定多年的门诊网络突然间出现大规模网络中断,原来是服务器组同事将服务器上拥有两个相同 MAC 地址的网卡连接到两个不同的交换机上,并且网卡负载均衡都配置为 active/active 模式,因此在交换机层面会收到 MAC 地址漂移信息,导致网络生成树环路。

【案件还原】

小 L 所任职的医院,门诊楼采用传统三层网络架构,该区域网关由两台核心交换机组成,并加入同一个热备份路由协议(hot standby routing protocol, HSRP)的"热备份组(hot standby group)"内,使得特定情况下,即使首选的 HSRP 活动(active)路由器发生转发故障,HSRP 备份(standby)路由器仍能接管路由网关"承上启下"的角色,保证下联设备与下一跳节点的网络连通性。

某天,信息科陆续收到来自门诊的电话紧急报障,反映网络访问失败,与此同时,SNMP 监控工具不断发出告警——大规模网络连接存在严重的丢包率、超时率。小 L 留意到其中一条告警是关于 HSRP 组 IP 地址 ping 连通性丢失,这意味着网关访问失败了。小 L 现在迫切想查看设备的状态,并尝试通过虚拟终端(virtual teletype,VT)方式登录到核心交换机上,但无奈会话为卡死状态,设备根本无法远程管理。

无论是 ICMP、虚拟终端,还是涉及 HSRP 协议的控制管理报文都出现丢包情况,小 L 快速意识到这有可能跟 CPU 有关,因为这些数据报文都需要 CPU 处理,一旦出现过载则无法及时进行进程转发。特别是 HSRP 组内路由器,须利用 Hello 控制报文来监听对方消息以判断是否存活,若双方交互控制报文在限定时间内丢失,HSRP 组内路由器角色便发生切换,大家都认为自己是"老大",即出现双活脑裂(brain split)状态,业务报文将不知交由谁去处理。所幸 Console 登录方式属于带外管理方式,基本不受 CPU 状态影响,小 L 通过 Console 方式登录后,多次执行查看 CPU 状态的命令"#show process cpu sorted | ex 0.0",输出后发现 CPU 利用率冲高达 90%,并一直居高不下。

#show process cpu sorted | ex 0.0

CPU utilization for five seconds:90%/38%;one minute:89%;five minutes:88%

PID Runtime(ms)Invoked uSecs 5Sec 1Min 5Min TTY Process

243 1668149115 3341481293 0 67.69% 67.56% 67.52% 0 Spanning Tree

命令输出表明,"Spanning Tree"进程占了绝大部分 CPU 资源,小 L 初步猜测是生成树状态异常导致,此时小 L 脑海中闪烁现出可能的原因——生成树环路,或是出现罕见的软件 bug 错误问题,如部分生成树阻塞端口(Block port)没有发挥阻塞作用。

小 L 需要更多的信息去缩小排查范围,他查看了缓存日志,但奇怪的是并无生成树特殊告警,一筹莫展之际,小 L 同事翻阅厂商配置文档,提及有可能是当前并未把默认关闭的 MAC 地址漂移(Mac Flapping)通知日志打开,小 L 连忙敲下了开启命令(config)#mac address-table notification mac-move,源源不断的 MAC 地址漂移日志映入眼帘。

#show logging | inc flapping between

Jun 20 11:12:23: %MAC_MOVE-SP-4-NOTIF:Host x.x.x in vlan 45is flapping between port Gi2/2 and port Po2

Jun 20 11:15:18: %MAC_MOVE-SP-4-NOTIF:Host x.x.x in vlan 45 is flapping between port Po2 and port Gi2/2

Jun 20 11:16:28: %MAC_MOVE-SP-4-NOTIF:Host x.x.x in vlan 45 is flapping between port Gi2/2 and port Po2

Jun 20 11:19:58: %MAC_MOVE-SP-4-NOTIF:Host x.x.x in vlan 45 is flapping between port Po2 and port Gi2/2

……

MAC 地址漂移日志信息的出现印证了小 L 一开始的猜测,CPU 过载是由于生成树环路导致的,因为在正常情况下,MAC 地址应只能从单一端口学习到,并记录到 MAC 地址表里,那如果 MAC 地址被观察到同时从两个端口上收到,那么肯定是存在逻辑或者物理上的环路。

要抓住导致生成树环路的"真凶",小 L 对日志上出现的具体 MAC 地址以及环路参与端口进行了进一步排查追踪。

小 L 首先从核心交换机开始,检查 STP 状态以及 TCN 接收情况,运行了以下排查命令。

#show spanning-tree detail | inc ieee|occurr|from|is exec

#show mac address-table address x.x.x

该命令"#show spanning-tree detail | i ieee|occur|from|is exec"的输出显示了最后一次接收 TCN 端口的接收时间。那些在最近几秒钟内收到 TCN 的端口引起了小 L 的重点关注。

#show spanning-tree detail | i ieee|occur|from|is exec

   VLAN0045 is executing the rstp compatible Spanning Tree protocol
    Number of topology changes 187927 last change occurred 00∶01 ago
〈-time rec'd from Port-Channel2

功夫不负有心人,小 L 追踪到一个最近接收了大量 TCN 的 access 端口,该端口接入的是一个与上游网络交换机有双重连接的 H 厂商服务器,为了打破环路,小 L 关闭与服务器连接的其中一个端口,这个动作使网络状态迅速恢复正常。随即,网络组把这个情况反馈给了服务器管理组,经调查,服务器管理员误将服务器上拥有两个相同 MAC 地址的网卡连接到两个不同的交换机上,并且网卡负载均衡都配置为 active/active 模式,因此在交换机层面会收到 MAC 地址漂移信息,最后大家决定将模式调整为 active/passive,当再次把服务器接入网络后,环路问题并未复现。

【案件总结】

1. 对于新设备的网络接入,属于网络拓扑节点变更,虽说是小变更,但应安排在维护窗口下进行,避免影响生产网络。

2. 应考虑部署二层网络的相关生成树安全特性,如"Root Guard""Loop Guard""BPDU Guard"以及在所有边缘端口上启用"PortFast"等,并将不必要的 VLAN 从 Trunk 端口中修剪掉,这些优化举措可以在新设备接入网络的时候最大程度地减少生成树收敛范围,避免生成树环路的发生,从而降低对已有网络拓扑带来的可能的负面影响。

3. 术业有专攻,涉及服务器、网络等多领域专业知识操作时,应组织多专业人员论证操作可行性、科学性,可更大概率地避免相关故障的发生。

案例 14

独立磁盘冗余阵列卡故障导致业务无法使用

【案例概述】

案例关键词:物理机　RAID 卡　业务停顿

医院信息化不断迭代发展,很多医院将旧有服务器及系统迁移到私有云平台,不过因业务限制或特定应用无法更新迭代等原因,无法避免会遗留一些老旧服务器,小 L 医院就有一台老旧物理服务器因特殊外设原因无法迁移到医院虚拟化平台。本案例介绍了该物理主机独立磁盘冗余阵列(redundant array of independent disk,RAID)卡故障导致业务停顿,并通过冗余配件更换快速解决问题的过程。

【案例还原】

医院上线了 VMware vSphere 虚拟化平台,正计划将一些老旧业务服务器通过 P2V 的方式部署到虚拟化平台。

某日医院治未病中心保障社区无法连接医院治未病管理系统。小 L 网络层面检测发现服务器 IP 地址不可达。通过服务器带外管理口登录,发现中医治未病服务器系统已无法启动,并有如下告警(图 2-14-1)。

All of the disks from your previous configuration are gone. If this is
an unexpected message, then please power off your system and check
your cables to ensure all disks are present.
Press any key to continue, or 'C' to load the configuration utility.

图 2-14-1　治未病物理服务器故障界面

小 L 第一时间赶往机房现场,听到服务器发出刺耳蜂鸣声,结合报错,小 L 判定肯定是有硬件告警,不出意外应该是 RAID 卡故障。小 L 第一时间打开机箱查看,发现 RAID 卡有红色告警灯亮,为了排除 RAID 卡松动情况,小 L 将服务器停机、下电,戴上防静电手套,将 RAID 卡重新插拔,再次加电启动服务器,报错依旧(图 2-14-2)。

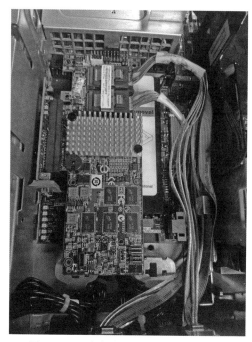

图 2-14-2　治未病物理服务器拆机界面

因为是生产服务器,必须尽快恢复业务。小 L 如热锅上的蚂蚁,马上联系第三方维保厂家,启动 RAID 卡配件配送流程。好在小 L 未雨绸缪,之前就已经将医院很多相同机型且已经迁移到虚拟化平台的服务器留置当做备机,数据库层面也做了备库,本次的物理故障正好可以直接拆一块型号一样的 RAID 卡顶上。

说干就干,小 L 马上拆了一台备机的 RAID 卡替换下生产服务器的故障 RAID 卡。开机启动后手动进入 RAID 配置界面,如图 2-14-3~图 2-14-6 所示。

Adapter No.	Bus No.	Device No.	Type	Firmware Version
0	1	0	ServeRAID M5015 SaS/SATA Controller	2.120.143-1325
			START	

图 2-14-3　RAID 卡配置界面 01

小 L 选择 ALL Configurations,点 Preview。

MegaRAID BIOS Config Utility Foreign Configuration		
1 Foreign Config(s) Found. Want to Import?		
Select Configuration		All Configurations
		Configuration 1
Previev　　Clear　　Cancel		

图 2-14-4　RAID 卡配置界面 02

提示发现外部 RAID 配置信息，小 L 点击 import 导入配置。

MegaRAID BIOS Config Utility Foreign Configuration Preview	
Foreign Configuration Preview As Imported. Click IMPORT to Import and Merge this configuration.	
Drives	Virtual Drives
Backplane	Drive Group0
Slot:0,SAS, HDD,135.972 GB Online	Virtual Drived: RAID5:271.945 GB
Slot:1,SAS, HDD,135.972 GB Online	
Slot:2,SAS, HDD,135.972 GB Online	
Import	Cancel

图 2-14-5 RAID 卡配置界面 03

终于，小 L 看到了久违的 RAID 配置。

MegaRAID BIOS Config Utility Foreign Configuration Preview	
Web BIOS	Logical View
Controller Propertles	Virtual Drives
Scan Devices	Virtual Drived: RAID5:271.945 GB
Virtual Drives	Drives
Drives	Slot:0,SAS, HDD,135.972 GB Online
Configuration Wizard	Slot:1,SAS, HDD,135.972 GB Online
Physical View	Slot:2,SAS, HDD,135.972 GB Online
Events	
Exit	

图 2-14-6 RAID 卡配置界面 04

保存退出，系统正常启动，业务恢复。经过此事，小 L 加快了医院旧有服务器及系统云平台迁移节奏，以避免类似故障的发生。

【案例总结】

1. RAID 信息除了在 RAID 卡中有保存，在各个磁盘也会有 RAID 信息保存，当 RAID 卡故障时，可以通过替换 RAID 卡，导入磁盘中存在的 RAID 信息进行恢复。

2. 目前云平台技术已经日趋成熟，在条件允许的情况下应尽量将旧有服务器及系统迁移到云环境。

3. 对于无法迁移或者尚未迁移到云环境的服务器，应秉持防患于未然的原则配备冗余配件或者购买维保，以保障在发生机器物理故障时可快速恢复业务。

案例 15

信息系统数据缺失问题的"举一反三"

【案例概述】

案例关键词:数据丢失　数据质量　集成平台　消息闭环　全方位监控

信息系统故障大多是因为出现数据缺失、程序报错、系统卡慢问题,但是产生这些问题的根本原因多种多样,信息系统工程师处理问题时不仅要"治标",还要"治本"。以系统 A 未收到药单的故障为例,此类故障需要快速解决并且分析引发问题的根本原因,举一反三,确保下次不再出现类似情况。下面简单介绍一个因为信息系统数据缺失导致业务系统故障的案例。

【案例还原】

医院通过信息集成平台对接院内各业务系统,系统 A 接收信息集成平台发送的药单信息,实现医院静脉用药的发配和管理。某天静脉用药发配管理中心的药师 F 在内网反馈未收到某科室发送的药单信息,影响到静脉用药发配管理中心正常发药。对于影响业务流程运作的问题需要快速解决,小 L 第一时间开始排查,此类问题的排查思路有两个维度:首先,信息集成平台作为消息发送方是否能正常发送数据;其次,系统 A 作为消息接收方是否能正常接收数据。

小 L 首先排查信息集成平台的接口数据是否有问题,排查接口数据问题有以下几个步骤。

1. 此药单数据在数据库中是否存在。
2. 集成平台发送接口是否正常启动。
3. 集成平台发送接口是否有异常报错。
4. 集成平台消息闭环是否正常。

小 L 经过仔细排查,发现如下信息。

1. 药单数据正常存储在数据库中。
2. 集成平台发送接口正常启动。
3. 集成平台发送接口未有异常报错。
4. 集成平台消息闭环异常,系统 A 接收数据失败,如图 2-15-1 所示。

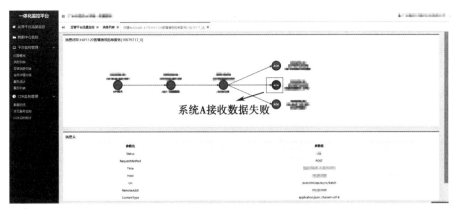

图 2-15-1　系统 A 接收数据失败

小 L 第一时间联系系统 A 工程师小 C 排查问题,小 L 快速通过集成平台展示的消息体给出系统入参,小 C 拿到入参后很快排查到问题,由于信息系统更新版本,字段与数据库映射产生错误,导致未能正常接收集成平台接口数据,最终通过修复程序解决了此问题。

通过这个问题,小 L "举一反三",复盘思考能否做到集成平台自动化监控,在医护人员发现业务系统出现问题之前就能让工程师提前监测到问题,做到医护"无感"。小 L 搭建了自动化监控程序,并通过程序的作业发现接口问题,若接口程序出现问题,则通过短信平台发送预警信息,让工程师第一时间查看到预警信息。对于数据接口的预警,只是预警的一部分,小 L 考虑服务器资源是否也可以预警,于是进一步实现了服务器资源预警程序,包括服务器的 CPU、内存、网络 IO、磁盘 IO 等预警。自此,医院在集成平台数据监控方面得到了全面加强,能更早地发现集成平台接口数据问题并及时处理,大大降低数据缺失概率,提高了信息系统的稳定性和数据质量,从而提升了临床医护人员的使用体验。

【案例总结】

1. 治标还要治本　解决信息系统故障不仅需要解决"表象"问题,更需要解决"本质"问题,从而达到"标本兼治"的效果。比如数据缺失不只是简单的补发数据,还要找到丢失数据的根本原因。

2. 信息系统治未病　信息系统故障可以参考中医的"治未病"思想,预防优于治疗。将信息系统的各项"指标"进行 24 小时监测,发现问题第一时间推送报警信息给具体负责人,将信息系统问题扼杀在摇篮中。

3. 重视数据质量　每对接一个接口,需要在联调的过程中关注数据质量,结合院内各业务需求设计表结构,确保数据质量符合标准。高质量的数据对于数据统计上报和数据利用分析能起到关键作用。

案例 16

应用软件占用大量句柄导致终端网络问题

【案例概述】

案例关键词:断网　句柄泄露　BUG

在运维过程中,不可避免遇到反馈终端网络不佳、无法上网的问题,通常来说,分为网络层排障和终端侧排障,检查实际网络连通性和可靠性,检查终端网口等状态是否正常。但除了这些常规手段,有时也会发现一些意想不到"断网"的原因,下面介绍一个因终端某软件存在 bug 导致终端断网的案例。

【案例还原】

小 L 最近接到多起反馈,有部分终端出现无故断网的情况,小 L 首先同报障人员进行沟通,了解故障现象。经了解发现,当终端出现断网时,任何业务都打不开,而离奇的是重启电脑后就可以恢复正常。这让小 L 深感疑惑,而且目前发现不止一台电脑出现了这种情况。小 L 通知报障人员,有终端复现问题时,保留问题现象并及时联系信息科。

没想到过了半天时间,报障人员就反馈再次出现断网情况,小 L 首先在对应的接入交换机上查询接口状态,通过在接口视图下输入命令 display this 查看接口下配置,通过命令 display interface g x/x 检查端口状态,发现均无异常。随后,小 L 火速前往临床科室现场。

到达现场后,小 L 首先确认问题现象:包括 HIS 在内的所有医院系统全部无法打开,在检查接口的物理状态确认没问题后,随后在电脑上打开 CMD 界面,通过 ping 命令检查和网关的连通性。此时小 L 发现,通过 ping 测试网络是通的! 难道说是网络层面做了策略限制? 但是仔细一想又不应该,大部分情况下是正常的。小 L 想到医院由于安全建设近期上线了一套安全准入系统,找到厂商进行排查,准入厂商进行了测试,对问题终端在后台进行了加白名单操作,然而终端还是出现断网,无法打开任何系统。准入工程师收集了相关服务器日志和终端日志进行分析。

为了让医生尽快投入业务,小 L 按照报障人的方法重启了电脑,果然恢复了正常。过了一个小时，准入技术人员答复准入系统并没有进行阻断行为，这让小 L 就更加困惑。

第二天又发生了相同的报障问题，这时小 L 在终端上访问 HIS，同时使用旁挂在核心的安全设备和接入交换机进行抓包，发现没有抓到问题终端上发出的任何报文，由此小 L 判断问题出现在终端层面。随后小 L 将排查重心放在终端上，检查电脑的系统日志，同样没有发现异常日志，接下来小 L 逐一卸载可能影响的安全软件，如准入客户端、杀毒客户端，惊喜地发现当卸载杀毒客户端后网络恢复了，正当小 L 沾沾自喜准备回到工位找杀毒厂商“算账”的时候，刚刚恢复的电脑又出现了无法访问业务的问题。小 L 折回继续卸载，发现随意卸载一个软件后就可以短暂恢复网络，最终定位到只有把“一键部署”的客户端卸载后才能完全恢复。

随后几天，经过两台终端的验证，小 L 最终确定就是这个客户端导致问题现象，那么最终原因是什么呢？进一步分析发现，当出现问题现象的时候，该客户端占用了大量的句柄，如图 2-16-1 所示。

任务管理器
文件(F) 选项(O) 查看(V)
进程 性能 应用历史记录 启动 用户 详细信息 服务

名称	PID	用户名	CPU	内存(活动的...	句柄	UAC 虚拟化
一键部署-客户端.exe	2676	SYSTEM	00	1,216 K	224	不允许
svchost.exe	3244	LOCAL SER...	00	1,544 K	223	不允许
svchost.exe	3272	SYSTEM	00	10,648 K	222	不允许
chrome.exe	9108	Lwanc	00	2,256 K	222	已禁用
svchost.exe	4236	SYSTEM	00	1,848 K	219	不允许
svchost.exe	15096	SYSTEM	00	1,876 K	217	不允许
svchost.exe	2472	LOCAL SER...	00	1,540 K	216	不允许
ExeAsyncRender.exe	9308	Lwanc	00	47,284 K	216	不允许
svchost.exe	2320	SYSTEM	00	996 K	215	不允许
svchost.exe	4384	SYSTEM	00	1,340 K	214	不允许
SmpRemoteServer....	7744	SYSTEM	00	1,340 K	212	不允许
svchost.exe	4924	SYSTEM	00	2,144 K	209	不允许
igfxCUIService.exe	2336	SYSTEM	00	1,024 K	207	不允许

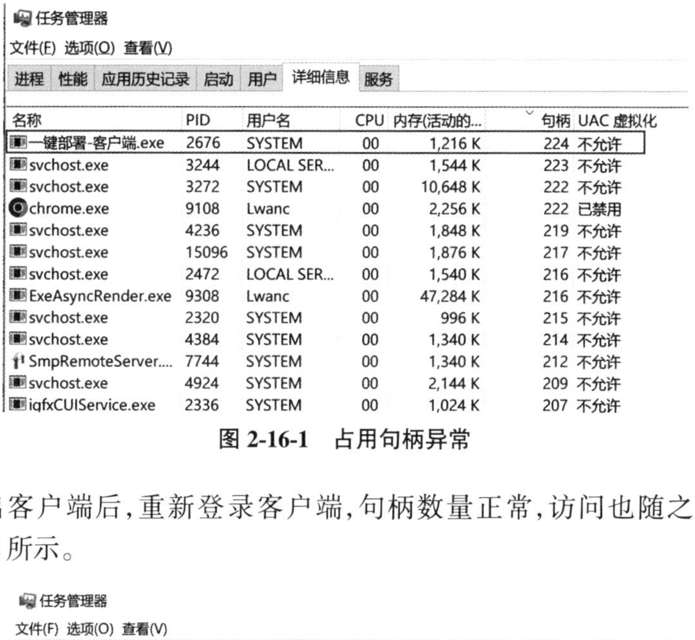

图 2-16-1　占用句柄异常

退出客户端后，重新登录客户端，句柄数量正常，访问也随之正常，如图 2-16-2 所示。

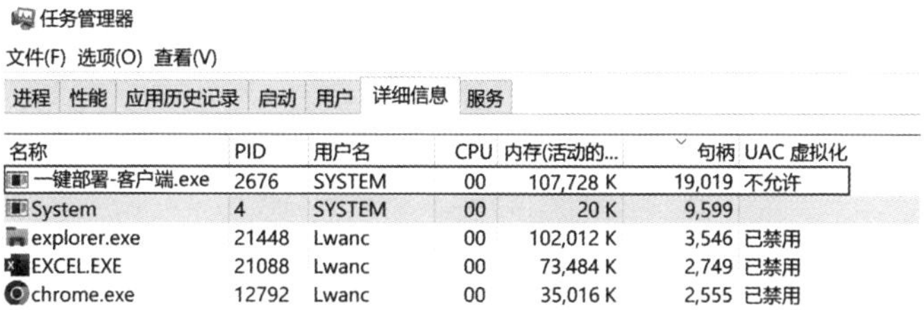
任务管理器
文件(F) 选项(O) 查看(V)
进程 性能 应用历史记录 启动 用户 详细信息 服务

名称	PID	用户名	CPU	内存(活动的...	句柄	UAC 虚拟化
一键部署-客户端.exe	2676	SYSTEM	00	107,728 K	19,019	不允许
System	4	SYSTEM	00	20 K	9,599	
explorer.exe	21448	Lwanc	00	102,012 K	3,546	已禁用
EXCEL.EXE	21088	Lwanc	00	73,484 K	2,749	已禁用
chrome.exe	12792	Lwanc	00	35,016 K	2,555	已禁用

图 2-16-2　恢复后句柄状态

之后小 L 通过 ProcessHacker.exe 工具查看句柄（socket：套接字）内容，发现问题设备占用大量的句柄内容均为 file（通信句柄），如图 2-16-3 所示。

file	\Device\Afd	0x1a0
file	\Device\Afd	0x1a4
file	\Device\Afd	0x1a8
file	\Device\Afd	0x1ac
file	\Device\Afd	0x1b0
file	\Device\Afd	0x1b4
file	\Device\Afd	0x1b8
file	\Device\Afd	0x1bc
file	\Device\Afd	0x1c0
file	\Device\Afd	0x1c4
file	\Device\Afd	0x1c8
file	\Device\Afd	0x1cc
file	\Device\Afd	0x1d0
file	\Device\Afd	0x1d4
file	\Device\Afd	0x1d8

图 2-16-3　句柄类型展示

问题最终的原因明确了："一键部署"客户端存在句柄泄露的 bug，导致终端的文件句柄资源被全部占用，其他软件无可用的文件句柄进行通讯，进而出现断网现象；ping 访问无须句柄资源，因此终端在故障时 ping 测试连通性是没问题的。

小 L 将相关问题反馈给对应客户端的技术人员。技术人员对客户端代码进行了更新，从根本上解决了该问题。

【案例总结】

1. 故障出现时，应详细记录出现的故障现象，包括何时出现、出现频率、可能的影响等，有助于更清晰地理解问题。

2. 分析日志文件，分析系统、应用程序日志文件有助于寻找异常、错误或警告信息，以定位问题。

3. 网络故障问题，应按照排查逻辑，层层定位，利用好现有的环境资源，可以起到事半功倍的效果。

4. 对于故障原因不明晰的问题，建议采用逐步排查的方法，逐步缩小故障源。

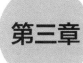

第三章

数据库类故障分析与处理

案例 1

表的统计信息影响数据库语句的执行效率

【案例概述】

案例关键词:Oracle 执行计划 表统计量

Oracle 数据库查询语句应该是其最基础的应用了,可往往越基础,越容易让人"掉以轻心",导致出现问题,并且当其引发大面积故障时很难排查,让人防不胜防。下面我们来简单介绍一下一个因为表数据统计信息导致 SQL 性能出问题的案例。

【案例还原】

小 L 接到住院系统报障某个接口服务读取很慢,于是抓取了数据库的自动负载信息库(Automatic Workload Repository, AWR)报告,发现了问题语句,执行时间需要 100 多秒。首先进行日志排查未发现问题,接下来进行资源排查未发现问题,于是小 L 开始怀疑是数据库本身问题,执行以下命令。

```
SELECT event,
        sum(decode(wait_time,0,1,0))"Curr",-- 统计数值为 0 的数量
        sum(decode(wait_time,0,0,1))"Prev",-- 统计数值不为 1 的数量
count(*)"Total"
  FROM v$session_wait
GROUP BY event ORDER BY count(*)desc;
```

　　小 L 查看了 session_wait 情况,这是一个寻找性能瓶颈的关键视图。它提供了任何情况下 session 在数据库中当前正在等待什么(如果 session 当前什么也没在做,则显示它最后的等待事件)。当系统存在性能问题时,本视图可以作为一个起点指明探寻问题的方向。小 L 发现主要多数的 session 是空闲事件,如:SQL*Net message from client,pipe get,PMON timer 等。排除 IO 和内存问题,查询结果如图 3-1-1 所示。

```
SELECT event,
       sum(decode(wait_time,0,1,0)) "Curr", --统计数值为0的数量
       sum(decode(wait_time,0,0,1)) "Prev", --统计数值不为1的数量
count(*)"Total"
 FROM v$session_wait
GROUP BY event ORDER BY count(*) desc;
```

	EVENT		Curr		Prev		Total	
1	SQL*Net message from client		392		2		394	
2	rdbms ipc message		58		0		58	
3	class slave wait		10		0		10	
4	gcs remote message		6		0		6	
5	Streams AQ: qmn slave idle wait		3		0		3	
6	DIAG idle wait		2		0		2	
7	wait for unread message on broadcast channel		2		0		2	
8	ARCH wait on ATTACH		2		0		2	
9	SQL*Net more data from client		0		1		1	
10	SQL*Net message to client		0		1		1	
11	GCR sleep		1		0		1	
12	Space Manager: slave idle wait		1		0		1	
13	VKTM Logical Idle Wait		1		0		1	
14	LNS wait on ATTACH		1		0		1	
15	Streams AQ: qmn coordinator idle wait		1		0		1	
16	Streams AQ: waiting for time management or cleanup tasks		1		0		1	
17	gc cr request		0		1		1	
18	smon timer		1		0		1	
19	pmon timer		1		0		1	
20	LNS ASYNC end of log		1		0		1	
21	control file sequential read		1		0		1	
22	ges remote message		1		0		1	
23	ASM background timer		1		0		1	

图 3-1-1　session_wait 查询情况

　　排除了库层面问题后,小 L 接着怀疑是表的问题。于是截取相同语句,在数据中心 ODS 执行,验证同条语句在镜像库的执行效率,发现只需要 1 秒多,判断应该是执行计划有问题了。经过初步对比,小 L 未发现明显问题,于是回到 AWR 报告里找原因,发现了生产库该 SQL 语句的执行计划存在两个 child number(子游标),产生子游标的原因很多,比如执行 sql 的 schema 改变或者优化器模式的改变等,目前来看生产库通过时间长的 child number 执行计划,sql 语句是应用执行的,应用由前端指定了查询用户,不太可能是因为 schema 的原因。小 L 怀疑是优化器模式的改变。在现代数据库中,对于用户传来的

SQL，优化器首先为其枚举出不同的执行计划，形成一个搜索空间；然后将收集得到的统计信息（如表的行数、谓词的选择率）作为输入，在代价模型（cost model）中为不同的执行计划计算出相应的代价。最小代价的计划会被优化器选中，成为最终的执行计划，在数据库执行器中运行。

因此大概率是表数据本身的问题，小 L 查询了几张基表的统计信息，发现最近一次分析是在 6 天前，于是手工进行收集操作。

execdbms_stats.gather_table_stats（ownname =〉'SCHEMA_NAME'，tabname =〉'TABLE_NAME，estimate_percent =〉100，method_opt=〉'for all indexed columns'）；

操作完成后再执行 sql，小 L 发现已恢复正常。

【案例总结】

Oracle 统计量对于基于成本优化器（cost-based optimizer，CBO）执行是至关重要的。基于规则引擎（rule-based optimizer，RBO）是建立在数据结构的基础上的，数据定义语言（data definition language，DDL）结构、约束会将 SQL 语句分为不同的成本结构等级。CBO 是在数据结构的基础上，加入数据表细粒度信息，将成本结构细化为成本 cost 值。相对于数据表的 DDL 结构，统计量反映了当下数据表数据分布情况，可变性更强。

我们经常遇到这样的场景，数据导入操作之后，原有一个运行良好的作业突然效率低下。当手工收集统计量之后，作业效率提升。这种现象反映了统计量和执行计划的关系。对于类似住院系统这种数据量大的数据，定期对表进行统计信息分析是很有必要的，它可以避免常规 sql 语句的执行效率出现偏差。

案例 2

操作系统空间不足使数据库无法登录

【案例概述】

关键词:Oracle　主机登录异常　磁盘空间使用异常

Oracle 数据稳定运行与否除了与数据库自身因素相关,与底层操作系统也关系密切,如 Linux 操作系统根目录空间、文件系统 inode 数量、打开文件数限制、登录用户的最大用户进程数限制等。本案例介绍了因操作系统资源限制,导致数据库异常的案例。

【案例还原】

某日小 L 收到同事反馈:数据库主机因为某些未知故障导致 sqlplus 无法进入,grid 用户下执行 asmcmd 命令,提示 Linux 系统空间无法扩展,查询 crs 集群状态也无法显示。小 L 了解到这些情况后,初步怀疑是文件系统空间不够或者是 inode 占用满的问题。现场报错如图 3-2-1 所示。

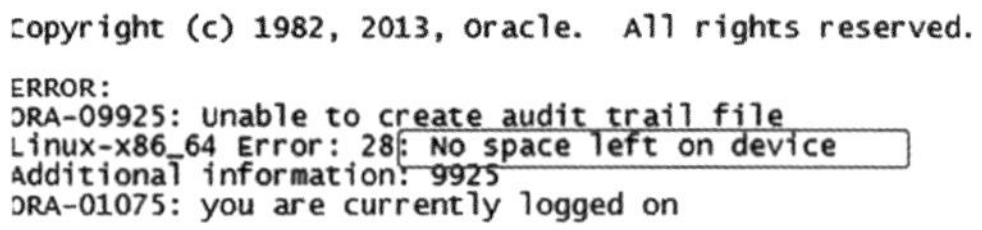

```
Copyright (c) 1982, 2013, Oracle.  All rights reserved.

ERROR:
ORA-09925: Unable to create audit trail file
Linux-x86_64 Error: 28: No space left on device
Additional information: 9925
ORA-01075: you are currently logged on
```

图 3-2-1　数据库登录报错

通过 df-i 命令,发现 /oracle 目录的 IFree 为 0,说明所有的 inode 都已经占用完,因此当前数据库登录出现异常。inode 称为索引节点,存储了文件的元数据信息,包含了文件的字节数、用户 ID(user ID,UID)、组 ID(group ID,GID)、权限、时间戳、链接数等信息。在格式化文件系统时会计算索引节点的可用数量,后续使用文件系统的过程中,每个文件都占用一个索引节点,从图 3-2-2 可见 /oracle 目录可以使用 6 553 600 个索引节点。

110

```
Time arifts can result in an unexpected behavior such as time-outs. Please check trace f
ydhl01:oragrid:/oracle/11.2.0/grid/gridbase/diag/asm/+asm/+ASM1/trace]$df -i
ilesystem            Inodes     IUsed    IFree IUse% Mounted on
dev/mapper/vg_ydhl01-lv_root
                     3276800    210899  3065901   7% /
mpfs                66026984       744 66026240   1% /dev/shm
dev/sda1              128016        46   127970   1% /boot
dev/mapper/vg_ydhl01-lv_home
                     6291456     10604  6280852   1% /home
dev/mapper/vg_ydhl01-lv_ora
                     6553600   6553600        0 100% /oracle
dev/sdx1            201326592        74 201326518   1% /backup
dev/sdy1            201326592        34 201326558   1% /backup2
ydhl01:oragrid:/oracle/11.2.0/grid/gridbase/diag/asm/+asm/+ASM1/trace]$
```

图 3-2-2 inode 已用完(IFree 为 0)

到底是哪个目录下的文件占用了这么多索引节点? 小 L 编写了 shell 脚本在 /oracle 目录下使用 for 循环一层一层来查找。

```
for count in/oracle/*;
do:
    echo $count;
    find $count |wc-l|sort-nr;
done
```

遍历执行后,可以看到的是 /oracle/11.2.0/grid 目录下的文件非常多,小 L 继续排查 /oracle/11.2.0/grid 目录下的文件,找到了罪魁祸首:/oracle/11.2.0/grid/gridhome1/rdbms/ 目录产生了 6 470 934 个审计文件(该文件系统的最大 inode 数为 6 553 600 个),如图 3-2-3 所示。

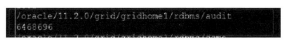

图 3-2-3 audit 目录下 inode 文件数量

小 L 先将部分 aud 文件移动到了 /home 目录,释放 /oracle 目录的 inode 后,数据库集群和业务的使用马上恢复正常,用户可以正常登录到数据库。

凡事都要打破砂锅问到底的小 L 决定继续寻找原因,为什么会在 /oracle/11.2.0/grid/gridhome1/rdbms/ 目录下生成这么多 aud(审计文件)呢? 随着对该异常现象进行排查,发现这是 Oracle 数据库的一个 bug,官方文档中记录了该 bug 的详细信息:《ug 29821582-After GI Installation Many Audit Files Are Created Under〈GI home〉/rdbms/audit(文档 ID 29821582.8)》,文档说明了 GIHOME 的 rdbms/audit 会产生非常多又很小的 aud 文件,实际上这些文件并没有什么作用(图 3-2-4)。

在 Oracle20c 的版本以下都会受到影响,包括医院在使用的 Oracle11gR2 也会受到影响。遗憾的是,官方目前还没有提供受影响版本的补丁修复,因此只能通过部署 crontab 定时任务,执行 shell 脚本来删除 audit 目录下的文件来释放 inode。

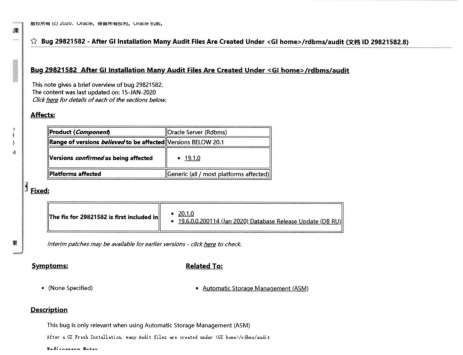

图 3-2-4　文档 ID 29821582.8

【案例总结】

1. 在管理 Oracle 数据库时,需要注意系统资源的限制,及时处理异常情况,避免影响业务的正常运行,如数据库数据文件空间、归档日志空间、Oracle 根目录空间以及 Linux 操作系统根目录空间、文件系统 inode 数量、打开文件数限制、登录用户的最大用户进程数限制等。

2. 在分析数据库异常问题时,需要综合通过数据库、操作系统层面的异常错误信息,才能更快地分析出故障问题点。

案例 3

启用数据库审核跟踪配置造成数据库服务关闭

【案例概述】

案例关键词:SQL Server　等保测评安全　C2 审核跟踪　磁盘空间满

医院信息化安全是医院信息系统保持正常稳定运行的基础保障,为了更好地保证医院信息安全,各级医院都会定期开展信息安全等级保护工作,针对医院的核心系统进行等保建设整改,但等保整改内容如果稍微不留意,往往有可能影响医院的业务系统性能或者直接导致系统故障。

【案例还原】

某医院近期刚完成信息系统等级保护测评以及整改工作,但整改工作完成之后不久,有一天晚上医院 HIS 就出现了整体故障,无法运行,前台程序报错信息如图 3-3-1 所示。

[DBNETLIB][ConnectionOpen (Connect()).]SQL Server 不存在或拒绝访问。

图 3-3-1　前台程序报错信息

在接收到业务科室报障以后,小 L 就针对报错信息进行排查,从程序的报错信息判断是程序无法连接数据库。首先排查网络问题,小 L 从客户端到中间层服务器,中间层服务器到数据库服务器的网络都进行了网络连通(通过 ping 命令)测试,均没有丢包或中断的问题。

进一步对数据库服务器排查发现,SQL Server 的服务停止了,为了尽快恢复业务,小 L 将 SQL Server 服务重新启动,启动以后 HIS 能正常运行。同时小 L 对数据库服务器进行进一步排查,发现数据库文件存放目录的磁盘空间几乎全部消耗,打开目录发现有大量的命名为 audittrace****.trc 的日志文件,如图 3-3-2 所示。当下小 L 判断应该是磁盘空间不足引起数据库服务自动停止,进而导致 HIS 无法连接到数据库;小 L 随即删除产生的日志文件,再启动数据库服务,此时 HIS 恢复正常运行,但是 audittrace 的日志文件仍然一直在产生,磁盘空间消耗的速度很快。

audittrace20191210173606.trc	2019/12/10 17:37	SQL Server Pro...	1,024 KB
audittrace20191210173754_2.trc	2019/12/11 9:46	SQL Server Pro...	204,800 KB
audittrace20191210173754_3.trc	2019/12/11 15:12	SQL Server Pro...	204,800 KB
audi ttrace20191210173754_4.trc	2019/12/11 20:31	SQL Server Pro...	204,800 KB
audittrace20191210173754_5.trc	2019/12/12 2:26	SQL Server Pro...	204,800 KB
audi ttrace20191210173754_6.trc	2019/12/12 8:31	SQL Server Pro...	204,800 KB
audi ttrace20191210173754_7.trc	2019/12/12 13:52	SQL Server Pro...	204,800 KB
audi ttrace20191210173754_8.trc	2019/12/12 16:01	SQL Server Pro...	44,273KB
audi ttrace20191214104220.trc	2019/12/14 15:35	SQL Server Pro...	204,800 KB
audittrace20191214104220_1.trc	2019/12/14 21:06	SQL Server Pro...	162,599 KB
audittrace20191216093253.trc	2019/12/16 15:04	SQL Server Pro...	204,800 KB
audittrace20191216093253_1.trc	2019/12/16 20:50	SQL Server Pro...	204,800 KB
audittrace20191216093253_2.trc	2019/12/17 3:19	SQL Server Pro...	204,800 KB
audittrace20191216093253_3.trc	2019/12/17 8:36	SQL Server Pro...	183,296 KB
audittrace20191217083729.trc	2019/12/17 14:13	SQL Server Pro...	204,800 KB
audittrace20191217083729_1.trc	2019/12/17 19:14	SQL Server Pro...	204,800 KB
audittrace20191217083729_2.trc	2019/12/18 0:08	SQL Server Pro...	204,800 KB
audittrace20191217083729_3.trc	2019/12/18 1:29	SQL Server Pro...	204,800 KB
audittrace20191217083729_4.trc	2019/12/18 4:43	SQL Server Pro...	204,800 KB
audittrace20191217083729_5.trc	2019/12/18 9:50	SQL Server Pro...	204,800 KB
audittrace20191217083729_6.trc	2019/12/18 14:21	SQL Server Pro...	204,800 KB
audittrace20191217083729_7.trc	2019/12/18 19:43	SQL Server Pro...	204,800 KB
audittrace20191217083729_9.trc	2019/12/19 5:17	SQL Server Pro...	105,817 KB

图 3-3-2　**audittrace****.trc** 的日志文件

数据库目录下大量命名为 audittrace****.trc 的日志文件是如何产生的？小 L 翻查了近期的运维记录,发现在近期进行等保整改的时候对数据库进行了一些配置调整,其中"启用 C2 审核跟踪"(是一种用于监视数据库中的更改和访问的安全功能,可以更好地追踪和审计数据库操作)(图 3-3-3)的操作引起了小 L 的注意。通过对微软文档的查阅,了解到"启用 C2 审核跟踪"是产生这些日志文件的问题所在,一般情况,数据库是不启用这个选项的,如果开启该选项,相当于对数据库有一个全面的跟踪记录,但是它同时伴随一个缺点——对磁盘空间有要求,而且每当写跟踪文件发生任何错误时,就会自动关闭 SQLSERVER 服务。经过综合考虑,为保障系统正常运行,小 L 暂时将该配置关闭,再重启数据库服务,就不再产生该日志文件了,至此,问题得到解决,后续需要针对性系统论证如何再开启该配置的同时能确保系统的正常运行。

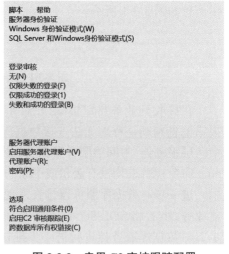

图 3-3-3　启用 C2 审核跟踪配置

【案例总结】

1. SQL Server 的 C2 审核模式将大量事件信息保存在日志文件中,在实例的默认数据目录中生成多个 200M 大小命名为 audittrace****.trc 的日志文件。此过程将继续下去,如果保存日志的数据目录空间不足,SQL Server 将自行关闭。

2. 在进行系统配置的运维过程中,保存完整的运维记录能有效提高故障排除效率。

3. 应构建系统运维监控平台,针对服务器,特别是数据库服务器磁盘进行监控,设置预警阈值,可以有效地在故障产生之前排除问题,避免出现大的系统故障。

案例 4

数据库监听不定期重启故障处理

【案例概述】

案例关键词:Oracle　监听器　大页面内存管理

本案例介绍了小 L 经历的 Oracle 监听不定期重启问题。看似简单的 Oracle 数据库"ORA-12541:TNS 无监听程序"报错,小 L 参考了 Oracle 官方建议方法操作,竟然折腾了三次才成功,如果不注意本身原有配置环境将带来意想不到的"坑"。

【案例还原】

某天上午 10 点多,正值业务高峰期,信息科电话此起彼伏并且各业务报障群信息不断。大家查看报障截图,清晰地写着"ORA-12541:TNS 无监听程序",如图 3-4-1 所示。

```
Oct 18 08:58:04 hisdb2 sshd[31438]: dispatch_protocol_error: type 52 seq 4 [preauth]
Oct 18 08:58:04 hisdb2 sshd[31438]: dispatch_protocol_error: type 90 seq 6 [preauth]
Oct 18 08:58:06 hisdb2 sshd[31438]: Connection closed by 172.18.25.48 port 56540 [preauth]
Oct 19 01:55:35 hisdb2 sshd[23223]: Accepted password for zhongyiyuan from 172.18.100.65 port 35786 ssh2
Oct 19 08:13:02 hisdb2 kernel: tnslsnr[31751]: segfault at 0000000000000018 rip 0000003181a70485 rsp 00007fff362]
2be0 error 4
Oct 19 08:19:49 hisdb2 sshd[32411]: Accepted password for zhongyiyuan from 172.18.25.39 port 54064 ssh2
[root@hisdb2 log]# 
```

图 3-4-1　数据库监听报错

基本可以定位是数据库监听的问题,同事纷纷向小 L 投来求救的目光。小 L 后台查询服务器监听进程异常退出报错,尝试重启监听没成功,最后只能使出"必杀技"——重启服务器。经领导同意后,小 L 重启服务器,业务恢复正常。

小 L 为了根本解决此问题,于是打开 Oracle 官方网站寻求答案。很快查询到数据库监听程序报错(tnslsnr segfault error 4)的解决方案。官方提供了三种解决方法:第一种解决方法是增加服务器的物理内存;第二种解决方法是下载补丁包修复;第三种解决方法是采用大页面(Linux HugePages)内存管理机制,替代目前的内存管理机制。根据先易后难的维护思路,小 L 采取了第一种解决方法,增加内存和启用 Linux HugePages,于是根据医院实际情况把 Oracle

116

的内存全局区域（SGA）值由 20G 调整到 40G（命令为：alter system set sga_target=40G　scope=spfile），同时开启 linux 系统的 Hugepage 内存管理机制。

小 L 本以为在 Oracle 数据库官方网站官方文档的指引下可以从根本上解决这次监听不定期重启的问题，可事与愿违，次日上午 11 点监听进程仍异常退出，并且带来了新问题——服务器自动重启。整个门诊业务系统无法连接数据库，门诊医生、收费、药房等部门通过各种途径报障。在这种紧张的氛围中，小 L 只能等待服务器自行启动，同时赶紧联系运维公司排查原因并还原昨天的配置。

为了彻底解决问题，小 L 和数据库维护工程师商定后向领导报告情况，决定一并实施官网的第二和第三种解决方法。敲定晚上 10 点业务量少的时间配置数据库大页面，并更新最新数据库补丁。操作之前所有配置提前备份并做好回退方案。接下来就按部就班执行如下命令。

第一步：启用大页，命令如下。

```
1. 配置 huge page
修改 vm.nr_hugepages 参数
#vi/etc/sysctl.conf
vm.nr_hugepages = 20480
2. 轮流重启数据库服务器
su-oracle
sqlplus/as sysdba
shutdown immediate
3. 服务器重启后，打开数据库
su-oracle
sqlplus/as sysdba
startup
4. 检查 huge page 是否生效
#grep HugePages/proc/meminfo
```

第二步：安装 6139856 补丁命令

```
1. cd/u01
cp-r app app_bak
2. 升级 OPatch
unzip p6880880_102000_Linux-x86-64.zip-d $ORACLE_HOME
3. 关闭节点 1 数据库
su-oracle
sqlplus/as sysdba
```

```
shutdown immediate
4. 节点 1 数据库安装补丁
unzip p6139856_10204_Linux-x86-64.zip
cd 6139856
opatch rollback-id 6139856
5. 启动节点 1 数据库
su-oracle
sqlplus/as sysdba
startup
6. 检查节点 1 补丁结果
$ORACLE_HOME/OPatch/opatch lsinv
```

实施后本以为故障已彻底解决,不料第二天早上 7:20 挂号处报障系统无法登录,查看报障截图仍是 "ORA-12541:TNS 无监听程序",小 L 不甘心再次查看后台日志,经认真分析两个数据库实例都在 07:00 开始有大量跟踪(trace)日志和报错产生。

```
Sun Nov 28 07:00:48 2021
Trace dumping is performing id=[cdmp_20211128070048]
Sun Nov 28 07:00:50 2021
Trace dumping is performing id=[cdmp_20211128070050]
……
```

小 L 真纳闷大清早的也没什么业务,哪来那么多跟踪日志? 是否有数据库定时任务执行? 带着疑问,小 L 查看了数据库服务器定时任务作业(crontab),命令如下。

```
[root@hisdb1 log]#crontab-l
0 7 ***/app/script/drop_caches.sh
0 2 ***su-oracle "-c/app/script/del_arch.sh"
#0 3 ***su-oracle "-c/rman/rman_backup.sh"
[root@hisdb2 ~]#crontab-l
0 7 ***/app/script/drop_caches.sh
*/30 ****/var/log/getlog.sh
55 23 ***/var/log/datalog.sh
[root@hisdb1 ~]#cat/app/script/drop_caches.sh
```

两台数据库服务器都配置有在早上 07:00 强制刷新内存缓存的定时任务(drop_caches)。小 L 查看故障现象和相关日志(0 7***/app/script/drop_caches.

sh),脚本内容如下。

```
[root@hisdb1 ~]#cat/app/script/drop_caches.sh
sync
echo 3 >/proc/sys/vm/drop_caches
echo 1 >/proc/sys/vm/drop_caches
```

在 Oracle 官方文档 "ORA-600[KGHLKREM1]On Linux Using Parameter drop_cache On hugepages Configuration(Doc ID 1070812.1)"解释为:当系统启用定时释放缓存(drop_caches)任务时,启用大页面内存机制,它们两个工作机制冲突,因为 drop_caches 是要释放内存,而 hugepage 是守住内存。解决方法是要么关闭 drop_cache 任务,要么升级 linux 内核到 2.6.18-194.0.0.0.4.EL5,小 L 查看服务器内核版本为 2.6.18-194.el5。

不符合升级服务器内核,但考虑到目前已配置大页面,内存的使用和分配比较稳定,于是不再从 OS 层强制释放内存,而是把 drop_caches 的定时任务停掉。由于这次监听问题处理过三次了,小 L 不敢松懈,接下来一周一直跟进运行情况,再无此类问题出现,监听不定期重启的问题总算是告一段落了。

【案例总结】

1. 更新配置应充分论证调整的参数可能带来的影响及与现有的设置是否冲突。比如案例中启用定时 drop_caches 任务,并且启用大页面,两种机制会产生冲突。

2. 随着时间及业务量的增长,数据库也在增长,在数据库巡检时应该考虑将会话连接数纳入巡检范围,最好每年进行横向对比。

案例 5

数据库重启后处于正在恢复状态

【案例概述】

关键词：SQLServer　强制重启　事务日志　数据库恢复

很多情况下，特别是以 Windows 为基础环境的，当遇到紧急故障的时候，为了快速恢复业务，系统管理员会选择直接重启数据库服务或者操作系统。通常在强制重启数据库时，数据库需要进行恢复。本次遇到的故障，系统管理员一如既往地重启了系统，殊不知，原本是为了快速恢复业务，却一直卡在了恢复界面，导致 DBA 无从干预，只能干等。

【案例还原】

在某天中午，小 L 准备午休，一个电话让小 L 瞬间没有了困意。电话那头描述了大概情况，医院信息科系统管理员对住院 SQLServer 服务进行了重启，服务正常启动，如图 3-5-1 所示，通过 SSMS 工具登录实例后，发现数据库处于正在恢复的状态，此时客户的电话已经被打爆了，核心的数据库均无法查询和访问。

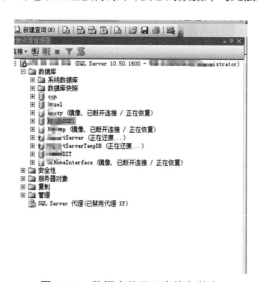

图 3-5-1　数据库处于正在恢复状态

120

随后小 L 登录环境检查,通过以下语句检查数据库的等待事件。

```
SELECT    spid,
          blocked,
DB_NAME(sp.dbid) AS DBName,
program_name,
          waitresource,
          sp.waittime,
          sp.stmt_start,
          lastwaittype,
          sp.loginame,
          sp.Status,
          sp.hostname,
          a.[Text] AS [TextData],
SUBSTRING(A.text,sp.stmt_start/2,
(CASEWHEN sp.stmt_end =-1 THENDATALENGTH(A.text) ELSE sp.stmt_end
END-sp.stmt_start)/2) AS [current_cmd]
FROMsys.sysprocessesAS sp OUTERAPPLYsys.dm_exec_sql_text(sp.sql_handle) AS A
WHERE     spid > 50 and lastwaittype='HADR_SYNC_COMMIT'
ORDERBY blocked DESC,DB_NAME(sp.dbid) ASC,a.[text];
```

查询结果如图 3-5-2 所示,其中 STARTUP 的等待事件为 PREEMPTIVE_
OS_WRITEFILEGATHER。

status	command	blocking_session_id	wat_type	wat_time
background	BRKR TASK	0	BROKEN_TRANSMITTER	2063335
sleeping	TASK MANAGER	0	NULL	0
background	DB STARTUP	0	PREEMPTIVE_OS_WRITEFILEGATHER	2060411
running	SELECT	0	NULL	0

图 3-5-2　等待事件为 PREEMPTIVE_OS_WRITEFILEGATHER

根据数据库原理,数据库在重启后 SQLServer 需要读取事务日志文件恢
复操作,且通过资源管理器中磁盘 IO 排序,该事务日志每秒读操作最高达到
了 200M/s。此时,系统管理员以及 DBA 在知道故障原因的情况下没有容灾
系统,也无法手工干预,只能静静等待恢复完成(图 3-5-3)。

在等待恢复的过程中,小 L 对恢复过程进一步复盘,检查数据库的事
务日志备份发现,数据库每天都做事务日志的备份,并且通过 dbcc sqlperf
(logspace)命令检查事务日志使用率也才不到 5%,也就是说日志截断是正常
的。理论上来说,恢复过程应该很快。小 L 接着检查了事务日志的大小发现,
该日志已经达到了 150G,结合资源管理器 IO 情况,明白了不论日志是否截断,

SQLServer 再次恢复的时候还是会读取整个日志文件,毕竟该事务日志文件空间已经被分配了,只是数据页中没有数据而已。

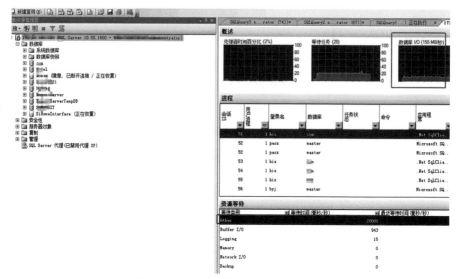

图 3-5-3　数据库恢复过程中 I/O 情况

原本应该快速恢复的故障,却消耗了长达 1 小时的恢复时间。经过此次教训,小 L 对 SQLServer 日志文件机制认识更加深入了。

【案例总结】

1. 尽量避免 SQLServer 数据库事务日志无限制增大,定期对事务日志备份进行截断,检查日志备份是否成功。

2. 留意事务日志过大的情况,定时对事务日志进行收缩,可有效减少异常重启后的恢复时间。

3. 将事务日志文件的自动增长由默认的百分比调整为固定大小,避免事务日志文件执行的自动增长占用过多空间。

4. 核心系统应搭建完整的容灾架构,可以让运维人员在束手无策的情况下多一种解决方案。

案例 6

误操作文件属组命令导致数据库异常

【案例概述】

案例关键词:Oracle chown 命令 文件属组改变 RAC

在 Linux 操作系统中 chown 是一种十分常见的命令,其作用是将指定文件的拥有者改为指定的用户或组。本次案例将介绍因误操作 chown 命令导致根目录下的 oracle 文件的拥有者发生改变,从而导致 centos7.6 下 oracle 11.2.0.4 版本的实时应用集群(real application cluster,RAC)故障的案例。

【案例还原】

某日下午信息科接到临床科室电话报障,360 全息视图无法打开,提示"无法连接数据库"。在接到报障电话之后,小 L 立即使用数据库连接工具测试数据库能否正常连接,经过测试答案是否定的。随后小 L 又立即登录数据库操作系统,发现数据中心数据库及群集均已经自动关闭,尝试重新启动却依旧报错。经检查发现,根目录下所有文件和目录的属组均被改变,其中正常的文件和目录属组如图 3-6-1A 所示,被修改的文件和目录属组如图 3-6-1B 所示。

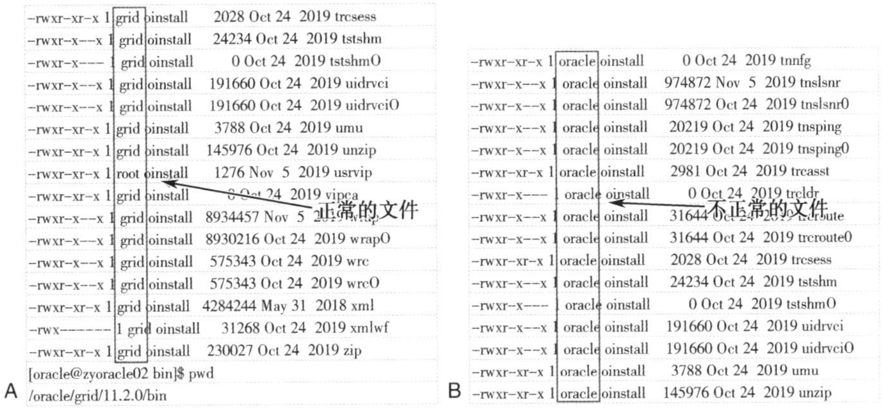

图 3-6-1 文件和目录属组

A. 正常的文件和目录属组;B. 被修改的文件和目录属组

123

在确认数据库故障问题的根源之后,小 L 联系负责业务系统的同事小 A,了解当天下午业务更新情况,原来当天下午负责数据中心数据同步处理的同事小 B 根据业务需求新建数据同步任务。小 L 在安全监察系统里复现了小 B 的整个操作过程,在小 B 输入命令 "chown-R oracle：oinstall cd..",窗口在等待数分钟之后便出现了绿色闪烁的光标,与照数据库异常日志出现的时间和命令执行之后的时间是一致的,确认了权限改变的确是由这条命令引起。安全监察系统审计记录如图 3-6-2 所示。

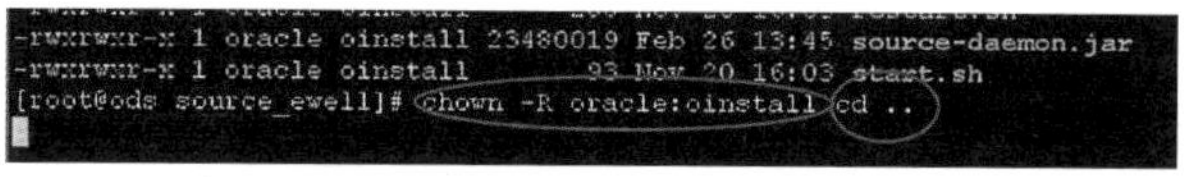

图 3-6-2　安全监察系统审查记录

故障已经生成,小 L 联系了几位资深的 oracle 数据库工程师,讨论如何应对这个问题,总结了几个解决方案。方案 A：对照同架构的 oracle 集群系统,重新修改文件的组属。方案 B：在确认数据文件没有被修改的前提下重新安装集群软件,利用默认安装恢复文件权限。方案 C：恢复备份数据库并花大量时间重新建立数据中心数据同步任务。在请示科室主任之后确定先尝试方案 A,若长时间无法恢复,再执行方案 B。经过 1 小时左右的努力,采用以下几个处理步骤,数据库终于恢复了正常。处理步骤如下。

1. 停止节点 1 数据库实例　由于无法执行 "srvctl stop instance-d orcl-i orcl1",所以直接采用 kill-9 结束 pmon 进程。

2. 停止 Oracle 数据库集成文件系统和卷管理器(automatic storage management,ASM)实例　由于无法正常停止,执行了 kill-9 pid of ASM_smon_+ASM1。

3. 停止集群就绪服务(cluster ready service,CRS)　命令为 kill-9 pid of/oracle/grid/CRS_1/bin/CRSd.bin reboot。

4. 恢复目录权限　在另一台架构相同的数据库系统上获取文件及目录的权限：#getfacl-pR/〉backup.txt,将提取的权限文件 backup.txt 拷贝至故障的数据库操作系统上,修改 backup.txt 参数对应原故障设备(vi bakcup.txt：1,$s/rac2/rac1/g　回车：n,$s/rac2/rac1/g 替换第 n 行开始到最后一行中每一行所有 rac2 为 rac1),在节点 1 上恢复权限(切到 backup.txt 目录下)执行 #setfacl--restore=backup.txt。

5. 启动 CRS(cluster ready service)　CRSctl start CRS。

6. 启动数据库　srvctl start instance-d orcl-i orcl1。

【案例总结】

1. 数据备份非常重要,应建立应对不同故障场景的数据备份及恢复体系,当数据库因为某些原因造成部分或者全部数据丢失后,通过备份文件可以找回丢失的数据,挽回损失。

2. 建立并执行运维管理制度,无论高低风险的操作都应该在安全监察系统下进行,在对运维人员操作行为进行控制和审计的同时,对过程中误操作、违规操作导致的操作事故进行复现,精准定位问题并解决问题。

3. 任何环境,尤其是生产环境,都要注意命令的正确,特别是 chown-R 这种级联修改的操作,风险很大,建议禁止在运行的生产环境中执行。其他的高风险命令,如:rm-rf 也应特别注意。

4. 建议应用人员登录生产环境操作前,涉及权限修改或者删除操作的,应形成变更方案并通过审批后再进行操作。

案例 7

业务系统数据库容灾切换的"踩坑"和"填坑"

【案例概述】

案例关键词:Oracle 数据库 容灾切换 ARP缓存

数据安全、业务连续是每个运维人员的基本目标,容灾机制是保证实现上述目标的必要手段。但即使是成熟的、专业的容灾软件产品也难免在不同的生产环境下出现各种问题,经历"踩坑"、总结"填坑"的过程是一个DBA成长的必经之路,也是一个应急方案得以完善的必要过程!下面介绍一个Oracle数据库容灾切换的实战过程中遇到的问题及解决经验。

【案例还原】

根据医院核心业务系统的等保安全评级要求,需要对核心业务系统的数据库进行参数和功能模块升级,因为实施过程较长,业务又不允许长时间中断,所以小L决定采用对正式数据库(主库)进行容灾切换到备库后,再调整升级主库的方案。

实施前,厂家工程师小A和小L对主库和备库进行了检查,主要内容如下(表3-7-1)。

表 3-7-1 主库和备库检查表

	检查内容		检查情况	负责人
1	网络	确认生产库、容灾库、应用服务器网络情况(对应的策略开通情况)	正常	小L
2		三层网络需要确认 应用服务器到生产库和应用服务器中间经过的交换机是否可以正常登录	正常	小L
3	服务器	确认生产库、容灾库、应用服务器是否可以正常登录	正常	小L
4		确认生产库、容灾库、应用服务器空间	正常	小L
5		确认生产库、容灾库、应用服务器是否正常	正常	小L

续表

		检查内容	检查情况	负责人
6	数据库	确认数据库主、备库是否正常运行	正常	小 A
7		确认归档传输、同步是否正常	正常	小 A
8		确认主、库版本是否一致	一致	小 A
9		确认主机资源、存储是否满足	满足	小 A
10		确认主、备库对应的容灾参数是否合理、正常	正常	小 A
11		确认生产库备份是否正常	正常	小 L
12	应用	确认数据库与应用服务器连接中断后,网络恢复后,应用能否重连(是否需要手动重启应用服务器)	能	小 L
13		确认应用是否都使用 VIP 和 SCAN IP 连接数据库(PUBLIC IP 无法做 IP 漂移)	是	小 L
14		确定应用是否都使用 SERVICE NAME,主、备切换后使用 SID 连接数据的业务当前架构能否正常连接	正常	小 L

约定实施当天,到达约定时间后,小 A 在容灾平台开始执行切换操作。原计划 2~3 分钟内完成的主库关闭,却迟迟不能执行,如图 3-7-1 所示。

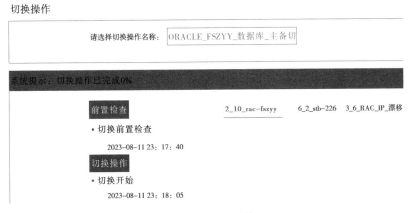

图 3-7-1 容灾平台切换界面

这时前台的业务已经连接不上了,已经启用临床应急措施。但切换第一步却超出了计划时间! 不能干等!

主库采用两节点的 Oracle RAC 架构。因此小 L 和小 A 登录主数据库节

127

点 1，执行 sql 语句。

［select c.sid，c.serial#，a.Oracle_username，a.os_user_name，b.object_name，a.locked_mode，c.sql_id

from v$locked_object a，dba_objects b，v$session c

where b.object_id = a.object_id and a.session_id = c.sid］来检查，发现主库中还长时间存在一些被锁的事务进程。通过这些 session 的 sql_id 查到 v$sql 视图的 sql_text 值内容，从中得到这些进程与在该时间段执行的大数据量处理的 job［JOB：903］有关，如图 3-7-2 所示。

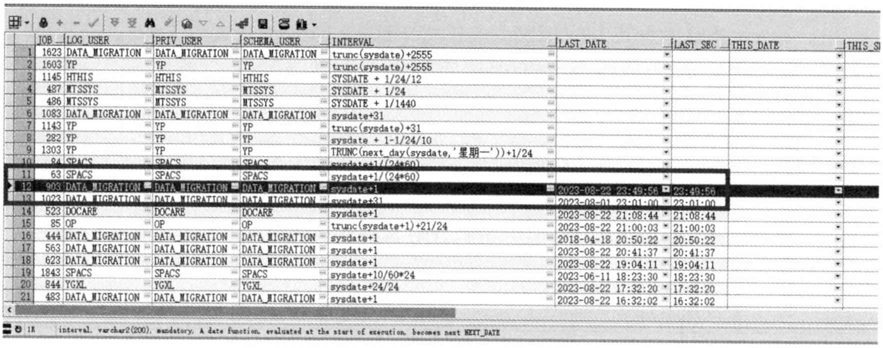

	JOB	LOG_USER	PRIV_USER	SCHEMA_USER	INTERVAL	LAST_DATE	LAST_SEC	THIS_DATE	THIS_S
1	1623	DATA_MIGRATION	DATA_MIGRATION	DATA_MIGRATION	trunc(sysdate)+2555				
2	1603	YP	YP	YP	trunc(sysdate)+2555				
3	1145	HTHIS	HTHIS	HTHIS	SYSDATE + 1/24/12				
4	487	MTSSYS	MTSSYS	MTSSYS	SYSDATE + 1/24				
5	486	MTSSYS	MTSSYS	MTSSYS	SYSDATE + 1/1440				
6	1083	DATA_MIGRATION	DATA_MIGRATION	DATA_MIGRATION	sysdate+31				
7	1143	YP	YP	YP	trunc(sysdate)+31				
8	282	YP	YP	YP	sysdate + 1-1/24/10				
9	1303	YP	YP	YP	TRUNC(next_day(sysdate,'星期一'))+1/24				
10	84	SPACS	SPACS	SPACS	sysdate+1/(24*60)				
11	63	SPACS	SPACS	SPACS	sysdate+1/(24*60)				
12	903	DATA_MIGRATION	DATA_MIGRATION	DATA_MIGRATION	sysdate+1	2023-08-22 23:49:56	23:49:56		
13	1023	DATA_MIGRATION	DATA_MIGRATION	DATA_MIGRATION	sysdate+31	2023-08-01 23:01:00	23:01:00		
14	523	DOCARE	DOCARE	DOCARE	sysdate+1	2023-08-22 21:08:44	21:08:44		
15	85	OP	OP	OP	trunc(sysdate+1)+21/24	2023-08-22 21:00:03	21:00:03		
16	444	DATA_MIGRATION	DATA_MIGRATION	DATA_MIGRATION	sysdate+1	2018-04-18 20:50:22	20:50:22		
17	563	DATA_MIGRATION	DATA_MIGRATION	DATA_MIGRATION	sysdate+1	2023-08-22 20:41:37	20:41:37		
18	623	DATA_MIGRATION	DATA_MIGRATION	DATA_MIGRATION	sysdate+1	2023-08-22 19:04:11	19:04:11		
19	1843	SPACS	SPACS	SPACS	sysdate+10/60*24	2023-06-11 18:23:30	18:23:30		
20	844	YGXL	YGXL	YGXL	sysdate+24/24	2023-08-22 17:32:20	17:32:20		
21	483	DATA_MIGRATION	DATA_MIGRATION	DATA_MIGRATION	sysdate+1	2023-08-22 16:32:02	16:32:02		

1R　interval, varchar2(200), mandatory, A date function, evaluated at the start of execution, becomes next NEXT_DATE

图 3-7-2　受影响相关 job

执行［select 'alter system kill session'''||sid||','||serial#||''';'from v$session］把数据库正在做的事务进程中断。中断不了的，用［select ‘kill-9'||spid from v$process where addr in（select paddr from v$session where saddr='XXXX'）］中断对应的系统进程，并中断应用服务器的网络服务，减少客户端连接发起的事务申请。

以上杀锁、停事务、杀进程命令，在节点 2 同样执行一遍。

至此，主库渐渐正常关闭，切换得以正常进行，如图 3-7-3 所示。

在平台监测到备库正常接管主库的 VIP 地址，服务正常接管。但此时，小 L 却接到负责蹲守前台临床一线的工程师的告知，临床客户端显示连接服务器服务失败，在 ping 服务器服务 VIP 测试时，显示 ping 不通。但 ping 备用主机 IP 是能 ping 通的，证明客户端连接备机的线路是没问题的。小 A 凭他的经验推测有可能是与交换机中的 ARP 缓存有关！ ARP 缓存是一种用于存储网络设备之间的 MAC 地址和 IP 地址映射关系的缓存。在网络通信中，当设备需要与其他设备通信时，会先查询 ARP 缓存中是否已经存在对应的 MAC 地址，如果存在，则可以直接发送数据包，否则需要进行 ARP 请求获取对应的 MAC 地址。但是，由于网络设备的动态变化，ARP 缓存中的映射关系也会发生变化。VIP 经切换机制漂移到备库主机上，旧的 ARP 缓存信息还记录着旧

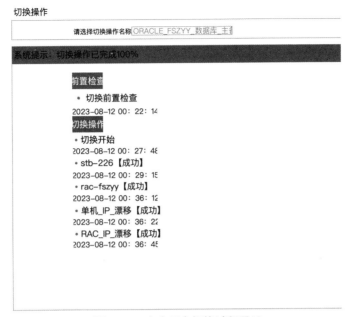

切换操作

请选择切换操作名称 ORACLE_FSZYY_数据库_主......

系统提示：切换操作已完成100%

前置检查
- 切换前置检查

2023-08-12 00: 22: 14

切换操作
- 切换开始

2023-08-12 00: 27: 48
- stb-226【成功】

2023-08-12 00: 29: 15
- rac-fszyy【成功】

2023-08-12 00: 36: 12
- 单机_IP_漂移【成功】

2023-08-12 00: 36: 22
- RAC_IP_漂移【成功】

2023-08-12 00: 36: 45

图 3-7-3　容灾平台切换过程显示

设备信息，所以客户端与服务器端网络数据包无法到达正确的新主机。在备库主机上执行［arping-I eno3-s 192.168.X.XXX　192.168.X.1-c 1］后，能正确的 ping 通 VIP 和 SCAN IP。小 L 通知一线工程师再次使用业务系统，一线工程师反馈业务系统能正常打开，临床恢复正常业务。

　　小 A 对主库进行调整工作后，按计划执行备库切换回主库的操作，有了上次的切换经验，这一次顺利地完成了切换过程。然而一线工程师却又报前台的部分客户端无法打开业务系统，提示 Oracle 连接有问题。小 L 远程连接上有报错的客户端，发现业务系统的 Oracle 连接配置文件，发现其中"SERVICE_NAME = zg"（zg 用于举例非实际用名称）如图 3-7-4 所示。zg 是 Oracle 自定义服务名。

```
(DESCRIPTION =
 (ADDRESS = (PROTOCOL = TCP)(HOST = <IP>)(PORT = 1521))
 (LOAD_BALANCE = yes)
 (CONNECT_DATA =
  (SERVER = DEDICATED)
  (SERVICE_NAME = zg)
  (FAILOVER_MODE =
   (TYPE = SELECT)
   (METHOD = BASIC)
   (RETRIES = 12)
   (DELAY = 5)
  )
 )
)
```

图 3-7-4　客户端配置文件内容

129

以 crs_stat 命令查询主库的服务状态,发现主库的自定义 zg 服务并没有启用,且以 Lsnrctl status 命令查看监听中也没有 zg 服务的信息。分析原因:备库是单机模式,主库是 rac 双机模式,切换时,需要手工启动对应的 zg 服务名的服务。以"srvctl stop service -d 〈数据库名〉"和"srvctl start service -d 〈数据库名〉"命令启动主库两个节点的所有服务。再以"srvctl status service -d 〈数据库名〉"查询,所有原主库自定义服务都正常启动。临床客户端业务系统恢复正常。具体过程如图 3-7-5~ 图 3-7-7 所示。

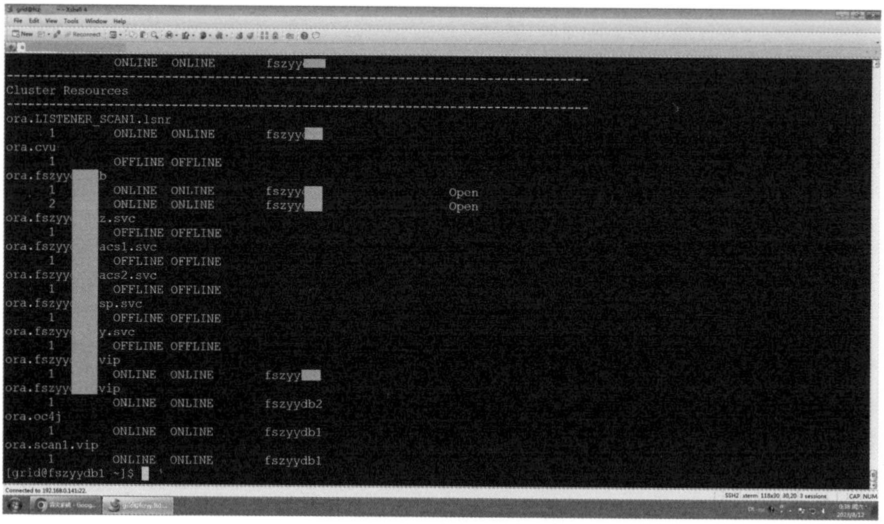

图 3-7-5　数据库服务启动异常

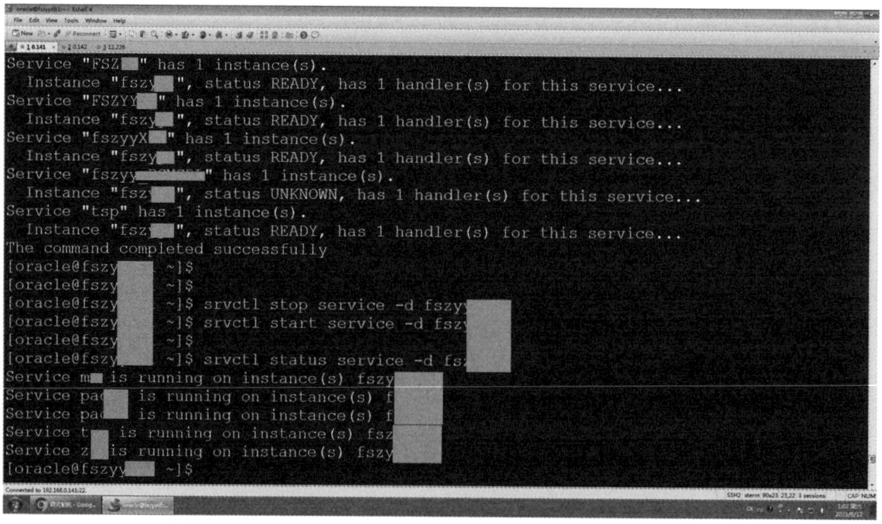

图 3-7-6　手工启动数据库服务

图 3-7-7　数据库服务正常启动

　　小 L 事后总结整个处理过程,把启动命令加到容灾平台 IP 漂移脚本内,让平台自动调度。考虑医院部分业务属于三层网络架构,切换 IP 后需要手动清理 ARP 缓存,也一并把这个操作形成脚本化命令批处理,避免后续出现类似问题。

【案例总结】

　　1. 核心业务的容灾机制建立的必要性,已经是行业内运维人员的共识。各个单位内的容灾产品各种各样。但无论采用何种容灾平台软件,先不论软件的优劣,且说部署时,实施者必须先深入了解生产环境,才能细化部署策略,才能更好地实现容灾目标。

　　2. 定期对容灾系统进行演练,只有通过演练才能知道真正出现问题时,整个系统和应急措施环节会遇到什么问题,从而优化措施和调整机制配置,达到运维人员的最终目标。

　　3. 容灾操作脚本化可有效提高容灾操作效率,但是需要细致分析每一步切换动作,避免自动化误操作。

第四章

安全设备类故障分析与处理

案例 1

防火墙入侵防护功能导致远程维护业务受影响

【案例概述】

案例关键词:虚拟专用网　传输文件　入侵防护

为了降低成本、及时处理故障,大多数医院会部署虚拟专用网(virtual private network,VPN)设备提供远程维护系统能力,工程师可通过登录医院的VPN 设备实现医院系统的文件传输等需求。这次小 L 遇到了登录 VPN 后文件传输缓慢的情况,经过排查最终发现是安全设备中防火墙的入侵防护系统(Intrusion Prevention System,IPS)功能缺陷所致,关闭该功能后,文件传输恢复正常速率。

【案例还原】

某天 15∶00 左右,小 L 接到系统运维员报障,反馈说最近使用 VPN 后出现传输文件(文件传输方式为远程桌面文件的复制、粘贴)速度变慢的问题。

于是,小 L 开始检查 VPN 设备状态,尝试复现故障情况,定位问题并处理。

小 L 首先测试了实际文件传输,尝试复现报障问题:分别在从互联网发起连接 VPN,以及直接在医院网络中(不连接 VPN)两种场景查看传输文件情况(图 4-1-1、图 4-1-2)。

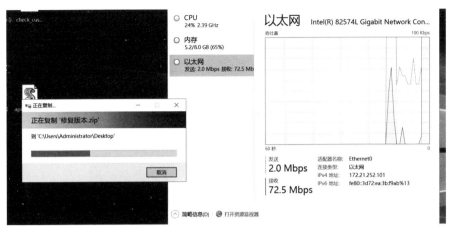

图 4-1-1　文件传输情况图(不连接 VPN)

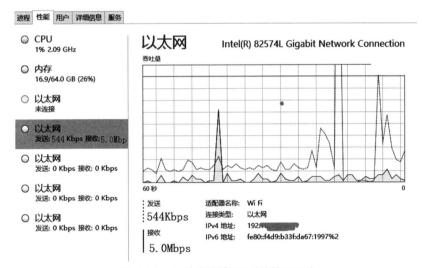

图 4-1-2　文件传输情况图(连接 VPN)

　　问题复现成功。小 L 发现在不连接 VPN 的时候传输文件速度正常,而连接 VPN 的时候传输文件速度会变慢。

　　小 L 随后简单检查网络连通性状态:同样在两种场景下对服务器的端口进行时延测试,发现两者都可以正常通信,且端口时延都很小。小 L 于是排除了服务器侧网络出现问题的情况,开始对网络环境进行深入排查(图 4-1-3、图 4-1-4)。

```
Probing              :60000/tcp - Port is open - time=36.053ms
Probing              :60000/tcp - Port is open - time=36.713ms
Control-C                                                          接vpn

Ping statistics for              60000
        116 probes sent.
        116 successful, 0 failed.  (0.00% fail)
Approximate trip times in milli-seconds:
        Minimum = 35.474ms, Maximum = 1039.586ms, Average = 46.158ms
```

图 4-1-3　端口时延（连接 VPN）图

```
Probing              60000/tcp - Port is open - time=1.004ms
Control-C

Ping statistics for              60000
        50 probes sent.
        50 successful, 0 failed.  (0.00% fail)
Approximate trip times in milli-seconds:
        Minimum = 0.724ms, Maximum = 19.680ms, Average = 3.177ms
```

图 4-1-4　端口时延（不连接 VPN）图

排查过程

1. 排查运营商线路　小 L 思考这可能与运营商线路有关,于是他就换了其他运营商连接 VPN 测试传输文件,发现在与医院互联网出口线路相同运营商的网络发起的 VPN,复制文件会稍微快些,但并不明显,而且过一会儿速率还是会降下来。

2. 排查 VPN 设备配置　小 L 怀疑是 VPN 的配置导致速率变慢。他尝试把边界防火墙（VPN 功能开启于边界防火墙）的"TCP MSSVPN"参数值降低进行测试,但优化效果不明显;他再三把防火墙的"TCP MSS VPN"参数值降低进行测试,优化效果依然不明显。

看来问题也不是在 VPN 设备本身配置上。这时,小 L 推测故障应该是互联网与边界防火墙之间网络路径的设备所致（图 4-1-5）。

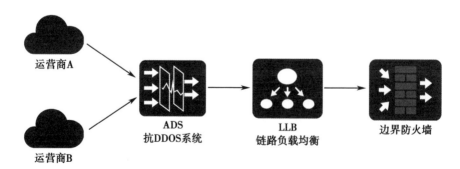

图 4-1-5　互联网出口网络边界示意图

小 L 把排障电脑临时直连在互联网出口交换机（于防火墙外部）,配置 VPN 内网口同网段连接 VPN,等于绕过了互联网出口边界部署的抗拒绝服务攻击系统(anti distributed denial of service,ADS)和链路负载均衡设备(link load balancer,LLB)等安全设备。此时发现复制文件的速度与不连接 VPN 时一样快,小 L 于是初步确定故障点可能是在 ADS 或者 LLB 设备。

3. 排查网络路径上的安全防护设备　小 L 进一步把排障电脑连接于医院网络最外层的 ADS 与稍靠内侧的 LLB 设备之间,即绕过 ADS 设备。发现在该位置测试复制文件的速度与连接 VPN 后测试的速度基本一致,另外 LLB 设备是旁路部署的,不会对流量进行限制。由此,小 L 暂时就排除了负载均衡设备的问题。

小 L 继续对 ADS 设备进行排查:ADS 的中央处理器、内存、连接数等基本指标均为正常值;然后将排障电脑的地址在 ADS 上进行加白测试,优化效果不明显。

4. 峰回路转

小 L 很困惑,已经把流量经过的设备都排除了,都没有定位到具体原因,就好像这个问题是凭空产生,无根无源一样。

这时候小 L 的同事说医院的电脑访问服务器传输文件也是最近变得很慢,以前并不会慢。小 L 突然想起前不久更新过防火墙的规则库,这会不会与防火墙安全策略有关? 于是小 L 立刻检查防火墙的安全策略,发现无论是哪个安全区域之间的策略都有勾选 IPS 功能。

小 L 尝试把 IPS 功能关闭,重新连接 VPN 测试传输文件,此时速度明显变快、变稳定了! 外网电脑对外网服务器下载文件的速度也变快了!

小 L 马上联系防火墙厂家现场分析防火墙问题,进一步确认连接 VPN 后传输文件速度变慢的问题。厂家提出解决方案,全局关闭防火墙 IPS 功能或者在安全策略中取消勾选 IPS 功能。

随后,厂家进一步定位问题所在:在连接 VPN 时传输文件,厂家分析应用层流量资源数据,发现数据包缓存(packet-buffer)可用资源相对较低,设备处理和转发该 buffer 里的数据包时,如果该 buffer 少于 30%,在大量情况下会出现丢包、卡顿、速率上不去等网络问题。厂家诊断为软件层面问题导致数据包缓存部分资源泄露,从而导致数据处理异常(图 4-1-6)。

5. 改进措施　厂家随后建议小 L 升级防火墙版本,或使用临时规避方案:关闭 IPS 等应用层防护功能。

小 L 先使用了临时方案,关闭了防火墙的部分应用防护功能,VPN 传输速度恢复正常,后续小 L 将防火墙版本升级后,彻底解决了该缺陷问题。

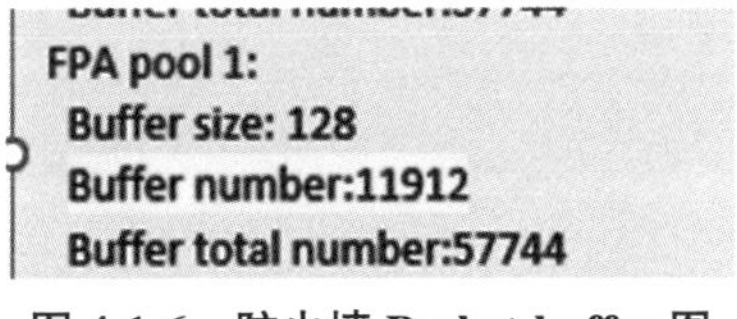

FPA pool 1:
Buffer size: 128
Buffer number:11912
Buffer total number:57744

图 4-1-6　防火墙 Packet-buffer 图

【案例总结】

1. 当问题出现时,需要及时明确故障现象,确定排障的整体思路。

2. 在排查问题时多采用对比法,排除其他设备的因素可以更好地定位问题。

3. 在出现故障的时候,多回顾之前的变更操作有助于更好地定位问题。

案例 2

防火墙双机版本升级遭遇"隐藏"问题

【案例概述】

案例关键词:防火墙　QoS

升级设备系统版本对于解决旧版本问题、使用新功能是必要的,即便做了万全的准备,但有时设备版本升级后可能出现一些不可预见的新问题,使排障工作变得非常困难。下面介绍一个防火墙版本升级后触发了"隐藏"问题导致业务故障的案例。

【案例还原】

由于前段时间开始精细化出口防火墙策略,小 L 需要配置基于互联网域名的访问控制,但现防火墙版本不支持域名系统(domain name system,DNS)解析嗅探功能,无法精准记录服务器的 DNS 请求和解析结果用于匹配策略,因此小 L 计划升级出口双机防火墙的系统版本以支持该功能。

由于防火墙版本升级的跨度比较大,新版本和现版本无法进行高可用性(high availability,HA)同步,因此小 L 提前做足了准备,包括联系厂家获取推荐版本升级包、了解新版本特性功能和已知问题、制订双机升级方案和应急回退步骤、测试方案等。双机升级方案大致步骤如下。

1. 升级前　备份双机配置,同步双机会话;检查设备状态和存储空间,上传新版本升级包;检查现网业务,准备测试地址。

2. 升级备机　拔出备机的业务线和心跳线,升级备机,重启后检查备机状态、版本、授权、配置等是否正常,对比升级前后的配置是否有不一致。

3. 切换主备　插回备机业务线,同步拔出主机业务线,手动让升级版本后的备机切换为主机,检查业务是否正常。手动通过拔线切换防火墙预计会丢几个包。

4. 升级主机　升级原主机,重启后检查原主机状态、版本、授权、配置等是否正常,对比升级前后的配置是否有不一致。

5. 重组双机　确认正常后接回双机心跳线,检查双机状态是否正常,若正常,同步会话和配置。

6. 切换主备　重新接回原主机业务线,检查接口状态和设备状态是否正常,通过命令切换主备状态再次进行双机切换测试,验证双机状态及业务是否正常。命令行切换防火墙预计不丢包或者只丢 1~2 个包。

第一次切换

小 L 按照准备好的升级步骤有条不紊地完成到第 2 步备机的离线升级后,验证升级后的备机状态和配置都正常,信心满满地准备进行第 3 步手工双机切换。小 L 在终端 ping（packet internet groper,一种因特网包探索命令）防火墙接口地址、服务器区和互联网区测试 IP,"开始拔线切换!",切换后意料之中所有测试 IP 都开始丢包了。小 L 刚开始还比较镇定,手工切换肯定要比命令切换丢包多,小 L 心想。

但随着丢包数越来越多,所有测试 IP 已经连续丢包超过 10 个以上了,小 L 开始觉得不对劲儿了,有些慌了神,一时间竟不知道应该如何入手排查。为避免继续影响业务,小 L 决定先回退再仔细找原因。手工重新插回原来线路后,业务很快恢复正常。

第二次切换

小 L 再次检查了升级后备机的配置和状态都正常,但为什么 ping 不通?难道是上下行设备的问题?小 L 整理了一下思绪,那就逐段排查吧,刚才测试连防火墙的接口地址都访问不通,那就先从核心交换机到防火墙这一段开始。

如果核心 ping 防火墙接口都不通,那是不是切换后核心没有更新防火墙接口的 ARP?小 L 检查核心交换机配置,果然发现了端倪!原来核心交换机配置静态绑定了两台防火墙接口 IP 的地址解析协议（address resolution protocol,ARP）,而这个系列防火墙双机切换后接口的介质访问控制（media access control,MAC）地址是会变的（主设备的接口 MAC 会与虚拟地址的 MAC 保持一致,图 4-2-1）。

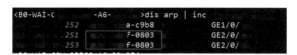

图 4-2-1　主设备接口 MAC 与虚拟地址 MAC 保持一致

于是小 L 取消了核心交换机上对防火墙接口地址的 ARP 静态绑定配置,也检查了其他上下行设备的配置无异常后,再次进行了防火墙手工主备切换。这次切换后防火墙的接口地址果然很快 ping 通了,但是服务器区和互联网区的地址依然一直 ping 不通!小 L 使用 tracert 命令到防火墙就没有下一步了,这就非常奇怪了,小 L 继续尝试在核心交换机 ping 防火墙,其他非直连接口地址也不通!路由是没有问题的,小 L 见状赶紧应急回退了。

问题分析

小 L 立即制订了分析测试方案,使用两台电脑分别接到离线的备机核心区接口和服务器区接口,配置对应区域的 IP 和网关,在开放了相关策略后,首先测试两端分别 ping 防火墙接口地址是否正常。测试都是正常的。然后两台电脑分别 ping 对方 IP,发现 ping 不通!问题重现!检查两台电脑和防火墙的路由、策略均无异常,开启防火墙策略日志记录发现所有发起向其他区域的 ping 包已经放行,但均没有回包日志。这时小 L 已定位是防火墙问题。

小 L 拨打了方案中准备好的厂家电话求助,厂家远程检查配置、状态、收集诊断日志后,确认问题的确存在,但分析无果,这个故障现象不属于这个版本的已知问题清单,需要提交二线继续分析。小 L 表示非常无奈,不知道要等到何时,如果今晚无法定位问题,就要全部回退了。

在等待厂家回复的同时,小 L 开始思考是不是升级后某些功能特性有影响?于是小 L 尝试逐个功能模块进行排除,包括全局关闭防病毒模块、入侵检测模块、攻击防御模块、应用识别模块、QoS 模块等。功夫不负有心人,奇迹真的出现了!当小 L 关闭了 QoS 功能后,两台测试电脑 ping 通了(图 4-2-2)!

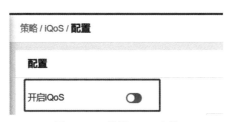

图 4-2-2　关闭 QoS 功能

小 L 把现象反馈给厂家远程测试验证,的确存在 QoS 功能影响跨区域访问的问题,进一步测试发现原有默认 QoS 通道是启用的,QoS 模式是监控,当模式设置为整形或管制后,故障会消除,证实了是新版本中 QoS 模块的监控模式影响跨区域业务访问。正常来说,监控模式只会记录匹配这个 QoS 通道的流量,不会进行拦截或阻断动作。

后续处理

关闭 QoS 功能后,小 L 使用电脑模拟测试了各个安全域之间的访问,结果均正常,尝试进行第三次切换后,业务仅丢 3 个包就恢复了,小 L 再次测试了各个重要业务均访问正常,检查防火墙状态也正常。

小 L 按照厂家的指引收集了设备日志信息,供二线进一步分析和确认新版本 QoS 的问题,最后研发的答复有点儿颠覆小 L 的认知:确认 QoS 监控模式存在问题,是这个版本的已知问题但未公布,会在下一个版本修复。小 L 明明查询过这个版本公布的已知问题列表不存在这个问题,难道已有的问题还分可以公布的和不可以公布的? 这真是坑啊。

为避免新版本还有其他未知的问题影响业务,小 L 决定先不升级另一台防火墙,观察业务使用 3 天无异常后再升级另一台,发现影响问题立即回退到另一台旧版本防火墙。最终观察无异常,小 L 顺利把另一台防火墙升级后重新组回双机状态。

【案例总结】

1. 变更方案必须做好应急回退的步骤,升级前要了解升级版本的已知问题,也要准备发生未知问题的应急回退措施。

2. 设备版本升级、双机切换前要检查上下行设备的配置,确保上下行设备的 ARP 端口状态可及时更新。

3. 备机离线升级后要先模拟生产环境进行测试,避免发生主备切换后业务不通的情况。

4. 若设备版本升级跨度较大,建议先进行单台升级,承载业务流量观察几天无异常后再升级另一台设备,避免升级版本有隐藏问题。

案例 3

服务器安全参数加固后的隐患

【案例概述】

案例关键词:服务器故障　logintimes 参数　拒绝登录服务　环境变量

随着互联网的迅猛发展,服务器安全问题日益突出。服务器安全加固是保护服务器免受恶意攻击和数据泄露的重要手段,通过对操作系统的安全加固,可以大大减少操作系统存在的安全漏洞,降低漏洞被利用的机会,减少可能存在的安全风险。小 L 最近就经历了一起因遗留的系统配置问题引起系统故障案例,排查过程错综复杂,最后综合多方面因素分析才得以明确故障原因。

【案例还原】

由于需要进行每周的例行数据中心巡检,小 L 在周五检查服务器时发现登录不了 HIS 小机 2 节点(密码是正确的);在运维监控平台上看到所有服务器资源都是正常的,业务也正常;由于 HIS 采用 ORACLE RAC 数据库群集架构,于是登录 1 节点查看群集状态正常,2 节点实例是 ONLINE 状态,通过 PLSQL 工具连接 2 节点数据库实例正常,正常客户端会话连接资源消耗也正常。但是小 H 就是不能通过 SSH 连接 HIS 2 节点进行管理,即使通过 HIS 1 节点通过节点互信 SSH 也不能连接到 HIS 2 节点。于是小 L 进机房通过物理机控制台尝试连接管理界面,还是拒绝访问。小 L 感觉这次可能是服务器操作系统配置被改动过,再次询问了所有同事看看有没有谁进行了密码修改等操作,特别是网络安全组,最近他们在进行主机网络安全加固,于是为他们开通了临时运维服务器权限,有权限登录 HIS 服务进行管理。小 L 通过堡垒机运维日志检查发现昨天刚好网络安全组小 H 进行了 HIS 2 节点安全加固,但并没更改操作系统密码,只是进行了一般的安全加固操作,且在其他服务器上也是正常加固,并没什么影响。小 L 在堡垒机上对昨天小 H 的操作日志进行视频回放,发现他把操作系统的 /etc/security/user 做了修改——logintimes=3,如图 4-3-1 所示。logintimes 参数是限定登录操作系统的时间,也就是只能在周三才能登录操作系统;今天周五,肯定是登录不了的,除非是周三登录才可以。

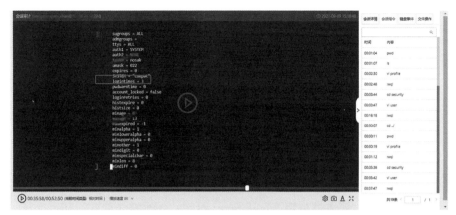

图 4-3-1　运维监控操作视频回放

　　由于数据库是正常的,但是存在故障隐患,为了不影响业务,小 L 打算等到周三时再登录服务器进行参数修改。在恢复期间,小 L 加大监控力度,并作出万一有问题直接进入小机操作系统运维模式进行维护操作的方案。小 L 在周六、周一、周二尝试登录都以失败告终。

　　等到周三时,小 L 再次尝试登录系统,本以为可以正常登录,却再次遭到拒绝,难道还有其他什么问题吗? 由于时间已经过了差不多一周,小 L 决定在晚上重启 HIS 2 节点进入运维模式管理。在 HIS 1 节点 ORACLE 数据库群集上把所有进入 HIS 2 节点的会话和服务全部迁移到 HIS 1 节点实例上,然后重启,在进入小机运维模式后马上查看 /etc/security/user 配置文件发现其实 logintimes 改的是 Sunday,也就是只允许周日才可以登录。可能是没把小 H 的操作日志视频全部看完,后面保存时小 H 可能把 3 修改成 Sunday 了,如图 4-3-2 所示。

```
# lsuser "ALL"
root id=0 pgrp=system groups=system,bin,sys,security,cron,audit,lp,idsldap home=/ shell=/usr/bin/ksh a
lasses=general login=true su=true rlogin=true daemon=true admin=true sugroups=ALL admgroups=asmoper,asm
dba,asmadmin,oinstall tpath=nosak ttys=ALL expires=0 auth1=SYSTEM auth2=NONE umask=22 registry=files SY
=compat logintimes=sunday loginretries=0 pwdwarntime=0 account_locked=false minage=0 maxage=0 maxexpire
minalpha=0 minloweralpha=0 minupperalpha=0 minother=0 mindigit=0 minspecialchar=0 mindiff=0 maxrepeats
inlen=0 histexpire=0 histsize=0 pwdchecks= dictionlist= default_roles= fsize=-1 cpu=-1 data=-1 stack=-1
e=-1 rss=-1 nofiles=-1 time_last_login=1632067167 time_last_unsuccessful_login=1632373848 tty_last_logi
ev/pts/1 tty_last_unsuccessful_login=ssh host_last_login=10.168.153.103 host_last_unsuccessful_login=10
.153.103 unsuccessful_login_count=18406 roles=
daemon id=1 pgrp=staff groups=staff home=/etc login=true su=true rlogin=true daemon=true admin=true su
s=ALL admgroups= tpath=nosak ttys=ALL expires=0101000070 auth1=SYSTEM auth2=NONE umask=22 registry=file
STEM=compat logintimes=sunday loginretries=0 pwdwarntime=0 account_locked=false minage=0 maxage=0 maxer
d=-1 minalpha=0 minloweralpha=0 minupperalpha=0 minother=0 mindigit=0 minspecialchar=0 mindiff=0 maxrep
=8 minlen=0 histexpire=0 histsize=0 pwdchecks= dictionlist= default_roles= fsize=-1 cpu=-1 data=-1 stac
core=-1 rss=-1 nofiles=-1 roles=
bin id=2 pgrp=bin groups=bin,sys,adm home=/bin login=true su=true rlogin=true daemon=true admin=true s
ps=ALL admgroups= tpath=nosak ttys=ALL expires=0101000070 auth1=SYSTEM auth2=NONE umask=22 registry=fil
YSTEM=compat logintimes=sunday loginretries=0 pwdwarntime=0 account_locked=false minage=0 maxage=0 maxe
ed=-1 minalpha=0 minloweralpha=0 minupperalpha=0 minother=0 mindigit=0 minspecialchar=0 mindiff=0 maxrep
s=8 minlen=0 histexpire=0 histsize=0 pwdchecks= dictionlist= default_roles= fsize=-1 cpu=-1 data=-1 st
```

图 4-3-2　进服务器运维模式查看 /etc/security/user

最后,小 L 把 logintimes 这个参数设置为空,重启服务器后已经可以正常登录操作系统了。之后小 L 把服务恢复到 2 节点上,故障问题解决,如图 4-3-3 所示。

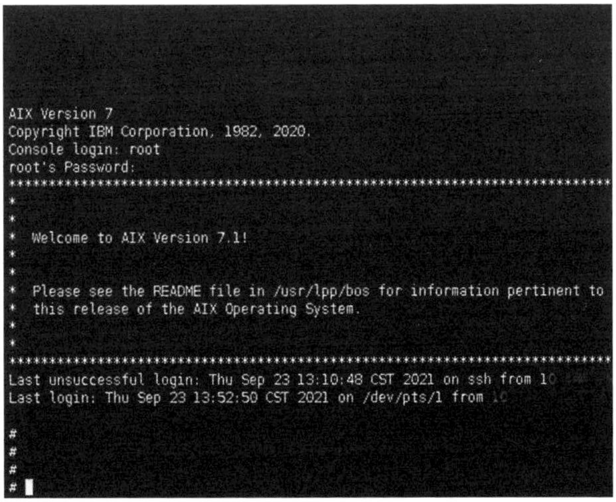

图 4-3-3　正常恢复登录 HIS 2 节点

【案例总结】

1. 构建核心设备参数更改审核、告知制度,应预先编制操作文本,通过审核后方可操作。

2. 核心操作应通过堡垒机等可监控、可回溯的工具执行。

案例 4

服务器主机防护系统误配置导致大量业务异常

【案例概述】

案例关键词:误配置　全局策略　主机防护

服务器主机防护系统可以帮助系统管理员对服务器进行安全防护,包括病毒拦截、入侵防护、网站信誉过滤、恶意行为阻断、微隔离等,但由于防护系统是部署在服务器主机或串接到服务器区,配置策略或变更都要十分谨慎,不然反而会大面积拦截正常业务。小 L 就经历了一次较严重的失误,配置测试策略的时候误配置了全局模板策略,导致大量服务器端口被阻断,严重影响业务,排查后小 L 把全局模板策略回退才恢复正常。

【案例还原】

年关将至,上级部门要求各单位加强网络安全风险隐患排查,强化安全防护水平,于是小 L 开展对医院网络安全设备的巡检和全面加固配置工作。最近医院刚部署了服务器主机安全防护系统,小 L 登录管理后台打算先对一台 Windows 测试服务器执行安全防护策略修改,看看有哪些可以加强防护的地方。

小 L 对测试服务器的安全防护策略修改后不久,科室陆续接到电话报障检验系统无法正常使用,起初大家都以为是检验系统出故障了,系统管理员准备登录检验系统服务器发现无法远程,虽然检验系统服务器 ping 得通,但是远程桌面端口和业务端口都不通了。过一会儿,有科室陆续报障部分系统无法正常使用。小 L 心想,我刚才只是对一台测试服务器的安全防护策略做了修改,应该不会引起其他系统故障吧? 小 L 开始有些慌了,他关闭了刚才那台测试服务器的安全防护策略,结果还是未通,于是小 L 开始配合系统管理员和服务器管理员分析排查其他问题。

首先,小 L 检查网络层面,通过 ping 命令测试并对网络设备的运行状态和网络设备日志进行逐一检查,未发现网络异常,报障系统的服务器 IP 都可以 ping 通(图 4-4-1),但是测试业务端口和远程桌面端口都不通(如图 4-4-2),初步排除网络设备问题。随后,小 L 在服务器区防火墙新建一条临时策略置顶放行访问检验服务器的所有端口测试,仍然是端口不通,初步排除防火墙策略问题。

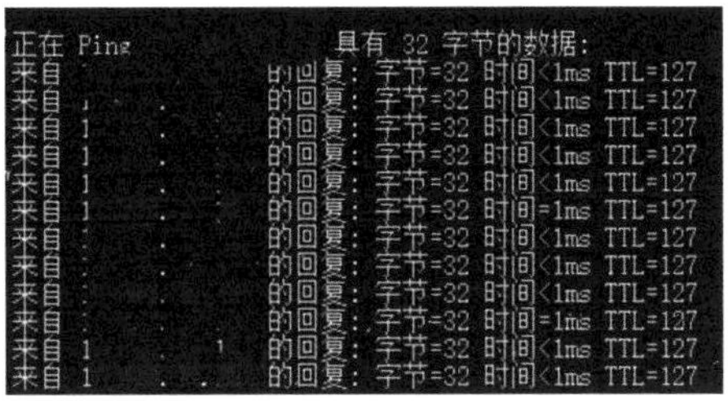

图 4-4-1　ping 测服务器正常

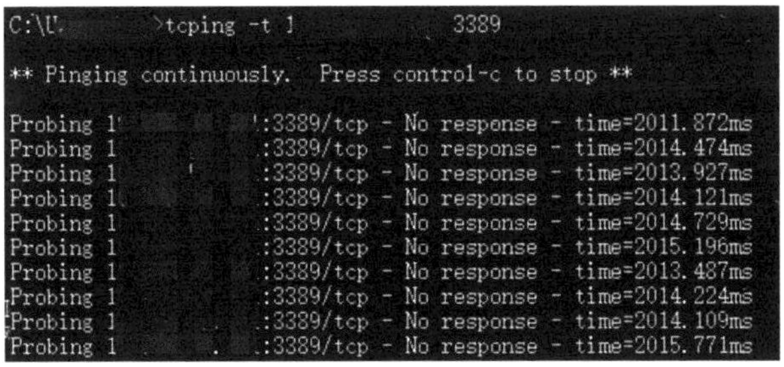

图 4-4-2　测试服务器端口不通

　　在主机层面排查,服务器管理员通过虚拟化管理后台可登录检验系统服务器,检查服务器主机状态和业务系统服务运行情况。经检查服务器 CPU 和内存使用率均不高,业务系统服务正常开启,业务端口在本机可以被正常访问,排除服务器及应用服务异常。为进一步确认端口状态,尝试登录同网段其他服务器测试访问检验服务器业务端口,这样不经过网络防火墙发现端口也不通,进一步排除网络防火墙问题。那只剩下主机安全层面的问题了。

　　在安全层面排查,小 L 同步检查态势感知等安全设备未发现相关服务的攻击日志或异常告警。继续检查其他安全设备日志,当检查到日志审计系统时,小 L 发现故障时段部分服务器的主机安全防护系统有过策略变更的日志,小 L 这才意识到,难道我刚才不只对测试服务器变更了安全防护策略? 于是小 L 继续对服务器主机防护系统的后台日志进行深入分析排查,但由于对系统不够熟悉,需要请厂家远程协助分析,最终厂家分析发现主机防护系统上所有 Windows 服务器的软件防火墙模块在故障时段被激活启用了,接管了主机本地防火墙的功能,默认所有传输控制协议(transmission control protocol,TCP)端口被禁用,导致安装了主机防护系统的 Windows 服务器业务中断。

厂家马上关闭 Windows 服务器策略上的防火墙模块,业务系统陆续恢复正常。

　　为什么小 L 只是修改了测试服务器的安全防护策略,会导致所有 Windows 服务器的安全防护策略都受到了影响? 厂家工程师继续分析后发现,原来是小 L 在修改测试服务器策略的时候点击了该服务器引用的 Windows 策略模板,之后小 L 修改的是 Windows 策略模板内的内容,而不单是测试服务器一个策略(图 4-4-3),所以主机防护系统内所有引用了 Windows 策略模板的服务器都会受到影响,而刚好医院使用 Windows 系统的核心业务是检验系统,所以首先大面积报障的是检验系统,随后陆续有其他系统报障。这些业务服务器的共性都是 Windows 操作系统,并且都安装了主机防护系统。

级别	信息
事件ID	352
事件	已更新策略
目标	Windows通用策略
事件起源	管理中心
操作者	MasterAdmin
管理中心	X.X.X.X
描述	
执行更新后,进行了以下更改:	
父策略已从"Windows"更改为"Windows Server 2012"。	
更新完成后,目标具有以下属性:	
名称:Windows通用策略	
父策略:Windows Server 2012	
描述:	
防恶意软件:关闭,无配置	
Web信誉:已继承	
接口类型:单个	
防火墙:已继承	
入侵防御:阻止	
完整性监控:未经授权	
日志审查:未经授权	
应用程序控制:未经授权	

图 4-4-3　Windows 策略模板被误配置

【案例总结】

　　1. 核心业务、设备变更必须要有严格审批的流程和制度,制订详细的变更方案并经过主管、主任审批复核后才能申请变更窗口进行变更,就算管理员认为是和业务无关的变更,都有可能产生意外后果导致大面积影响。

　　2. 新系统、新设备上线后,一定要对相关维护人员做好培训,做好产品操作指引文档,不熟悉产品的人员不能授权操作。

　　3. 安全防护重在常态化,定期开展安全隐患排查和安全巡检,日常主动提升安全防护水平,制订计划性安全加固方案,避免在重保时期、重大检查前才仓促开展安全防护排查工作。

4. 故障排查应该首先确定故障发生时间是否做过变更以及变更内容,重点排查变更的设备或系统配置,尝试回退或排除该变更因素的影响。另外,要整理报障现象、系统的共性,通过共性分析提高故障定位效率。

案例 5

内网感染病毒导致业务系统卡顿

【案例概述】

案例关键词:网闸　病毒　内外网隔离　永恒之石

随着信息化发展,网络与数据安全压力也越来越大,不法分子通过病毒勒索对医院造成严重损失的案例层出不穷。小 L 经历了一次因为病毒而造成的业务系统卡顿,幸亏处置及时得当,没有造成太大损失。

【案例还原】

某日小 L 发现,某重要对外应用发生网络丢包、应用卡顿、响应延迟高等情况。

通过排查,对故障进行重现,小 L 发现当应用无须调用内网数据时,不会发生网络丢包、应用卡顿、响应延迟高等现象;如果直接访问内网应用,也不会发生网络丢包、应用卡顿、响应延迟高等现象。检查安全设备状态时,发现网闸 CPU 出现长时间 100% 现象;登录外网防病毒管理控制台,安全日志没有明显异常内容;登录内网防病毒管理控制台后发现大量主机威胁的拦截日志,存在大量病毒事件,如图 4-5-1 所示。进一步检查后发现,内网部分主机病毒库没有及时更新,导致部分主机成为感染源机器。医院信息化系统为内外网隔离架构,内外网通过网闸进行隔离,内网"永恒之石"及其变种病毒传播使网闸性能下降,导致涉及要调用内网数据的外网应用都发生丢包、卡顿、高延迟等现象。

确认为"永恒之石"及其变种病毒后,通过查询威胁情报库可知,"永恒之石"病毒利用 Windows 操作系统的安全漏洞,通过 Windows 使用网络通讯 SMB 协议 445 端口进行传播,并感染受害主机,如图 4-5-2 所示。服务器一旦感染该病毒,将自动与远程服务器建立通信连接,自动下载相关漏洞利用工具,进而感染其他主机。因该病毒可避开沙盒技术检测,隐蔽性强,极易扩散,可远程控制感染主机,危害极大。使用威胁侦测设备进行威胁源头定位,根据溯源结果进行主机隔离动作,分析主机威胁类型后进行内网安全防护策略更新,修复主机防护盲区,启动主机防护深度包检测功能,阻断对应漏洞攻击。

日期时间	受感染的文件	恶意软件	计算机
2020年1月2日	C:\Windows\System32\DistribusoniEt	H₃CKTOO1XMLCVE20170143AcO	WNOLHR3H
2020年1月2日	C:\Windows\System32\DstibuonElmalb	HaCXTOO4XMLCVE20170143.Aco	WNOLHR3H
2020年1月2日	C:\Windows\System32\Distribuonleta	TROJLEQUATEDJ	WNOLHR3H
2020年1月2日	C:\Windows\System32\DibuontbCon-2	TROJ EQUAIEDJ	WNOLHR3H
2020年1月2日	C:\Windows\System32\DisnibuAonetch	TROJ EQUAIEDJ	WNOLHR3H
2020年1月2日	C:\Windows\System32\DsibuomchCom O	TROJ EQUAIEDJ	WNOLHR3H
2020年1月2日	C:\Windows\System32\Distribusoniet	TROJ EQUAIEDJ	WNOLHR3H
2020年1月2日	C:\Windows\System32\rDisiibugocesc	TrOjnWn32 EQUATED. LZCWO	WNOLHR3H
2020年1月2日	C:\Windows\System32\etwonDistnibud	TrOjan Wn32 EQUATED. LZCWR	WNOLHR3H
2020年1月2日	C:\Windows\System32\kDisinbudoaidm	TrOjnWn32 EQUATED. LZCWO	WNOLHR3H
2020年1月2日	C:\Windows\System32\Disiibuson'an-	TrOjan. Wn32 EQUATED. LZCWR	WNOLHR3H
2020年1月2日	C:\Windows\System32\Distributonhcn	TROJ EQUATED J	WNOLHR3H
2020年1月2日	C:\Windows\System32\Desributon' cnh	TrOjnWn32 EQUATED. LZCWO	WNOLHR3H
2020年1月2日	C:\Windows\System32\Distributonhcn	TrOjnWn32 EQUATED J	WNOLHR3H
2020年1月2日	C:\Windows\System32\Dstibutonhadhd	TrOjnWn32 EQUATED. LZCWO	WNOLHR3H
2020年1月2日	C:\PerfLogs\opt23258732@Gmail.com	CoinminetWn64.TOOLCMR SMA	WNOLHR3H
2020年1月2日	C:\PerfLogs\atw23678934@Gmail.com	CoinminetWn64.TOOLCMR SMA	WNOLHR3H
2020年1月2日	C:\PerfLogs\opt24567433@Gmail.com	CoinminetWn64.TOOLCMR SMA	WNOLHR3H
2020年1月2日	C:\PerfLogs\wat76789382@Gmail.com	CoinminetWn64.TOOLCMR SMA	WNOLHR3H
2020年1月2日	C:\PerfLogs\yty80554672@Gmail.com	CoinminetWn64.TOOLCMR SMA	WNOLHR3H

图 4-5-1 防病毒管理控制台检测日志

1	日期/时	检	检测类~	威胁描述	源IP	目标IP	协议	文件名	目标共享	BOT命	目标端口	ece_严重	攻击 阶	恶意软	事件 子	常见_威胁 系列	参考	H
60	#######	高	漏洞利用	MS17-010 - Remote Code Execution - SMB (Request)			SMB		445		1074 IPC$	8 关键	横向移动	Exploit	Generic	METASPLOIT	MS17-010	
61	#######	高	漏洞利用	MS17-010 - Remote Code Execution - SMB (Request)			SMB		445		1074 IPC$	8 关键	横向移动	Exploit	Generic	METASPLOIT	MS17-010	
64	#######	高	漏洞利用	MS17-010 - Remote Code Execution - SMB (Request)			SMB		445		1074 IPC$	8 关键	横向移动	Exploit	Generic	METASPLOIT	MS17-010	
66	#######	高	漏洞利用	MS17-010 - Remote Code Execution - SMB (Request)			SMB		445		1074 IPC$	8 关键	横向移动	Exploit	Generic	METASPLOIT	MS17-010	
80	#######	中	可疑行为	Possible NOP sled			SMB	\spoolss	445			4 主要	横向移动	ShellCode				
81	#######	中	可疑行为	Possible NOP sled			SMB	\spoolss	445			4 主要	横向移动	ShellCode				
83	#######	中	可疑行为	Possible NOP sled			SMB	\spoolss	445			4 主要	横向移动	ShellCode				
84	#######	中	可疑行为	Possible NOP sled			SMB	\spoolss	445			4 主要	横向移动	ShellCode				
85	#######	中	可疑行为	Possible NOP sled			SMB	\spoolss	445			4 主要	横向移动	ShellCode				
86	#######	中	可疑行为	Possible NOP sled			SMB	\spoolss	445			4 主要	横向移动	ShellCode				
87	#######	中	可疑行为	Possible NOP sled			SMB	\spoolss	445			4 主要	横向移动	ShellCode				
88	#######	中	可疑行为	Possible NOP sled			SMB	\spoolss	445			4 主要	横向移动	ShellCode				
99	#######	中	可疑行为	Possible NOP sled			SMB	\spoolss	445			4 主要	横向移动	ShellCode				
171	#######	高	漏洞利用	MS17-010 - Remote Code Execution - SMB (Request)			SMB		445		1074 IPC$	8 关键	横向移动	Exploit	Generic	METASPLOIT	MS17-010	
172	#######	高	漏洞利用	MS17-010 - Remote Code Execution - SMB (Request)			SMB		445		1074 IPC$	8 关键	横向移动	Exploit	Generic	METASPLOIT	MS17-010	
175	#######	高	漏洞利用	MS17-010 - Remote Code Execution - SMB (Request)			SMB		445		1074 IPC$	8 关键	横向移动	Exploit	Generic	METASPLOIT	MS17-010	
177	#######	高	漏洞利用	MS17-010 - Remote Code Execution - SMB (Request)			SMB		445		1074 IPC$	8 关键	横向移动	Exploit	Generic	METASPLOIT	MS17-010	
257	#######	高	漏洞利用	MS17-010 - Remote Code Execution - SMB (Request)			SMB		445		1074 IPC$	8 关键	横向移动	Exploit	Generic	METASPLOIT	MS17-010	
259	#######	高	漏洞利用	MS17-010 - Remote Code Execution - SMB (Request)			SMB		445		1074 IPC$	8 关键	横向移动	Exploit	Generic	METASPLOIT	MS17-010	

图 4-5-2 威胁侦测设备日志

【案例总结】

本次病毒是针对 SMB 网络资源分享通讯协议的漏洞,由于"永恒之石"利用的也是 WannaCry 所用的漏洞,因此信息安全管理员都应趁"永恒之石"还未出现危险行为之前快速更新修补系统。对于像 WannaCry 及"永恒之石"这样的恶意程序,应该未雨绸缪,防患于未然,具体措施如下。

1. 禁用 SMB 协议。

2. 及时更新系统补丁。

3. 使用防火墙阻止 445 端口的连接,或者使用进 / 出站规则阻止 445 端口的连接。

4. 不要随意打开陌生的文件。

5. 安装杀毒软件,及时更新病毒库。

案例 6
使用破解软件导致主机感染远程控制型木马

【案例概述】

案例关键词:破解软件　远程控制型木马

医院信息系统时刻面临着病毒感染和黑客入侵的威胁。网络安全管理员除了要采取日常的防护措施外,还应提前准备好应急措施,并具备相关知识储备。在面对网络安全事件时,要保持冷静,及时控制事件的影响范围。这次,小 L 通过清除恶意文件、关闭恶意进程、更新系统补丁和修改密码等措施,妥善有效地解决了医院电脑主机被植入远程控制型木马的安全事件。

【案例还原】

小 L 在某日巡检时突然收到告警信息,告知网络安全监控发现陆续有 12 台主机疑似被植入远程控制型木马,且这些主机在态势感知系统上显示为失陷状态,触发的高危告警多达数十万条。小 L 意识到,自己管理的网络可能被黑客利用了!

"远程控制型木马"可以远程控制目标计算机进行实时或非实时交互性访问,并可以下发相应的指令触发恶意软件的功能,也能获取目标的各种数据,其交互性是双向的(可从木马的控制端或被控制端主动发起)。该木马如需要通信,首先要建立传输通道,常见的传输通道构建需要通过 IP 地址、端口、第三方网站地址实现。

小 L 没有慌乱,马上采取了有效的应急处置措施。

1. 马上对这些主机进行逻辑和物理上的断网　在交换机上关闭接口,在主机端拔掉网线。根据小 L 对木马的了解,一般木马都具有感染性,因此要优先断开木马的传染路径(图 4-6-1、图 4-6-2)。

2. 检索安全设备日志　发现有详细违规行为日志(尝试与恶意域名 y.szmr.org 进行通信),随即对相关主机执行病毒查杀(图 4-6-3、图 4-6-4)。

3. 网络和进程排查　使用 netstat-ano 命令查看网络是否有可疑的链接,并关联相关的进程。

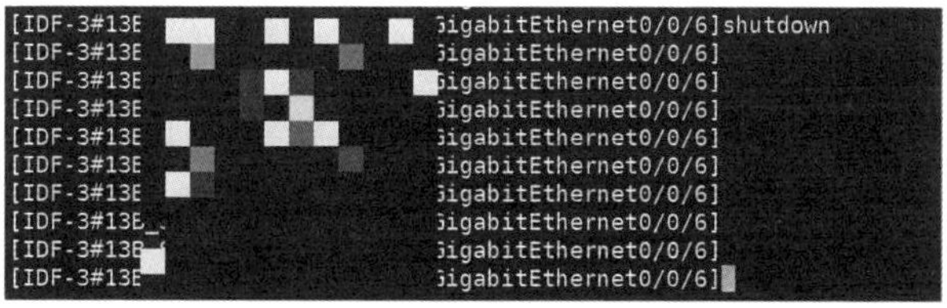

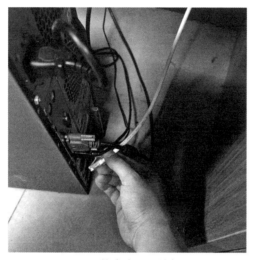

图 4-6-1　交换机关闭接口操作图

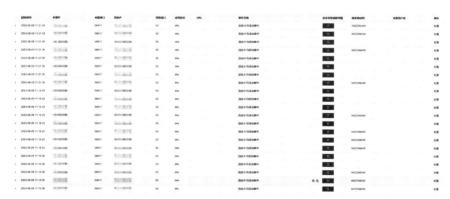

图 4-6-2　拔出主机网线操作图

图 4-6-3　告警日志列表图

　　但小 L 并没有看到一些可疑的网络连接会话,推测应该是主机发起的 DNS 解析请求没有得到回应,因而没有能成功建立会话连接(图 4-6-5)。

举证			
基本信息			
攻击者:y.szmrorg	流会话ID:1513980371637695	原始ID列表:2941804867148185664	事件ID:6249107322259720923
威胁情报	y.szmrorg		
置信度:高	情报类型: C&C地址		
危险等级:高	情报子类：木马类恶意文件回连		
第三方链接：VirusTotal 安恒情报分析 whois			

图 4-6-4 告警日志详情图

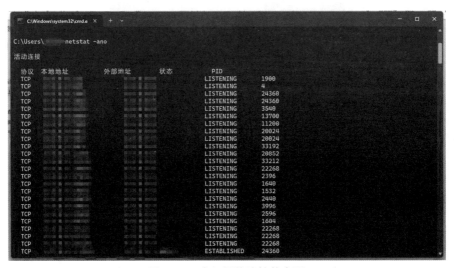

图 4-6-5 主机网络连接状态图

4. 用户排查 查看是否有可疑的用户。使用 net user 命令,或者在【控制面板】中打开【用户账户】窗口→选择【用户账户】,并无异常(图 4-6-6)。

5. 启动项排查 查看目录是否有可疑的启动项,位置为 C:\ProgramData\Microsoft\Windows\Start Menu\Programs\StartUp(图 4-6-7)。

6. 计划任务排查 打开【计算机管理】→【系统工具】→【任务计划程序】→【任务计划程序库】选项,或者使用 taskschd.msc 命令,可以查看是否有可疑的任务计划的名称、状态、触发器等信息(图 4-6-8)。

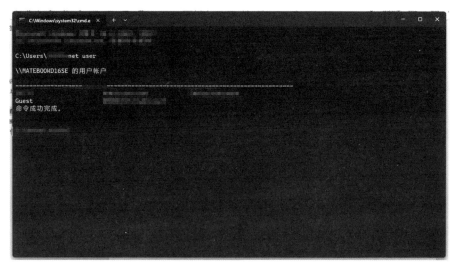

图 4-6-6　主机用户信息图

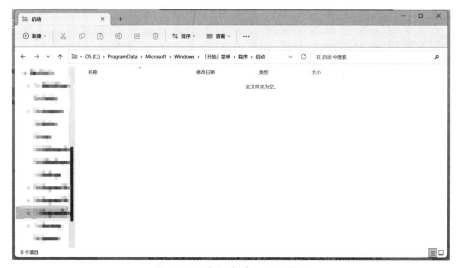

图 4-6-7　主机启动项目目录图

7. 服务排查　打开【控制面板】→【系统和安全】→【Windows 工具】打开新的窗口→【服务】,或者使用 services.msc 命令,便可打开服务窗口,查看是否有可疑的服务项,包括服务的名称、描述、状态等(图 4-6-9)。

8. Windows 日志排查　右击【我的电脑】→选择【管理】→选中【事件查看器】,或者使用 eventvwr 命令,排查以下日志内容。

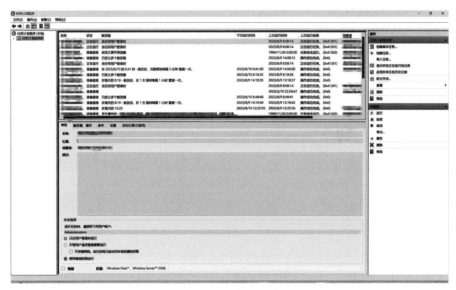

图 4-6-8　主机启动项目目录图

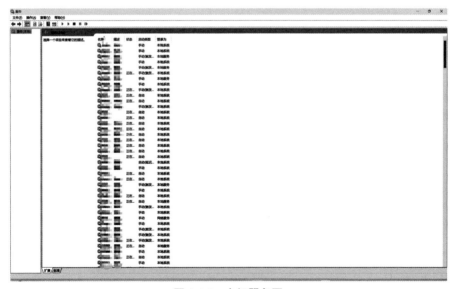

图 4-6-9　主机服务图

（1）系统日志：记录系统中各种驱动程序在运行中出现的重大问题、操作系统的多种组件在运行中出现的重大问题及应用软件在运行中出现的重大问题等。

(2)应用程序日志:记录操作系统组件产生的事件,主要包括驱动程序、系统组件和应用软件的崩溃及数据。

(3)安全性日志:主要记录了各种与安全相关的事件。构成该日志的内容主要包括:各种登录与退出系统的成功或不成功的信息、特权使用、账号管理、策略变更等各类日志内容。这里小 L 主要排查是否在非工作时间出现 4624 或 4625 的日志。

(4)系统监视器(Sysmon)日志:小 L 在相关主机安装 Sysmon 监控工具,并从这个日志工具里排查到了访问那个恶意域名的程序(图 4-6-10)。

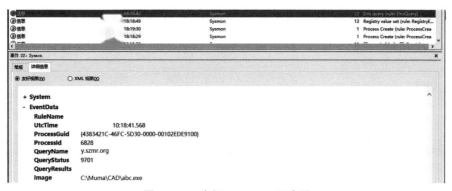

图 4-6-10　主机 Windows 日志图

根据日志可以发现,该请求 y.szmr.org 的文件和路径为 C:\Muma\CAD\abc.exe。小 L 随即检查了该程序,确定为某破解版软件。

9. 查看内存、CPU 和网络使用率　最后,小 L 查看 CPU、内存和网络使用情况,观察是否有其他影响主机性能的情况:按下 Ctrl+Alt+Delete 组合键,然后在弹出的界面中选择"任务管理器",也可以使用快捷键 Ctrl+Shift+Esc 直接打开任务管理器,或者使用 taskmgr 命令打开任务管理器,查看内存和 CPU 是否异常。后续小 L 并没有发现主机有性能异常(图 4-6-11~图 4-6-13)。

10. 对该主机进行处理　经咨询,该软件为单位工作人员在非正规官网下载的,小 L 随即对该软件进行卸载,对该主机进行密码修改,确保符合密码复杂度,并更新最新系统补丁。后续把该主机视为重点监测对象,观察是否还有同样告警。

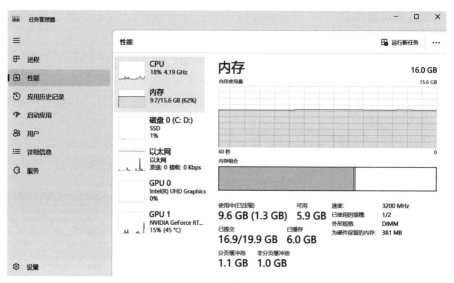

图 4-6-11 主机内存使用率图

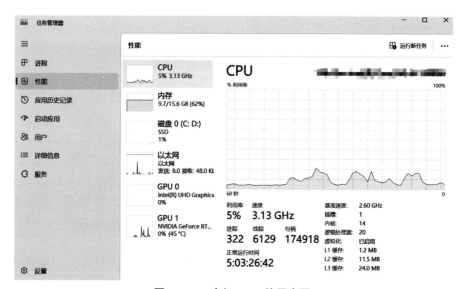

图 4-6-12 主机 CPU 使用率图

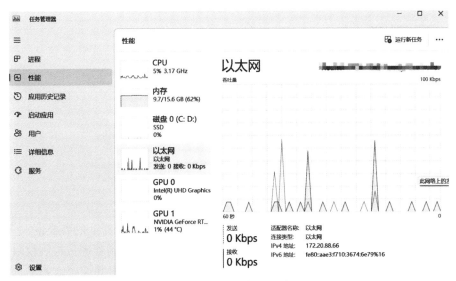

图 4-6-13　主机网络使用率图

【案例总结】

1. 加强服务器及主机密码管理,定期修改管理员密码,避免多个系统使用同一口令;增强密码复杂度,避免弱口令,强制用户设置的密码长度为 8 位以上,且密码要包含大小字母、数字、符号。

2. 加强全员安全意识培训,规范用户的上网行为,来源不明的文件不下载,来源不明的软件不运行,来源不明的网站不打开。

3. 定期进行整体安全评估和安全检查;定期对网络安全设备进行策略检查,确保设备及其防护规则库是最新且有效的;对服务器和主机定期进行漏洞扫描、脆弱性评估及持续的漏洞风险管理,及时补丁修复;定期进行木马及病毒查杀,并对发现的问题加以修复。

4. 终端主机关闭不必要端口或配置访问限制,定期进行病毒查杀、病毒库升级、补丁更新,使用高强度用户口令并定期修改。

5. 杀毒软件不是万能的,有些木马会做"免杀"技术,要加强对各类设备的告警监测。

6. 所有软件安装包必须经过信息中心的评估,以防是恶意软件。

7. 规范用户行为,引导使用正版软件,外部来源文件,包括邮件附件、上传文件等使用前要先进行杀毒处理。

8. 对网络进行整体安全规划,合理划分网络安全域,各安全域之间严格的 ACL,以防一台感染变成全部感染。

案例 7

网站服务漏洞导致服务器被黑客植入木马

【案例概述】

案例关键词:网页木马　漏洞　信息泄露　木马

互联网服务离不开网站服务器,黑客会利用网站服务器上的各类漏洞上传后门文件到网站任意可写目录中,从而入侵服务器并拿到管理员控制权限。小 L 遇到网站服务器遭受来自互联网的网页木马上传攻击并被植入木马,通过将网站服务器断网下线、清除网页木马后门文件、对服务器进行全面查杀、修复相关漏洞等措施有效处理了问题。

【案例还原】

某日小 L 进行信息安全日常巡检的时候,在监测平台的监测日志发现本单位的网站服务器遭受网页木马上传攻击,并成功上传网页木马文件,网络流量命中命令与控制(Command and control,C&C)通信可疑行为,包括间谍软件、挖矿木马、远程控制型木马。小 L 意识到,网站服务器可能被黑客入侵并利用了。

网页木马是一种可以在网站服务器上执行的后台脚本或者命令执行环境。简单来说,网页木马是网站入侵的脚本攻击工具,黑客通过入侵网站上传网页木马后获得服务器的执行操作权限,如执行系统命令、窃取用户数据、删除网站页面、修改主页等。

小 L 没有慌乱,马上采取有效的故障处置措施。

考虑到服务器已被入侵成功,优先对服务器断网处理,在出口防火墙对攻击 IP 进行封堵,再对服务器进行全面检查。

第一步:清除网页木马后门文件,对网站服务器进行全盘查杀

1. 清除网页木马后门文件　根据监测平台监测日志的详细内容(图 4-7-1)对网页木马后门文件 1.asp 进行删除。小 L 根据经验得知,网页木马后门文件除了后缀名是 .asp 之外,还有可能为 .php、jsp 等,所以全盘搜索后缀名为 .asp/.php/.jsp 等常用网页木马文件格式,并使用网页木马查杀工具对全盘文件进行逐一排查,发现文件有异样并确认非业务使用后删除,好在没有发现其他网页木马后门文件。

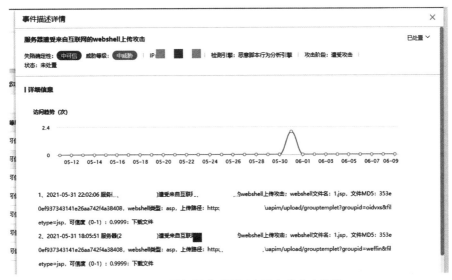

图 4-7-1　服务器遭受网页木马上传攻击告警

2. 对网站服务器进行全盘查杀　监测平台的流量监测命中可疑的 C&C 通信行为：间谍软件、挖矿木马、远程控制型木马，如图 4-7-2 所示。

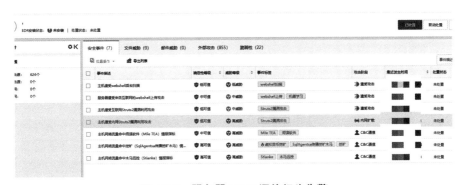

图 4-7-2　服务器 C&C 通信行为告警

根据小 L 以往经验判断以及对计算机木马病毒的了解，网站服务器很大概率被植入了木马或病毒，所以他利用服务器端的杀毒软件和各类专杀工具对服务器进行了全盘查杀，果然不出所料，网站服务器被植入了木马，小 L 果断对木马进行了清除。

第二步：修复网站应用的目录遍历等漏洞

1. 小 L 继续分析攻击者是通过什么漏洞上传网页木马的，在监测平台监测到的数据分析中,发现网站服务器上的应用存在目录遍历漏洞,如图 4-7-3 所示,攻击者可利用特殊构造的传参或统一资源定位符(uniform resource locator,URL)对服务器上的文件进行任意读取或下载。目录遍历是一个网站安全漏洞,攻击者可以利用该漏洞读取运行应用程序的服务器上的任意文件,可能包括应用程序代码和数据、后端系统的登录信息以及敏感的操作系统文件,从而分析出系统其他高危漏洞或登录获取到系统管理员权限进行攻击。

另外,小 L 发现该系统的管理后台链接是在互联网可以访问的,登录后台后发现管理员账号曾经在凌晨被非法登录过,登录时间和网页木马的上传时间比较吻合,估计就是利用通过信息收集和目录遍历漏洞,成功登录到管理后台,通过文件功能写入了网页木马。

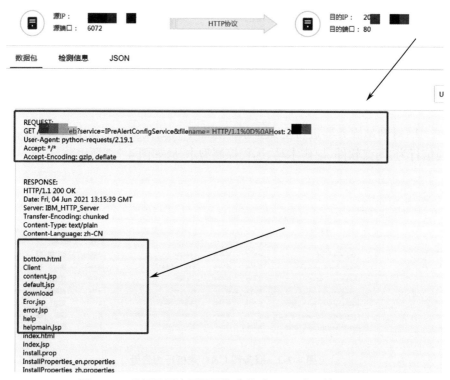

图 4-7-3　利用目录遍历漏洞构造特殊 URL 读取敏感信息

2. 漏洞修复　小 L 紧急联系了网站工程师,首先通过网站 URL 和传参关键字和特殊字符过滤的方式临时修复目录遍历漏洞,然后设置管理后台访问权限,不允许互联网地址访问,修改管理员账号密码并确认有密码复杂度限制,关闭管理后台写入文件功能,并删除网站目录上任何存放有敏感信息的文件和备份文件,最后再检查网站上其他有文件上传功能的代码是否存在后缀和目录绕过漏洞,确认文件上传目录没有执行权限。

第三步:升级网站服务器系统安全补丁及应用系统版本更新

1. 升级系统安全补丁　小 L 查看操作系统版本是否安装最新的和重要的系统补丁,发现服务器已经很久没有更新过重要补丁了,于是小 L 在官网下载了最新补丁并进行了升级。

2. 应用系统版本更新　小 L 联系了网站应用系统厂家工程师,在厂家工程师的帮助下,得知目前在用的应用版本比较旧,存在较多应用层面的安全漏洞,并且官方日前已发布有关漏洞的安全公告,目前系统最新版本已对漏洞进行了修复,所以小 L 也对应用系统版本进行了升级。

第四步:对网站服务器进行防护加固

为确保系统信息安全,小 L 将服务器加入网站应用防火墙(web application firewall,WAF)防护,并统一采用加密虚拟专用网络(virtual private network,VPN)+堡垒机的方式进行管理,对防火墙安全策略进行 IP+端口一一对应优化,一般情况下不允许任何用户对服务器进行直接操作和管理;配合厂家工程师,对信息管理系统的代码进行修改,屏蔽请求和响应信息中包含路径字段的显示;另外定期请安全公司对服务器主机及应用系统进行漏洞扫描和渗透检查,做到提前预知是否有漏洞,提前做好预防。

第五步:问题原因分析

外部攻击者可利用多种入侵手段,如主动端口扫描、漏洞攻击、敏感信息泄露、目录穿越和遍历、管理页面暴露、文件上传漏洞等对网站应用服务器进行网页木马上传攻击。

本次的网站服务器就存在目录遍历漏洞、管理页面暴露问题,网站某请求的传参可因目录遍历漏洞被利用获取敏感信息和文件,入侵者很可能就是利用这些路径信息获取管理页面、源代码、账号密码等信息,从而登录管理页面写入网页木马后门文件,以此获取对网站服务器的远程访问权限,继而进行权限提升,上传免杀病毒木马,对外进行 C&C 通信使服务器成为"肉鸡"或进行"挖矿"等。

【案例总结】

1. 信息系统需要定期进行整体安全评估和安全检查,定期对服务器和应用系统进行漏洞扫描、脆弱性评估、渗透测试及持续的漏洞风险管理,及时修复漏洞问题,定期进行网页木马及病毒木马查杀。

2. 定期对网络安全设备进行策略检查,确保设备及其防护规则库是最新且有效的。

3. 定期对互联网暴露面进行检查梳理,避免将远程端口、高危端口、无用

161

端口映射到外网,同时需要检查应用系统管理页面、非必要页面和文件设置访问控制权限,避免敏感信息的泄露风险。

4. 加强服务器及应用密码管理,定期修改管理员密码,避免多个系统使用同一口令;增强密码复杂度,避免弱口令,强制用户设置的密码长度为8位以上(越长越好),且密码要包含大小字母、数字、特殊符号。

5. 有条件可以部署态势感知威胁发现产品、流量监控设备,配置专人监控相关告警和日志,及时发现互联网攻击及内网失陷,主机进行断网处理,避免产生更大的安全风险。

案例 8

医疗设备安全风险排除

【案例概述】

案例关键词:医疗设备后门　风险排除

许多医院检查设备,如 CT、MR、正电子发射型计算机断层显像(positron emission tomography computed tomography,PET-CT)、直线加速器等,是进口产品并且需要原厂维护和技术支持。为了方便后期维护和管理,这些高端设备可能被安装相关非医用途程序,甚至通过无线网络与国外厂家服务器通信。这种设置虽然方便厂家随时随地自主连接设备服务器调整参数、进行设备维护,不过也带来了严重的安全风险和数据泄露的可能性。通过联接内部业务网络的电脑作为跳板,可能发生盗取医疗数据的行为。这需要引起大家的高度重视,并采取有效的措施来保护医疗数据的安全。

【案例还原】

小 L 在一次放射科 CT 检查室的电脑检修过程中发现了一件非常可疑的事情,电脑被安装了远程登录的客户端。通过进一步查询日志记录,他发现日志都被处理过,删除了大部分远程登录的内容。这一发现让小 L 感到非常震惊,因为这意味着有人恶意地绕过了安全入口,直接进入了医院业务内网。即使医疗业务内网边界的安全措施做得再好,也无法防止此类通过"合法途径"的攻击行为的发生(图 4-8-1)。

面对这种情况,小 L 决定立即向领导报告,详细阐述自己的发现并请求进一步的指示。领导对这个安全漏洞非常重视,要求小 L 进行深入调查,以确定是否存在更多的安全风险。小 L 在设备科的协助下开始整理设备清单,逐一检查。他逐一确认了每台设备的厂商和型号,并与厂商进行联系。他发现有些设备确实存在后门程序,这使得医院业务内网的安全受到了严重威胁。具体危害如下。

1. 数据泄露和隐私侵犯　这些设备收集和处理患者的敏感个人信息,如诊断结果、图像数据等。后门程序可能让攻击者获取这些数据,导致患者隐私泄露和信息被滥用。

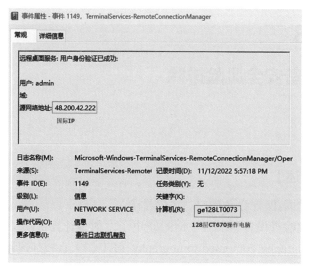

图 4-8-1　科室电脑远程日志

2. 医疗系统遭受攻击和破坏　后门程序可以作为攻击者进入医疗系统的入口,攻击者可以利用这个通道进行恶意攻击,如拒绝服务攻击、网络瘫痪、恶意软件传播等。这可能导致医疗系统无法正常运作,影响患者的诊断和治疗。

3. 医疗数据被篡改　后门程序可能被用于篡改医疗数据,如修改诊断结果、更改图像数据等。这可能导致误诊、过度治疗或治疗不足等严重后果,影响患者的健康和安全。

4. 医疗设备性能下降和安全隐患　后门程序可能影响医疗设备的性能和稳定性,导致设备运行异常或故障。这不仅会影响医疗服务的正常提供,还可能存在安全隐患,对医生和患者的安全造成威胁。

为规避上述可能的风险,信息管理部门首先从技术层面采取了相应措施。

1. 与设备厂家、放射科负责人充分沟通,限制维护通道的使用,对后门设备进行拆除。

2. 安装网络准入系统　通过管理和控制网络接入来增强网络安全性。确保只有符合特定安全要求的设备才能访问网络,从而防止潜在的威胁和风险进入医院网络环境(图 4-8-2)。

3. 配置安全的密码　为医疗设备设置满足复杂度要求的密码,并要求定期更换密码。

4. 加密数据传输　使用加密技术对设备之间传输的数据进行加密,防止数据在传输过程中被窃取或篡改。

5. 实施入侵检测和防御措施　在医疗设备上实施入侵检测和防御措施,

使用防火墙、反病毒软件、入侵检测系统等,以实时监测和阻止恶意攻击。

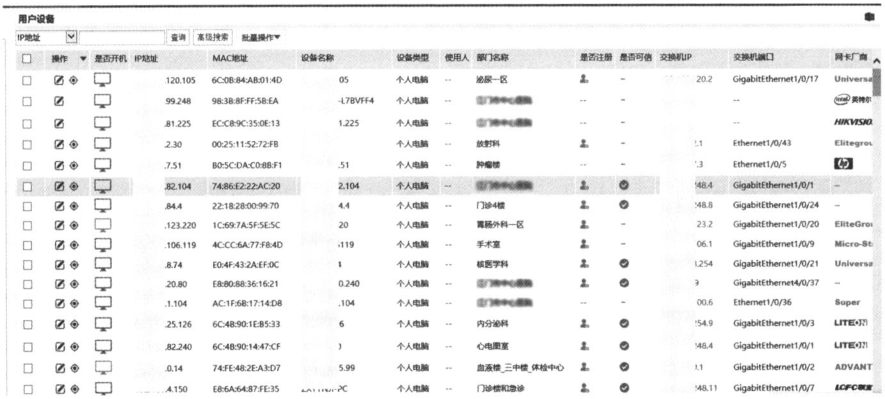

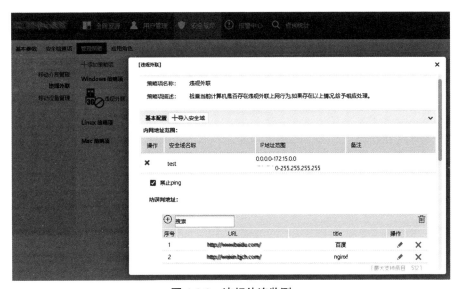

图 4-8-2　准入系统界面

6. 使用安全的设备连接　如 USB、蓝牙等,限制设备的连接端口,避免未经授权的设备连接和数据传输(图 4-8-3)。

图 4-8-3　违规外连监测

7. 实施数据备份和恢复　为医疗设备上的重要数据备份,并具备快速恢复的能力,以防止数据泄露和损坏。

8. 使用安全的通信协议　使用安全的通信协议,如 SSL/TLS,加密设备之间的数据传输,保护数据的机密性和完整性。

9. 实施多层次的安全防护　在医疗设备上实施多层次的安全防护,包括应用程序层、操作系统层、硬件层等,以增强设备的安全性和稳定性。

10. 定期进行安全评估和渗透测试　定期对医疗设备进行安全评估和渗透测试,及时发现潜在的安全问题并修复。

【案例总结】

除了技术层面,管理层面也应注意医疗设备的安全风险。

1. 加强网络安全管理和监督　医疗机构应制订严格的网络安全管理制度和流程,确保设备的安全性和稳定性。同时,应加强网络安全监督,定期进行安全检查和漏洞扫描,及时发现和修复安全问题。

2. 加强人员管理和培训　医疗机构应加强对医务人员网络安全知识的培训,提高他们的网络安全意识和防范能力。同时,应制订严格的访问控制机制,确保只有授权人员才能访问医疗设备。

3. 建立应急响应机制　医疗机构应制订针对网络安全事件的应急响应计划,明确应对措施和责任人,确保在发生安全事件时能够迅速响应和处理,减少损失和影响。

案例 9

东西向安全防护策略导致的业务中断

【案例概述】

案例关键词：东西向　安全策略　策略颗粒度

某日医院数据中心运维告警平台，突然集中告警显示大量业务系统之间无法正常通讯和工作，从而影响全院所有业务，故障表现为虚拟机和虚拟机之间无法通讯，虚拟机和物理机之间无法通讯，终端和虚拟机之间无法通讯。最终导致全院业务停摆。

【案例还原】

医院虚拟化平台运行着包括核心业务系统以及其他业务部门的业务系统在内的近千台虚拟机。随着医院数据中心的安全策略，特别是东西向管控越来越严格，安全颗粒度已经细化到每一个业务系统、每一台虚拟机，管理人员面临着巨大的运维管理压力。

某日，医院的业务科室需要紧急临时在当日晚间上线一个业务系统，并且处于非日常工作日期间。数据中心运维人员根据业务科室的要求以及信息中心小 L 的相关批复，进行业务系统虚拟机的新建、发布和系统加固，直至最后的安全策略细化加固。在安全策略加固过程中，运维人员根据业务的访问关系，在做相应的安全访问控制"黑名单"拒绝所有不必要的访问路径和行为后，正常应该部署一条"any——any——Permit"允许"黑名单"以外的其他系统正常访问的策略。由于运维人员的疏忽，最终部署了一条"any——any——Deny"该系统拒绝任何其他系统访问的策略，导致该虚拟化平台的所有虚拟机之间、终端和虚拟机之间、物理服务器和虚拟机之间的网络通讯均被拒绝，从而引发了上述故障。

在出现故障后，由于大量服务器地址 ping 不通，小 L 第一时间对物理网络进行了排查，通过 Ping、WireShark 抓包工具以及相关流量分析工具对网络链路以及网络状态进行分析，经排除终端设备通过物理网络可以到达数据中心物理服务器，但是到达相关业务系统虚拟机 IP 地址时就出现了中断现象，因此小 L 初步判断故障出现在虚拟化平台内部。

167

小 L 对虚拟化平台内部的流量进行排查,结合专业的网络溯源、抓包和流量工具分析,发现只要是和虚拟机相关的通讯均会被拒绝,因此判断该问题和虚拟化平台内部访问控制有关。管理人员结合当天在虚拟化平台微隔离防护系统进行的操作对比分析,最终定位并确认该故障来源于一条"any——any——Deny"部署错误的东西向虚拟机安全策略。

最后,小 L 修改了该条错误策略,将错误策略修改成"any——any——Permit"允许"黑名单"以外的其他系统正常访问的策略,之后进行全面的业务测试,业务恢复正常。

【案例总结】

1. 随着国家网络安全要求不断提高,原有针对物理设备的南北向的安全技术已经不足以加固整体数据中心的安全。伴随着虚拟化技术的广泛使用,虚拟化内部之间的东西向流量规模与日俱增,在某些方面甚至高于南北向流量,这就需要建设一套基于东西、南北、全流量、可溯源的立体安全防护机制。

2. 部署实施相关安全策略方面,应建立一人申请、多人审核、异人部署的管理制度。针对一些影响面大的策略,应实行双人现场操作。

案例 10

"挖矿"病毒分析与处理

【案例概述】

案例关键词："挖矿"病毒 比特币 spoolsv.exe

"挖矿"病毒被植入系统后,利用主机的算力进行挖矿,主要体现在 CPU 使用率高达 90% 以上、产生大量对外网络连接记录。这不,小 L 就碰到并处理了一起"挖矿"病毒导致内网 ARP 扫描并后台运行挖矿程序的问题。

【案例还原】

某日,小 L 发现医院部分终端电脑和服务器出现如下情况:业务系统访问缓慢甚至无法访问,部分系统出现"Windows 已遇到关键问题,将在一分钟后自动重新启动,请立即保存您的工作。"的提示并重启系统。

小 L 通过排查,发现故障电脑的系统 CPU、GPU 资源占用非常高,通常达到 70% 以上。首先咨询电脑使用人员,得知最近并没有对电脑进行安装软件或者驱动等操作;接下来检查电脑的杀毒软件检测日志和病毒库更新情况,发现病毒库有一段时间没有更新,且日志存在病毒实时清除的日志。登录医院威胁检测平台(旁路威胁分析设备),搜索故障电脑的 IP 地址,可以看到大量和该 IP 相关的安全事件,该 IP 作为攻击源,对院内其他终端 445 端口进行 ARP 扫描攻击,并且触发了 OPS_MS08-067、SMB_MS10-061、MS17-010-SMB 等扫描规则。小 L 继续对故障电脑进行分析,检查 C:\Windows 下文件,通过时间排序,发现 RemoteDistribution 目录修改时间为最近,较为可疑,检查目录存在 spoolsv.exe 文件,调用进程查看器,发现该文件正在运行,手动结束该进程后,该进程会自动重新启动,行为比较可疑。

通过这些情况可以判定,该电脑已经感染病毒,并且作为攻击源主机,对院内其他主机进行横向传播。确认感染病毒后,小 L 将杀毒软件病毒库版本升级到最新,对故障电脑进行全盘扫描。扫描完成后,检查扫描日志,可以看到有"挖矿"病毒检测日志生成。通过病毒日志结合威胁情报库可以确认,本次病毒为伪装者病毒,该病毒伪装成微软厂商的文件,并通过"永恒之石"漏洞进行传播,在内网扩散,下载挖矿程序。本次的"挖矿"病毒在系统内

169

存合成,然后以 wmassrv.dll 的形式在 C:\Windows\RemoteDistribution\ 目录下创建 Microsoft 目录,该目录中包含大量"永恒之石"病毒的相关组件,"永恒之石"病毒利用的系统漏洞有:MS08-067、MS10-061、MS14-068、MS17-010,该病毒在 C:\Windows\RemoteDistribution\ 目录中生成 spoolsv.exe 文件,删除 C:\Windows\RemoteDistribution\ 或者在该目录下建立同名文件会阻止该现象发生,但是一旦机器重新启动,病毒会删除并重新建立该目录,继续写入 spoolsv.exe 文件。spoolsv.exe 文件会对内网进行 ARP 扫描,攻击其他机器的 445 端口等。

确认为"伪装者""挖矿"病毒后,使用安全产品对已知病毒进行清理,并且通过系统审核日志的方式找到是由哪个 svchost 进程写入 spoolsv.exe 文件。随后终止该父进程 svchost 和子进程 spoolsv,删除 \Windows\RemoteDistribution\ 目录下的所有文件,清除注册表中含有 rpcpolicymgr 字符的键值,并删除 C:\windows\system32\rpcpolicymgr.dll 文件。重新启动操作系统,验证病毒已被清理干净。

【案例总结】

1. 安装可信赖的安全软件　使用权威且定期更新的防病毒软件,定期进行系统扫描。

2. 保持系统更新　及时安装操作系统和软件的安全补丁并及时更新,以填补已知漏洞,关闭潜在终端的 SMB 445 等网络共享端口,降低受到攻击的风险。

3. 谨慎打开附件和链接　避免打开来自未知或不信任来源的电子邮件附件或链接,这可能包含恶意代码。

4. 备份重要数据　定期备份数据至安全的地方,以防止病毒感染导致数据丢失。

5. 使用强密码和多因素身份验证　使用复杂的密码,并启用多因素身份验证以增强账户的安全性。

6. 网络安全意识教育　培养员工或用户的网络安全意识,提供培训以识别可能的网络威胁,以及如何应对病毒和网络攻击。

7. 防火墙设置　使用防火墙保护网络和设备,限制网络访问并监控网络流量,阻止未经授权的访问。

8. 定期系统扫描和清理　定期对计算机进行系统扫描,清理可能的恶意软件和病毒。

9. 限制管理员权限　减少普通用户的管理员权限,这可以减少潜在的系统危险,病毒往往会利用这些权限来攻击系统。

10. 及时响应安全威胁　如果怀疑系统受到病毒感染,立即隔离感染主机,断开网络连接,并采取必要措施进行清除和修复。

案例 11

流量分控交换矩阵流表导致处理拥塞

【案例概述】

案例关键词:交换矩阵　流表　处理拥塞

流量分控交换矩阵(简称"交换矩阵")的流表是在控制器集群下发流量控制策略给交换矩阵后产生的,主要作用是按策略处理经过交换矩阵的流量,如果控制策略配置不当,会导致后台生成大量流表。小 L 在配置交换矩阵时产生大量流表,导致处理拥塞,与控制器频繁失联,无法接收到新的流表,造成行政办公网断网。最后通过断开交换矩阵、优化流量控制策略和清除乱码流表脚本等方式网络恢复,交换矩阵正常工作。

【案例还原】

近期由于医院安全设备进出流量比较大,导致行政办公网终端电脑访问互联网比较慢,小 L 计划某日晚上将互联网边界的安全设备逐一接入交换矩阵进行流量编排。计划当晚,小 L 配置网络应用防火墙(WAF),接入交换矩阵时参考了 WAF 的全局策略并逐条配入交换矩阵后测试正常就离开了。第二天早上上班,陆续有人向小 L 反映行政办公网电脑无法访问互联网,他觉得应该与昨晚流量编排配置有关,于是想登录控制器页面查看情况,发现无法访问控制器页面。小 L 赶紧去交换矩阵和控制器所在的机房查看情况。

小 L 检查后发现交换矩阵的状态灯和接口指示灯均正常。然后,拔掉主控制器网管口网线,网线接上终端,终端配置成控制器地址,无法访问控制器页面做管理,拔掉备用控制器网管口网线接入终端,可以正常访问控制器页面做管理。进到管理页面查看控制器状态正常,查看设备端口正常,流量异常。排查交换矩阵的接收流表异常,回查操作文档发现,因误操作在对 WAF 的全局策略中,WEB 组 IP 有 22 对象,WEB 组端口有 35 个对象,一起调用后产生大量流表下发给交换矩阵。此时交换矩阵处理大量流表,导致处理拥塞,与主控制器频繁失联,无法接收新的流表,如图 4-11-1 所示。

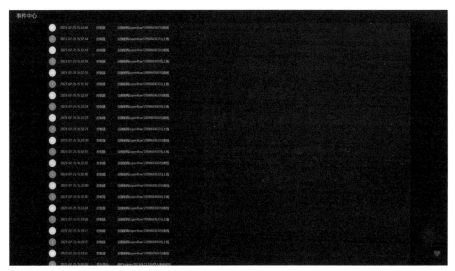

图 4-11-1　控制器中看到产生的大量流表

小 L 在检查大量流表拥塞问题时发现存在乱码流表现象,回想起来刚才因处理故障时拔掉主控制器网管口后又拔掉备控制器网管口网线接入检查终端导致备份控制器节点有短暂的断开网络的情况。两台控制器与交换矩阵之间是离线状态的,所以控制器集群处于脑裂状态。在管理界面能看到主控制器切换至 OFF 状态下发 2 条直通流表;当备份控制器网络恢复后,交换矩阵重新连接备控制器,但此时备份控制器会重新向交换机同步原来 ON 状态的流表,进一步占据有限的流表数量,从而产生乱码流表,加剧了流表下发卡顿的情况,继而导致大面积行政办公网电脑无法访问互联网,在及时进行手动跳开整套流量分控设备的操作后,业务恢复正常。

【案例总结】

1. 关于故障后无法管理控制器和交换矩阵的问题,后续修改控制器接入网络架构,将控制器和交换矩阵用双网口互联,以确保极端情况下服务链仍能内网连接管理。

2. 关于细化策略导致流表异常的问题,一方面,优化 WAF 全局策略,减少无用流表资源占用;在策略中引用组的情况下需要注意组中对象过多导致流表拥塞的情况,可通过合并 IP 或精确设置多条策略的方式避免出现类似情况。另一方面,将交换矩阵关闭 IPv6 流表功能,优化整体流表,加快流表处理能力。

3. 交换矩阵出现乱码流表的问题,一方面,可以通过交换矩阵命令行刷脚本的方式,手动将乱码流表清除并增加直通流表;另一方面,提需求给厂家在后续控制器软件版本中增加针对误操作导致流表过载的保护机制。

4. 关于跨交换矩阵两端设备 ping 不通的问题,为方便后续排障,可以将外网核心交换机、外网服务交换机、防火墙、光猫等重要节点 IP 在服务链上做直通。

第五章

存储设备类故障分析与处理

案例 1

不合规范的双活存储导致业务故障

【案例概述】

案例关键词:光纤链路　双活架构　光功率

双活存储作为存储高可用的解决方案已日渐成熟,其使用也愈发广泛,国内各大医院核心业务逐步开始高性能双活存储架构的部署。双活存储架构除了对存储有冗余性要求以外,还要求对应的其他部件拥有冗余,如主机及其端口、光纤交换机和光纤链路等,从而充分体现"双活"特性。小 L 前段时间就遇到在双活存储建设的过渡阶段,因双活架构中存储链路单点导致的故障。

【案例还原】

某日,小 L 接到兄弟医院小 W 电话报障:虚拟化平台所有的存储都无法访问,经过重启主机后 4 个存储 LUN 现在有两个可以识别,另外两个仍无法识别。兄弟医院技术能力比较弱,因此在小 W 的协助下,小 L 第一时间远程检查相关硬件(包括主机和存储)均未发现硬件故障。小 L 登录光纤交换机检查链路及端口问题时发现存储控制器 SP1 所连接光纤交换机端口 0 存在大量误码,而且光功率的收光较弱如图 5-1-1 所示,出现了 136 次 link fail。小 L 曾经在另外一次故障处理中处理过类似问题,当时特意查阅光纤交换机权威文档,并咨询资深网络专家,判断标准如下:TX Power 的绝对值大于 6,说明 sfp 发光功率低,自身存在问题;如果 RX Power 的绝对值大于 9,说明链路质量存在问题。目前端口 RX POWER 的绝对值大于 9，TX POWER 的绝对值小于 6，所以端口 0 模块没问题，问题应该在对端存储模块或中间链路。为进一步确证，小 L 将 0 口光纤线更换至 11 口，光功率仍然较弱，这更进一步验证了小 L 的结论。因此首先建议小 W 安排相关同事更换光纤线和存储光模块，再次测试误码和光衰。

	frames		enc	crc	crc	too	too	bad	enc	disc	link	loss	loss	frjt
	tx	rx	in	err	g_eof	shrt	long	eof	out	c3	fail	sync	sig	
0	848.1m	3.5g	108.2k	93.9k	89.8k	1	1	4.1k	9.9m	2	136		135	0
1	593.6m	938.5m	0	0	0	0	0	0	0	29	4	0	0	0
2	3.4m	10.9m	0	0	0	0	0	0	0	29	4	0	0	0

图 5-1-1　更换模块前端口误码及光功率

好消息是更换存储光模块后该端口的光功率的收光恢复正常，重启业务主机后虚拟化集群可以正常识别到存储映射的所有 LUN（图 5-1-2）。

SNS2124:admin>sfpshow 11	grep dBm					
RX Power	-2.7	dBm(523.4uW)	25.1uW	1258.9uW	39.8uW	1000uW
TX Power	-3.3	dBm(468.5uW)	125.9uW	631.0uW	158.5uW	562.3uW
SNS2124:admin>						

图 5-1-2　更换模块后端口光衰

小 L 回溯本次故障的原因。经了解本套虚拟化集群共由 4 台宿主机组成，使用两台存储搭建成双活架构，存储与主机共同接入一台光纤交换机，存储划分了 4 个 LUN 映射给虚拟化集群的 4 台宿主机。其中每台主机各有 2 条线连接至光纤交换机，存储有 2 个控制器，每个控制器各接一条线连接至光纤交换机。

从图 5-1-3 可见，本套双活存储环境中的光纤交换机存在单点隐患。检查存储配置时，存储分配给主机的 4 个 LUN 分别归属于 2 个控制器，2 个控制器间使用非对称逻辑单元存取多路径技术，该机制下存储 LUN 只能被 1 个控制器管理。

重启主机仍然无法识别到存储 1 的 A 控上的 2 个 LUN。经检查光纤交换机配置时，发现光纤交换机未划 ZONE 来隔离故障域，所有的端口都处于同一个故障域中，这意味着单个端口发生状态

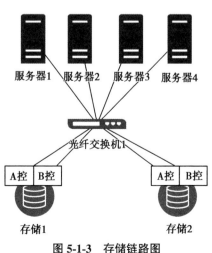

图 5-1-3　存储链路图

变更时,都会将状态变更通知(registered state change notification,RSCN)包广播到同一故障域的所有端口,接收到该包的端口都会优先处理 RSCN 信息,主机的 FC HBA 卡驱动程序会接收并处理 RSCN 包。本次故障中,由于存储 1 的 A 控上的光模块出现问题,端口状态频繁切换 136 次(见图 5-1-1 的 link fail 计数),在这个过程中发生了大量的 RSCN 包阻塞存储 I/O 流量,被阻塞流量后不会切换至另外一个控制器,导致存储出现异常。

事后,小 L 建议小 W 尽快新增一台光纤交换机整改当前的 SAN 网络,消除双活存储架构中的单点隐患,同时对交换机只有一个故障域的问题通过划分 ZONE 的方式来优化。

【案例总结】

本次由于存储 1 的 A 控光模块的发光较弱引起,但实际是双活存储的架构配置未遵循最佳实践的规范导致,教训深刻。

1. 光纤交换机配置管理中,应创建 ZONE,创建过程中遵循最小化原则,一对一 Z 划分 ONE,实现故障域隔离。

2. 配置监控系统,对存储、光纤交换机的硬件状态和收发光状态进行监控,及时发现并处理问题。

3. 医疗机构信息化程度及信息化人员专业素质有差别,对于能力较弱的单位,底层架构设计与建设时应购买第三方专业厂家服务或者邀请相关专家论证,再实施会比较稳妥,可避免不必要的故障。

案例 2

磁盘阵列连续坏 3 块盘导致存储故障

【案例概述】

案例关键词:存储双活架构　硬盘故障　存储池故障　RAID5

随着医院信息化建设不断完善,医院对数据安全性也愈加重视,双活存储作为存储高可用的解决方案,其使用也更加广泛。双活存储的架构可以在单台存储故障的情况下,业务不受影响继续运行,对外提供正常服务。小 L 近期遇到一次重大存储故障,而正因为双活架构的存在,前端业务全程未受到影响。

【案例还原】

某日,小 L 接到服务器组同事电话报障存储 A 有问题,需要检查一下硬件状态。接到报障以后小 L 心想硬盘故障也是常见的存储故障了,只要记录一下硬盘信息采购一块同款的硬盘更换即可。但是当小 L 远程登录检查的时候,不仅是脑袋炸了,心也凉了半截,从图 5-2-1 中可见,存储界面显示同时有 3 块硬盘故障,整个存储池出现故障。

		Time (UTC +08:00)	Message ID	Message
■	✕	4/04/2022,2:33:51 PM	14:60514	System HIS-PAcS has experienced one or more problems that have had a critical impact
■	✕	4/04/2022,2:33:50 PM	14:6032b	Storage pool HIs_Pool1 is offline
■	✕	4/04/2022,2:32:49 PM	14:60258	DPE Dlisk 20 has failed (Part Number 005051590, Serial Number 0QYGKG6A)
■	▲	4/04/2022,2:15:32 PM	14:6025c	DAE1 0 Disk 13 is resynchronizing with the system
■	✕	4/04/2022 2:15:32 PM	14:60258	DPE Disk 18 has failed (Part Number 005051590, Serial Number 0OYGSN4A)
■	✕	4/03/2022,11:57:40 AM	14:60258	DPE Disk 19 has failed (Part Number 005051590, Serial Number 0OYGLSTA)

图 5-2-1　存储硬件告警信息

小 L 立刻检查存储日志,发现当天上午 11 点 57 分硬盘 DPE Disk 19 出现故障,12 点 20 分热备盘 DAE 1 0 Disk 7 完成数据同步,硬盘故障并未影响存储池使用。但是 14 点 15 分硬盘 DPE Disk 18 同样出现故障,热备盘 DAE 1 0 Disk 13 进行数据同步时,14 点 32 分硬盘 DPE Disk 20 出现故障,因为存储池 Pool1 配置的是 RAID5,且硬盘同时故障(首先故障的硬盘数据未同步完成),导致该存储池故障。

不幸中的万幸,本套存储使用的是双活架构。双活架构下的其中一台存储虽然故障了,另外一台存储依旧可以提供存储服务,因此未收到来自前端业务侧的告警。因存储池故障需要使用厂家底层权限操作尝试恢复,所以小 L 立刻协调原厂工程师介入检查。

原厂工程师赶到现场进行设备检查,因为存储池使用的是 RAID5 模式,当同时坏 2 块以上硬盘时就会把整个存储池锁定,这种情况只能申请底层 root 权限执行修复操作。

原厂工程师申请到 root 权限后,尝试修复硬盘状态并强制将存储池 online,经过多次尝试发现依旧无法修复故障的存储池,根据日志提示中存在的硬盘总线报错,需要重启整个存储设备以达到重启总线的目的,重启完成后再次尝试将存储池强制 online,依旧无法修复。原厂工程师再次强制删除存储池,通过重建存储池的方式来修复,但尝试删除底层信息后发现存储管理界面存储池 POOL1 依旧存在信息残留,此修复方式同样失败,如图 5-2-2 所示。

!	Name	Size (TB)	Free (TB)	Used (h)	Subscription （%)
☑	PACS_Poof1	12.4	2.2		82
–	HIS_Pool	10	3.2		69

图 5-2-2　强制删除存储池失败

经过和原厂工程师讨论后,小 L 确认该存储池已经无法修复,所以目前最优的解决方案便是更换故障硬盘后初始化这套存储,重新搭建双活环境。初始化存储后存储正常,继续进行双活环境恢复,至此故障完全修复,如 5-2-3、图 5-2-4 所示。

!	Name	Size (TB)	Free (TB)	Used (h)	Subscription （%)
☑	HIS_Pool1	10	3.2		68
☑	PACS_Pool1	12.4	2.2		82

图 5-2-3　存储初始化后恢复正常

```
10.10.173.244  x
VPlexcli:/> cd /clusters/cluster-1/devices/
VPlexcli:/clusters/cluster-1/devices> ll
Name                            Operational  Health  Block  Block  Capacity  Geometry  Visibility  Transfer  virtual volume
                                Status       State   Count  Size                                   Size
------------------------------  -----------  ------  -----  -----  --------  --------  ----------  --------  ------------------------------
device_PCAS_VM_LUN01_1          ok           ok      2.5G   4K     10T       raid-1    local       2M        device_PCAS_VM_LUN01_1_vol
device_UNITY_HIS_CDR_ARCH_1     ok           ok      125M   4K     500G      raid-1    local       2M        device_UNITY_HIS_CDR_ARCH_1_vol
device_UNITY_HIS_CDR_DATA-00_1  ok           ok      125M   4K     500G      raid-1    local       2M        device_UNITY_HIS_CDR_DATA-00_1_vol
device_UNITY_HIS_CDR_DATA-01_1  ok           ok      125M   4K     500G      raid-1    local       2M        device_UNITY_HIS_CDR_DATA-01_1_vol
device_UNITY_HIS_CDR_DATA-02_1  ok           ok      125M   4K     500G      raid-1    local       2M        device_UNITY_HIS_CDR_DATA-02_1_vol
device_UNITY_HIS_CDR_DATA-03_1  ok           ok      125M   4K     500G      raid-1    local       2M        device_UNITY_HIS_CDR_DATA-03_1_vol
device_UNITY_HIS_CDR_OCR-00_1   ok           ok      2M     4K     8G        raid-1    local       2M        device_UNITY_HIS_CDR_OCR-00_1_vol
device_UNITY_HIS_CDR_OCR-01_1   ok           ok      2M     4K     8G        raid-1    local       2M        device_UNITY_HIS_CDR_OCR-01_1_vol
device_UNITY_HIS_CDR_OCR-02_1   ok           ok      2M     4K     8G        raid-1    local       2M        device_UNITY_HIS_CDR_OCR-02_1_vol
device_unity500_HIS_ARCH_01_1   ok           ok      128M   4K     512G      raid-1    local       2M        device_unity500_HIS_ARCH_01_1_vol
device_unity500_HIS_BACKUP_01_1 ok           ok      256M   4K     1T        raid-1    local       2M        device_unity500_HIS_BACKUP_01_1_vol
device_unity500_HIS_BACKUP_02_1 ok           ok      234M   4K     934G      raid-1    local       2M        device_unity500_HIS_BACKUP_02_1_vol
device_unity500_HIS_DATA_01_1   ok           ok      50M    4K     200G      raid-1    local       2M        device_unity500_HIS_DATA_01_1_vol
device_unity500_HIS_DATA_02_1   ok           ok      50M    4K     200G      raid-1    local       2M        device_unity500_HIS_DATA_02_1_vol
device_unity500_HIS_DATA_03_1   ok           ok      50M    4K     200G      raid-1    local       2M        device_unity500_HIS_DATA_03_1_vol
device_unity500_HIS_DATA_04_1   ok           ok      50M    4K     200G      raid-1    local       2M        device_unity500_HIS_DATA_04_1_vol
device_unity500_HIS_DATA_05_1   ok           ok      50M    4K     200G      raid-1    local       2M        device_unity500_HIS_DATA_05_1_vol
device_unity500_HIS_DATA_06_1   ok           ok      50M    4K     200G      raid-1    local       2M        device_unity500_HIS_DATA_06_1_vol
device_unity500_HIS_DATA_07_1   ok           ok      50M    4K     200G      raid-1    local       2M        device_unity500_HIS_DATA_07_1_vol
device_unity500_HIS_DATA_08_1   ok           ok      50M    4K     200G      raid-1    local       2M        device_unity500_HIS_DATA_08_1_vol
device_unity500_HIS_DATA_09_1   ok           ok      50M    4K     200G      raid-1    local       2M        device_unity500_HIS_DATA_09_1_vol
device_unity500_HIS_OCR_01_1    ok           ok      256K   4K     1G        raid-1    local       2M        device_unity500_HIS_OCR_01_1_vol
device_unity500_HIS_OCR_02_1    ok           ok      256K   4K     1G        raid-1    local       2M        device_unity500_HIS_OCR_02_1_vol
device_unity500_HIS_Voting_01_1 ok           ok      256K   4K     1G        raid-1    local       2M        device_unity500_HIS_Voting_01_1_vol
device_unity500_HIS_Voting_02_1 ok           ok      256K   4K     1G        raid-1    local       2M        device_unity500_HIS_Voting_02_1_vol
device_unity500_HIS_Voting_03_1 ok           ok      256K   4K     1G        raid-1    local       2M        device_unity500_HIS_Voting_03_1_vol
device_VMLUN-04_1               ok           ok      1.5G   4K     6T        raid-1    local       2M        device_VMLUN-04_1_vol
device_VMLUN-05_1               ok           ok      1.5G   4K     6T        raid-1    local       2M        device_VMLUN-05_1_vol
device_VMLUN-06_1               ok           ok      1.5G   4K     6T        raid-1    local       2M        device_VMLUN-06_1_vol
device_VMLUN-07_1               ok           ok      1.5G   4K     6T        raid-1    local       2M        device_VMLUN-07_1_vol
device_VMLUN-08_1               ok           ok      1.5G   4K     6T        raid-1    local       2M        device_VMLUN-08_1_vol
device_VMLUN-09_1               ok           ok      1.5G   4K     6T        raid-1    local       2M        device_VMLUN-09_1_vol
device_VM_LUN0_1                ok           ok      1.5G   4K     6T        raid-1    local       2M        device_VM_LUN0_1_vol
device_VM_LUN1_1                ok           ok      1.5G   4K     6T        raid-1    local       2M        device_VM_LUN1_1_vol
device_VM_LUN2_1                ok           ok      1.5G   4K     6T        raid-1    local       2M        device_VM_LUN2_1_vol
device_VM_LUN3_1                ok           ok      1.5G   4K     6T        raid-1    local       2M        device_VM_LUN3_1_vol

VPlexcli:/clusters/cluster-1/devices> rebuild status

Global rebuilds:
  No active global rebuilds.

Local rebuilds:
  No active local rebuilds.

VPlexcli:/clusters/cluster-1/devices>
```

图 5-2-4　双活存储恢复正常

【案例总结】

整个故障从发现到修复历时 3 天,正因为存储双活的存在才保障了业务没有受到影响,真正做到了故障和恢复期间前端业务的零感知,充分体现了在核心业务数据的安全性方面采用双活存储架构的价值。

1. 为保证数据的安全性,除双活存储架构以外,建议对核心业务配置容灾和备份的多重保护,因为双活架构在防止硬件故障引起的数据安全问题方面是把利器,但是面对业务数据逻辑层面的安全问题,如误删等操作导致的数据丢失则显得无能为力。

2. RAID5 是存储常见的一种冗余机制,其读写性能高、有校验机制、空间利用率高,不过组成 RAID 5 的磁盘越多,安全性能越差、越容易丢失数据。在一些数据安全场景下,建议选择 RAID6 模式,并适当增加热备盘。

3. 硬件设备故障存在突发性,建议部署监控工具,对医院业务系统和设备硬件进行监控,确保及时发现故障、处理故障。

案例 3

存储空间饱和风险和应对策略

【案例概述】

案例关键词:存储饱和　磁盘模式　精简配置

医院 PACS 影像系统出现了故障,无法正常上传和调阅影像数据,对正常的医疗活动造成了不良影响。经过调查,发现原因是 PACS 影像服务器的一个存储影像文件的磁盘发生了读写故障,导致系统无法正常访问影像数据。进一步调查发现,故障原因是共享存储设备空间已满,导致系统无法正常访问数据。小 L 采取应急措施,删除共享存储设备上的一个相对不那么重要的备份磁盘,成功地释放存储空间,使 PACS 影像系统重新恢复正常运作。

【案例还原】

医院 PACS 突然出现故障,无法正常上传和调阅影像数据。这个问题不仅严重影响了放射科、超声、内镜、DSA、PETCT、心脑电图等医技科室的业务系统,还直接打乱了医院的正常诊疗工作。尽管报告可以正常撰写和调阅,但是影像数据的缺失给医生的诊断和治疗工作带来了极大的困扰。医生无法准确判断患者的病情,一些需要影像支持的手术也无法进行,医院诊疗效率大大降低。小 L 登录服务器,系统显示磁盘空间尚有空余,但是无法读写。PACS 底层存储 LUN 配置,如图 5-3-1 所示。

小 L 进一步查看逻辑磁盘底层存储,发现存储上实际没有可分配的空间了。原来是底层存储支持超分,并且以 Thin 模式对外分配了远超实际容量的存储空间。此时,即使逻辑磁盘还有剩余存储空间,也无法将新的数据写入该逻辑磁盘。

面对这一紧急情况,小 L 采取应急措施,删除共享存储设备上的部分冗余备份磁盘,从而释放足够的存储空间,使得 PACS 影像系统重新恢复正常运作。

面对共享式存储可能出现的逻辑盘过度饱和的风险,可以采取以下应对措施。

1. 在选择逻辑磁盘的管理方式时,需要综合考虑服务器的实际需求和存储资源的利用率。如果服务器的存储需求是相对固定的,如在本案例中用于存放 PACS 影像文件，可以考虑使用传统的 thick（厚置备）配置方式，预先分配所有的物理存储资源给逻辑磁盘。这种配置方式可以确保服务器在需要时能够获得所需的存储资源，但可能在某些情况下造成存储资源的浪费。

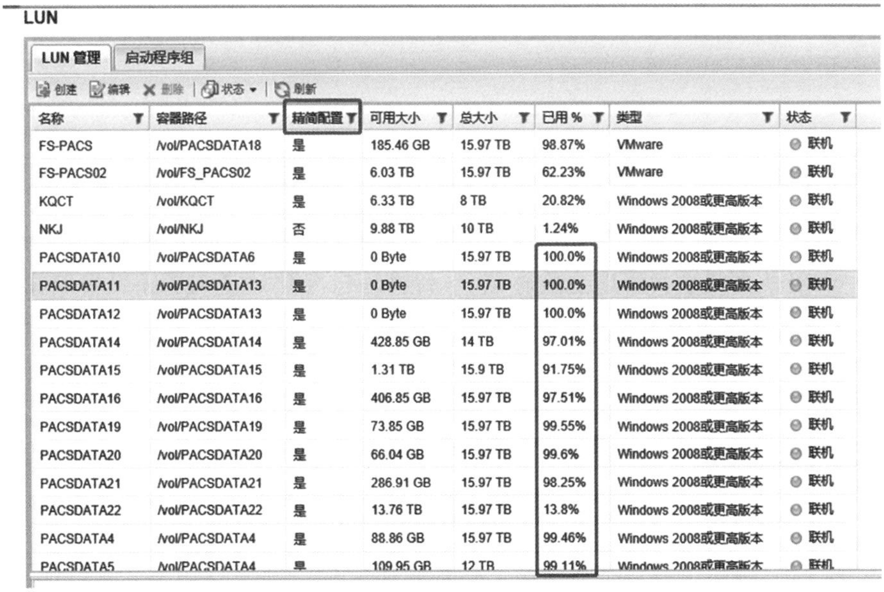

名称	容器路径	精简配置	可用大小	总大小	已用 %	类型	状态
FS-PACS	/vol/PACSDATA18	是	185.46 GB	15.97 TB	98.87%	VMware	联机
FS-PACS02	/vol/FS_PACS02	是	6.03 TB	15.97 TB	62.23%	VMware	联机
KQCT	/vol/KQCT	是	6.33 TB	8 TB	20.82%	Windows 2008或更高版本	联机
NKJ	/vol/NKJ	否	9.88 TB	10 TB	1.24%	Windows 2008或更高版本	联机
PACSDATA10	/vol/PACSDATA6	是	0 Byte	15.97 TB	100.0%	Windows 2008或更高版本	联机
PACSDATA11	/vol/PACSDATA13	是	0 Byte	15.97 TB	100.0%	Windows 2008或更高版本	联机
PACSDATA12	/vol/PACSDATA13	是	0 Byte	15.97 TB	100.0%	Windows 2008或更高版本	联机
PACSDATA14	/vol/PACSDATA14	是	428.85 GB	14 TB	97.01%	Windows 2008或更高版本	联机
PACSDATA15	/vol/PACSDATA15	是	1.31 TB	15.9 TB	91.75%	Windows 2008或更高版本	联机
PACSDATA16	/vol/PACSDATA16	是	406.85 GB	15.97 TB	97.51%	Windows 2008或更高版本	联机
PACSDATA19	/vol/PACSDATA19	是	73.85 GB	15.97 TB	99.55%	Windows 2008或更高版本	联机
PACSDATA20	/vol/PACSDATA20	是	66.04 GB	15.97 TB	99.6%	Windows 2008或更高版本	联机
PACSDATA21	/vol/PACSDATA21	是	286.91 GB	15.97 TB	98.25%	Windows 2008或更高版本	联机
PACSDATA22	/vol/PACSDATA22	是	13.76 TB	15.97 TB	13.8%	Windows 2008或更高版本	联机
PACSDATA4	/vol/PACSDATA4	是	88.86 GB	15.97 TB	99.46%	Windows 2008或更高版本	联机
PACSDATA5	/vol/PACSDATA4	是	109.95 GB	12 TB	99.11%	Windows 2008或更高版本	联机

图 5-3-1　PACS 存储 LUN 磁盘模式

2. 如果服务器的存储需求是动态变化的，且需要更高的存储资源利用率，可以考虑使用 Thin（精简置备）模式。这种配置方式可以根据服务器的实际需求动态分配存储资源，避免资源浪费。然而，Thin 模式可能导致逻辑磁盘的存储空间在使用初期就达到上限，因此需要密切关注存储逻辑盘的使用情况，避免过度饱和。

【案例总结】

1. 合理规划存储空间的使用　对存储资源进行合理的规划和分配，避免出现存储空间的过度超分。

2. 定期清理和归档数据　对系统中不再需要的数据和文件进行定期的清理和归档，释放存储空间。

3. 使用压缩和重复数据删除技术　压缩和重复数据删除技术可以帮助减少存储空间的使用，释放更多的存储空间。

4. 实施容量管理策略　对存储资源进行监控和管理，及时发现和处理存储逻辑盘的过度超分问题。

案例 4

存储模块故障导致虚拟服务器性能下降

【案例概述】

案例关键词：VMware vSphere 平台　存储模块故障　服务器性能

医院私有云平台采取直连存储，平台物理机与存储之间多路径采取轮询方式，起到冗余负载的作用。本案例介绍医院存储模块损坏，导致云平台虚拟服务器 I/O 性能降低，通过逐步分析、I/O 路径逐段分析，定位故障并最终解决问题。

【案例还原】

区域集团化医院各分院分别搭建部署分院虚拟化平台，并由总院统一管控。某日分院影像科反馈该分院影像前置机速度特别慢，小 L 随即登录服务器查看系统日志（图 5-4-1）。

级别	日期和时间	来源	事件ID	任务类别
警告	2021/11/15 11:06:14	ESENT	510	性能
事件510，ESENT				
常规				
taskhostw (1696) WebCacheLocal：向文件"C:\Users\Administrator\AppData\Local\Microsoft\Windows\WebCache\V01.log"中偏移量 339968 (0x0000000000053000)写入4096(0x00001000)字节的请求成功，但是花费了OS 异常的长时间(19 秒)。另外，自216秒前关于此问题的上一个消息张贴后，1其他对此文件的 I/O 请求也花费了异常的长时间。此问题可能是硬件故障造成的。请与您的硬件供应商联系获得进一步协助诊断此问题。				

图 5-4-1　前置机系统日志界面

具体报错关键字如下。

taskhostw（1696）WebCacheLocal：向 文 件 "C：\Users\Administrator\AppData\Local\Microsoft\Windows\WebCache\V01.log"中偏移量 339968 (0x0000000000053000)写入 4096(0x00001000)字节的请求成功，但是花费了 OS 异常的长时间(19 秒)。另外，自 216 秒前关于此问题的上一个消息张贴后，1 其他对此文件的 I/O 请求也花费了异常的长时间。此问题可能是硬件故障造成的。

既然是硬件问题，那只需要按照 I/O 路径逐段分析即可。

小 L 首先分析了光纤交换机端，两台光纤交换机其中一台运行 porterrshow 命令发现，6、7 号端口 crc err 有报错数据积累（图 5-4-2）。

```
 23:     0      0      0      0      0      0      0      0      0      0      0      0      0      0      0      0      0
DXC_SW02:admin> porterrshow
          frames      enc    crc    crc    too    too    bad    enc   disc   link   loss   loss   frjt   fbsy  c3timeout
       tx     rx      in     err    g_eof  shrt   long   eof    out   c3     fail   sync   sig                    tx    rx
  0:   2.1g   4.1g   0      0      0      0      0      0      0      2      0      0      0      0      0      0      2
  1:   1.8g   1.6g   0      0      0      0      0      0      0      0      0      0      0      0      0      0      0
  2:   1.7g   4.2g   0      0      0      0      0      0      0     30      1      0      1      0      0     24      4
  3: 370.4m   1.1g   0      0      0      0      0      0      0    345      4      0      4      0      0     17    328
  4:   1.4g   2.8g   0      0      0      0      0      0      0    332      0      0      0      0      0      0    296
  5:   1.7g   2.9g   0      0      0      0      0      0      0    431      3      0      3      0      0      0    427
  6:   1.3g   1.5g   9.8m   8.9m   8.9m   5      0     22.5k   2.2g   1.1k   7      0      5      0      0    1.0k    32
  7:   1.5g   2.2g 145.2k 126.5k 126.4k   0      0    161   176.6m   7      0      0      0      0      0      0      7
  8:     0      0      0      0      0      0      0      0      0      0      0      0      0      0      0      0      0
  9:     0      0      0      0      0      0      0      0      0      0      0      0      0      0      0      0      0
 10:     0      0      0      0      0      0      0      0      0      0      0      0      0      0      0      0      0
 11:     0      0      0      0      0      0      0      0      0      0      0      0      0      0      0      0      0
```

图 5-4-2　光纤交换机报错日志

通过执行 statsclear 命令清除报错记数，间隔一会儿继续统计报错信息，执行 porterrshow 之后 6 号端口仍有累加报错。问题焦点就放在了 6 号端口上了（图 5-4-3）。

```
DXC_SW02:admin> porterrshow
          frames      enc    crc    crc    too    too    bad    enc   disc   link   loss   loss   frjt   fbsy  c3timeout
       tx     rx      in     err    g_eof  shrt   long   eof    out   c3     fail   sync   sig                    tx    rx
  0:   1.1k   2.3k   0      0      0      0      0      0      0      0      0      0      0      0      0      0      0
  1: 644      1.2k   0      0      0      0      0      0      0      0      0      0      0      0      0      0      0
  2:  63.7k   1.0m   0      0      0      0      0      0      0      0      0      0      0      0      0      0      0
  3: 147.0k  56.3k   0      0      0      0      0      0      0      0      0      0      0      0      0      0      0
  4:   1.4m   4.8m   0      0      0      0      0      0      0      0      0      0      0      0      0      0      0
  5: 387.4k  58.1k   0      0      0      0      0      0      0      0      0      0      0      0      0      0      0
  6:   2.2m 741.5k  30.5k  27.3k  27.2k   0      0     79     4.3m    0      0      0      0      0      0      0      0
  7:   3.6m   1.3m   0      0      0      0      0      0      0      0      0      0      0      0      0      0      0
  8:     0      0      0      0      0      0      0      0      0      0      0      0      0      0      0      0      0
  9:     0      0      0      0      0      0      0      0      0      0      0      0      0      0      0      0      0
 10:     0      0      0      0      0      0      0      0      0      0      0      0      0      0      0      0      0
 11:     0      0      0      0      0      0      0      0      0      0      0      0      0      0      0      0      0
 12:     0      0      0      0      0      0      0      0      0      0      0      0      0      0      0      0      0
 13:     0      0      0      0      0      0      0      0      0      0      0      0      0      0      0      0      0
 14:     0      0      0      0      0      0      0      0      0      0      0      0      0      0      0      0      0
 15:     0      0      0      0      0      0      0      0      0      0      0      0      0      0      0      0      0
 16:     0      0      0      0      0      0      0      0      0      0      0      0      0      0      0      0      0
```

图 5-4-3　光纤交换机报错日志

为了进一步验证，执行 sfpshow 命令查看正常端口 4 号口光通量，对比有问题的 6 口与 4 口光通量（图 5-4-4、图 5-4-5）。

小 L 特意查阅光纤交换机权威文档，并咨询资深网络专家。判断标准如下：TX Power 的绝对值大于 6，说明 sfp 发光功率低，自身存在问题；如果 RX Power 的绝对值大于 9，说明链路质量的衰减超过 3dBm，链路质量存在问题。因此判断问题在 6 号口与存储连接光纤线或者存储侧光模块，第一时间更换光纤线没有任何改变，因此最终定位在存储侧光模块了。

```
DXC_SW02:admin> sfpshow  4
Identifier:  3    SFP
Connector:   7    LC
Transceiver: 540c404000000000 2,4,8_Gbps M5,M6 sw Short_dist
Encoding:    1    8B10B
Baud Rate:   85   (units 100 megabaud)
Length 9u:   0    (units km)
Length 9u:   0    (units 100 meters)
Length 50u (OM2):  5    (units 10 meters)
Length 50u (OM3):  15   (units 10 meters)
Length 62.5u:2    (units 10 meters)
Length Cu:   0    (units 1 meter)
Vendor Name: BROCADE
Vendor OUI:  00:05:1e
Vendor PN:   57-1000117-01
Vendor Rev:  A
Wavelength:  850  (units nm)
Options:     003a Loss_of_Sig,Tx_Fault,Tx_Disable
BR Max:      0
BR Min:      0
Serial No:   UAF417300000JTR
Date Code:   171009
DD Type:     0x68
Enh Options: 0xfa
Status/Ctrl: 0xb0
Alarm flags[0,1] = 0x5, 0x0
Warn Flags[0,1] = 0x5, 0x0
Temperature: 39      Centigrade
Current:     7.164   mAmps
Voltage:     3311.9  mVolts
RX Power:    -2.1    dBm (623.0uW)
TX Power:    -3.3    dBm (468.1 uW)

State transitions: 1
Last poll time: 11-15-2021 UTC Mon 03:48:02
```

图 5-4-4　正常端口 4 号口光通量

```
DXC_SW02:admin> sfpshow 6
Identifier:  3    SFP
Connector:   7    LC
Transceiver: 540c404000000000 2,4,8_Gbps M5,M6 sw Short_dist
Encoding:    1    8B10B
Baud Rate:   85   (units 100 megabaud)
Length 9u:   0    (units km)
Length 9u:   0    (units 100 meters)
Length 50u (OM2):  5    (units 10 meters)
Length 50u (OM3):  15   (units 10 meters)
Length 62.5u:2    (units 10 meters)
Length Cu:   0    (units 1 meter)
Vendor Name: BROCADE
Vendor OUI:  00:05:1e
Vendor PN:   57-1000117-01
Vendor Rev:  A
Wavelength:  850  (units nm)
Options:     003a Loss_of_Sig,Tx_Fault,Tx_Disable
BR Max:      0
BR Min:      0
Serial No:   UAF417300000KEO
Date Code:   171009
DD Type:     0x68
Enh Options: 0xfa
Status/Ctrl: 0xb0
Alarm flags[0,1] = 0x5, 0x0
Warn Flags[0,1] = 0x5, 0x0
Temperature: 41      Centigrade
Current:     7.412   mAmps
Voltage:     3305.5  mVolts
RX Power:    -9.3    dBm (116.2uW)
TX Power:    -3.3    dBm (464.8 uW)
```

图 5-4-5　异常端口 6 号口光通量

小 L 第一时间联系了存储厂家,安排对应型号光模块配件更换。配件更换需要时间，小L与虚拟化平台工程师沟通后，决定先在虚拟化平台层面修改存储多路径配置为固定路径策略，排除故障链路即可，之后业务恢复正常（图5-4-6）。

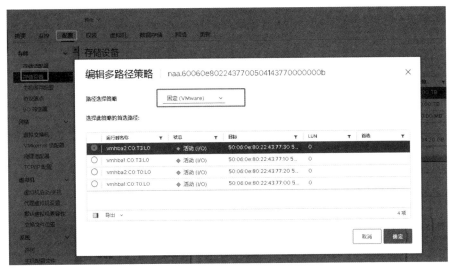

图5-4-6　虚拟化平台存储路径配置

【案例总结】

1. 核心业务系统整体I/O路径设计，应尽量保证每一段都有冗余设计，比如操作系统集群、数据库双机、存储多路径、物理线路冗余等机制，才能避免单节点或单路径故障导致I/O完全中断。

2. 术业有专攻，医疗背景下的信息化人员很难做到技术样样精通，不同专业方向的专家联合讨论往往能更高效地解决问题。

案例 5

存储问题导致数据库性能下降

【案例概述】

案例关键词:OracleRAC　存储性能优化　LGWR　缓存融合

当下数据库高可用服务中,Oracle 数据库集群架构 RAC 使用较为广泛,它由多个节点组成,可以充分利用各节点服务器资源,避免单点故障,是 Oracle 的一种成熟方案。但是 OracleRAC 架构中有个关键点,那就是缓存融合(cache fusion),简单来讲就是把所有节点内存当成一个整体。为了集群能高效率、稳定,规划 RAC 的环境必须要按照官方建议,对心跳网络、存储性能合规配置。本案例介绍了医院存储侧的交换机端口异常,导致存储部分链路质量下降,进而造成 LGWR 进程写效率差,连锁反应导致整个数据库集群处于严重的 GC 类等待事件,系统直接瘫痪。

【案例还原】

某天小 L 接到报障电话,医院住院系统严重卡顿,几乎无法正常服务。随后小 L 登录数据库环境检查,数据库两节点 DBTIME 对比前几日同时段发现异常升高,初步判断数据库性能出现了问题。随后小 L 查看数据库等待事件,发现每个节点都有很多 GC 类等待事件,我们知道 GC 只有在 RAC 架构才会有,这是因为 Cache Fusion 特性,集群节点之间需要通过心跳网络跨节点传输数据块。

GC 类等待问题的产生,可能由以下原因引起:①心跳网络问题;② SQL 语句性能问题引起热块争用;③存储性能 IO 等。

小 L 随后立即对系统打上一个快照点,收集故障时间段的 AWR 和 ASH 报告进行分析,重点关注异常等待事件和心跳网络性能情况。发现等待事件中除了 GC 类的等待,还有一个等待事件,就是 log file sync,它平均每次等待竟然超过了 700 毫秒,如图 5-5-1 所示,在高并发系统中这是非常慢且致命的,正常情况下应该控制在 10 毫秒以内。

接着检查操作系统日志,以及通过 sar 命令均发现了磁盘 I/O 延迟严重,如图 5-5-2 所示,初步断定存储出现了问题。

Event	Waits	Total Wait Time (sec)	Wait Avg(ms)	% DB time	Wait Class
log file sync	48,153	35.7K	741	28.8	Commit
DB CPU		35.1K		28.4	
gc buffer busy acquire	14,845	25.8K	1735	20.8	Cluster
gc cr block busy	35,468	12.2K	344	9.9	Cluster
direct path read	1,216,736	4701.7	4	3.8	User I/O
gc buffer busy release	2,443	3239.2	1326	2.6	Cluster
log file switch completion	546	3131.6	5736	2.5	Configuration
gc current block busy	756	2320.2	3069	1.9	Cluster
db file sequential read	92,283	421.1	5	.3	User I/O
buffer busy waits	637	325.5	511	.3	Concurrency

图 5-5-1　log file sync 等待事件的延迟

21时44分24秒	dev252-11	0.00	0.00	0.00	0.00	0.00	0.00	0.00	0.00
21时44分24秒	dev252-12	28.00	176.00	609.00	28.04	0.02	0.68	0.61	1.70
21时44分24秒	dev252-13	30.00	208.00	401.00	20.30	0.45	1015.80	14.97	44.90
21时44分24秒	dev252-14	3.00	2.00	1.00	1.00	0.00	0.33	0.33	0.10

图 5-5-2　磁盘 I/O 延迟达到了 1 000 毫秒

　　log file sync 等待时间与什么有关呢？RAC 架构中,LMS 进程发送数据块前,远程节点可能触发 LGWR 进程写日志,这是因为预写日志机制。一个前台进程从另一个实例请求一个块时,所有的与块相关联的 REDO 记录必须在传输块之前刷新到磁盘,写完之后才会将请求的数据块返回给对方,而这个过程引起的等待事件就是 log file sync,图 5-5-3 完整地呈现了这个过程。

　　此时小 L 对故障原因非常肯定,此次故障是存储性能异常导致 LGWR 进程工作效率差,引起的整套数据库集群性能严重下降,随后联系管理存储的同事小 C 进行问题排查,最后发现存储交换机有端口异常。鉴于端口都做了冗余,小 C 禁用该异常端口后集群瞬间恢复正常,如图 5-5-4 所示。

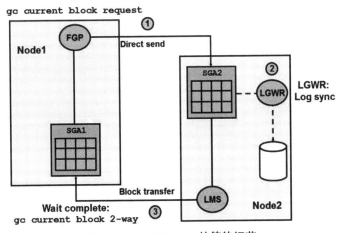

图 5-5-3　log file sync 的等待细节

187

```
2022/08/29-02:23:40, [C4-1040], 2944, CHASSIS, WARNING, G620, Multi RDY/Frame Loss detected on Slot 0, Port 47(16) m_rdy(0x3)/m_frame(0x0). Link Reset done.
2022/08/29-02:23:40, [C4-1014], 2945, CHASSIS, WARNING, G620, Link Reset on Port S0,P47(16) vc_no=0 crd(s)lost=5 auto trigger.
2022/08/29-02:23:40, [C4-1040], 2946, CHASSIS, WARNING, G620, Multi RDY/Frame Loss detected on Slot 0, Port 47(16) m_rdy(0x3)/m_frame(0x0). Link Reset done.
2022/08/29-02:23:49, [C4-1014], 2949, CHASSIS, WARNING, G620, Link Reset on Port S0,P47(16) vc_no=0 crd(s)lost=3 auto trigger.
2022/08/29-02:23:49, [C4-1040], 2950, CHASSIS, WARNING, G620, Multi RDY/Frame Loss detected on Slot 0, Port 47(16) m_rdy(0x0)/m_frame(0x2). Link Reset done.
2022/08/29-02:24:15, [C4-1014], 2951, CHASSIS, WARNING, G620, Link Reset on Port S0,P47(16) vc_no=0 crd(s)lost=2 auto trigger.
2022/08/29-02:24:15, [C4-1040], 2952, CHASSIS, WARNING, G620, Multi RDY/Frame Loss detected on Slot 0, Port 47(16) m_rdy(0x4)/m_frame(0x0). Link Reset done.
2022/08/29-02:42:18, [C4-1014], 2954, CHASSIS, WARNING, G620, Link Reset on Port S0,P47(16) vc_no=0 crd(s)lost=4 auto trigger.
2022/08/29-02:42:18, [C4-1040], 2955, CHASSIS, WARNING, G620, Multi RDY/Frame Loss detected on Slot 0, Port 47(16) m_rdy(0xe)/m_frame(0x0). Link Reset done.
2022/08/29-02:45:31, [C4-1014], 2966, CHASSIS, WARNING, G620, Link Reset on Port S0,P47(16) vc_no=0 crd(s)lost=14 auto trigger.
2022/08/29-02:45:31, [C4-1040], 2967, CHASSIS, WARNING, G620, Multi RDY/Frame Loss detected on Slot 0, Port 47(16) m_rdy(0x5)/m_frame(0x0). Link Reset done.
2022/08/29-02:45:48, [C4-1014], 2968, CHASSIS, WARNING, G620, Link Reset on Port S0,P47(16) vc_no=0 crd(s)lost=5 auto trigger.
2022/08/29-02:45:50, [C4-1040], 2970, CHASSIS, WARNING, G620, Multi RDY/Frame Loss detected on Slot 0, Port 47(16) m_rdy(0x0)/m_frame(0x2). Link Reset done.
2022/08/29-02:45:50, [C4-1014], 2971, CHASSIS, WARNING, G620, Link Reset on Port S0,P47(16) vc_no=0 crd(s)lost=2 auto trigger.
2022/08/29-13:20:59, [C4-1014], 2976, CHASSIS, WARNING, G620, Link Reset on Port S0,P47(16) vc_no=0 crd(s)lost=2 auto trigger.
2022/08/29-13:21:10, [C4-1040], 2981, CHASSIS, WARNING, G620, Multi RDY/Frame Loss detected on Slot 0, Port 47(16) m_rdy(0x0)/m_frame(0x3). Link Reset done.
2022/08/29-13:21:13, [C4-1014], 2982, CHASSIS, WARNING, G620, Link Reset on Port S0,P47(16) vc_no=0 crd(s)lost=2 auto trigger.
2022/08/29-13:21:13, [C4-1040], 2983, CHASSIS, WARNING, G620, Multi RDY/Frame Loss detected on Slot 0, Port 47(16) m_rdy(0x0)/m_frame(0x0). Link Reset done.
2022/08/29-13:21:16, [C4-1014], 2984, CHASSIS, WARNING, G620, Link Reset on Port S0,P47(16) vc_no=0 crd(s)lost=10 auto trigger.
2022/08/29-13:21:16, [C4-1040], 2985, CHASSIS, WARNING, G620, Multi RDY/Frame Loss detected on Slot 0, Port 47(16) m_rdy(0x2)/m_frame(0x0). Link Reset done.
2022/08/29-13:21:16, [C4-1014], 2986, CHASSIS, WARNING, G620, Link Reset on Port S0,P47(16) vc_no=0 crd(s)lost=2 auto trigger.
2022/08/29-13:21:21, [C4-1040], 2988, CHASSIS, WARNING, G620, Multi RDY/Frame Loss detected on Slot 0, Port 47(16) m_rdy(0x0)/m_frame(0x2). Link Reset done.
2022/08/29-13:21:21, [C4-1014], 2989, CHASSIS, WARNING, G620, Link Reset on Port S0,P47(16) vc_no=0 crd(s)lost=2 auto trigger.
DS6620_4_DN_DR:FID128:admin>
```

图 5-5-4　log file sync 的等待细节

【案例总结】

1. OracleRAC 集群是目前比较成熟的高可用方案,但该架构对网络、存储等要求较高,稳定的硬件环境才能让数据库集群运行得更加从容,实际经验告诉我们,当集群出现故障时,不要总盯着数据库问题做优化整改,往往可能是硬件环境问题引起的数据库故障。

2. OracleRAC 是一种很复杂的架构,DBA 应该对此架构深入学习,其中理解 Cache Fusion 以及与之相关的集群后台进程对于优化和故障排查 RAC 环境至关重要。

案例 6

存储异常掉电数据库坏块后的灾备系统快速恢复

【案例概述】

案例关键词:异常断电　存储服务器宕机　数据库灾备　系统切换

数据风险无时不在,无处不在,谁也不能预测关键数据和关键业务会在什么时候发生灾难事故。事故一旦发生,造成的损失是无法估量的。因此,如何做好医院业务数据保护,当灾难性故障发生时仍能保持数据的安全性、完整性、可用性,是医院面临的重大挑战。

小 L 前段时间就很不幸遇到了存储服务器宕机事件! 但是,该事件并没有造成任何损失,医院的业务系统快速恢复正常运作,这全依赖于早期部署的数据库灾备系统,真正是不幸中的万幸。

【案例还原】

目前,医院现有的应用服务器、数据库服务器、存储器等信息设备承载了包括 HIS、PACS、LIS、HRP 等多套核心业务数据系统。随着新业务系统越来越多,业务数据系统所面临的风险也日益增加。所以,业务数据安全性和高可用性,一直被医院作为信息化建设的重点。

然而,在日常工作中,总有一些不可预测的风险发生。前段时间小 L 所在医院就很不幸地发生了数据存储服务器宕机事件,因为异常断电,导致存储服务器宕机,业务系统停顿。当服务器启动后,发现 ORACLE 数据库后台报错,数据库文件出现大量坏块,ASM 磁盘无法进行挂载和读写,主要报错信息如下。

NOTE: a corrupted block from group FRA was dumped.
ORA-15196: invalid ASM block header [kfc.c: 26368].
ERROR: too many offline disks in PST(grp 2).
NOTE: messaging CRPI to quiesce pins UniX process pid: 390279.
NARNING: Offline for disk FRA_0000 in mode 0x7f failed.

在确定故障原因之后,医院信息部门迅速召集存储厂商进行修复,由于存储服务器故障硬件修复需要较长时间,无法满足业务高可用要求。当务之急是找到解决问题的办法,迅速恢复业务数据库系统。

　　所幸在系统建设之初,医院就提前规划了核心数据库宕机风险应对措施,在早期采用了一体化解决方案,建立了一套数据库灾备系统。灾备系统能够在生产系统发生故障时快速接管用户的数据库,保障业务系统连续运行;当故障修复后,能够把新增的业务数据同步到生产系统中,并对数据一致性进行校验,当确认两边数据一致后,切换到生产系统运行。

stbhisdb(从)
数据库IP:
状态:运行正常
误操作恢复:开启
数据库状态:MOUNTED
数据库最新归档日志(线程1)序列:8240
数据库当前应用(线程1)序列:8241
数据库当前应用(线程1)时间:2021-05-0816:07:31
数据库当前应用(线程2)时间:2021-03-24 20:59:04
scn:137****65
数据库最早保证还原点时间:2021-05-0417:45:13
闪回空间使用率:10.0
backup状态:off
backup开启时长(秒):0
传输模式:同步

图 5-6-1　容灾平台同步状态图

　　小L查阅了异地机房的灾备系统平台,监控到其同步状态如图 5-6-1 所示。

　　平台显示数据的同步状态为断电前一刻的状态,小L立刻切换至异地机房的容灾平台,完成灾难切换和业务接管,具体过程如下。

　　第一步:利用切换模板对切换执行顺序进行编排,如图 5-6-2 所示。

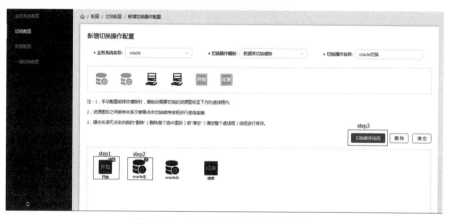

图 5-6-2　灾备系统切换顺序连线图

　　第二步:通过设置一键切换配置,建立切换任务,选择好关联的数据库系统,完成切换前的所有准备动作,配置界面如图 5-6-3 所示。

　　第三步:进入切换页面,选择要执行的切换操作名称,选择灾难切换,点击"执行"开始切换,切换与执行过程如图 5-6-4、图 5-6-5 所示。

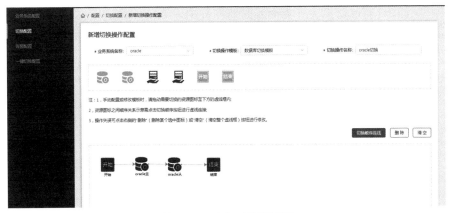

图 5-6-3　灾备系统配置图

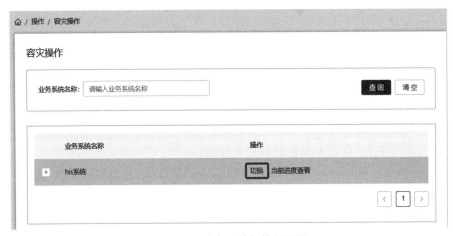

图 5-6-4　灾备系统切换界面图

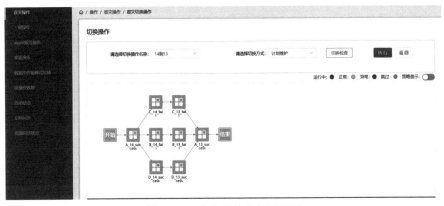

图 5-6-5　灾备系统执行界面图

第四步:通过切换大屏界面实时监控数据库系统切换进度,最后顺利完成切换,生产系统业务快速恢复,如图 5-6-6 所示。

开始 →	202_64	→	202_59	→	结束
报错消息		切换进度		切换日志	
当前切换无异常		100% 实际耗时:6分23秒		2020-05-08 11:08:16	资源类型:database 资源名称:202_59执行成功
				2020-05-08 11:05:57	资源类型:database 资源名称:202_59开始执行
				2020-05-08 11:05:57	切换恢复。
				2020-05-08 11:04:18	资源类型:database资源名称:202_64执行成功

图 5-6-6 容灾平台监测平台

最后,通过灾备系统顺利完成数据库切换和业务接管,实现了业务系统连续性、高可用性,数据零丢失,保障了业务系统正常运行,高效解决了本次存储器宕机事件。

【案例总结】

1. 做好数据库灾备系统建设,保障医院系统数据的完整性、可用性、安全性,为业务系统稳定运行提供安全服务。

2. 数据库灾备系统能够将部分数据处理任务分离至灾备系统,减轻生产系统上的工作负载,提升整体数据运作性能。

3. 结合数据库灾备系统,定期开展容灾应急演练,日常训练有素,遇到问题才能临危不乱,提高医院信息部门的应急处理能力。

案例 7

数据库查询语句问题导致存储交换机端口流量堵塞

【案例概述】

案例关键词:存储带宽不足　IO 延迟　数据库　SQL 语句

块存储和数据库是一组黄金搭档,因为块存储有着低延迟、大带宽、性能强且稳定性高的特点,这完全符合数据库对数据存取高要求的标准。然而现实中再强大的存储也抵不住一个数据库无限索取、非理性压榨,下面要讲的是关于在存储带宽被耗尽后如何顺藤摸瓜找出"主凶"的故事。

【案例还原】

医院近期每天在早 8 :00~8 :30 摆药机、ODS、DY 等多个业务系统发生性能降低现象,小 L 看到主机日志里面也出现了磁盘 I/O 方面的报错,很显然导致这个问题的原因无非就是出现在主机、存储、交换机三者之间,最好的办法就是同时检查,揪出异常信息。

下面就从这三个层面逐步递进找出问题的原因。

1. 存储层面　关联存储是存储群中的一台存储 A 和存储 B。

(1)存储 A

日志:无其他硬件故障及异常信息。

性能:RAID 组 RG182(对应 HDP pool 6)繁忙度较高,后端硬盘由 10 个 3TB 的 SATA 盘组成,硬盘资源略显不足,其他 RAID 组正常。

这个现象不足以造成业务缓慢的性能问题(长时间 100% 的繁忙度才会)。

图 5-7-1 是 RG182(最高的这条线)稍显繁忙。

分析 1 :没有从存储 A 上发现特别异常且有价值的信息,当前存储 A 运行正常,由此可以排除存储 A 为"主凶"的可能。

(2)存储 B

日志:当前无硬件故障及其他异常信息。

性能:从存储的性能监控界面上看,1E 口上长期维持在 1.6gb 的带宽流量,该端口是 16GB 的 SFP 模块,目前流量处于顶格运行,如图 5-7-2 最高流量横线所示。其他端口都正常。

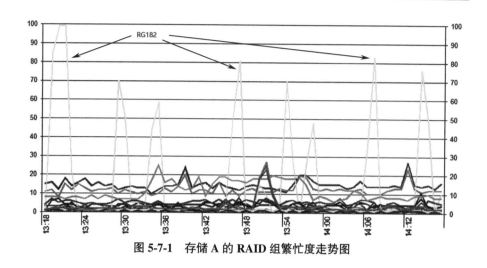

图 5-7-1 存储 A 的 RAID 组繁忙度走势图

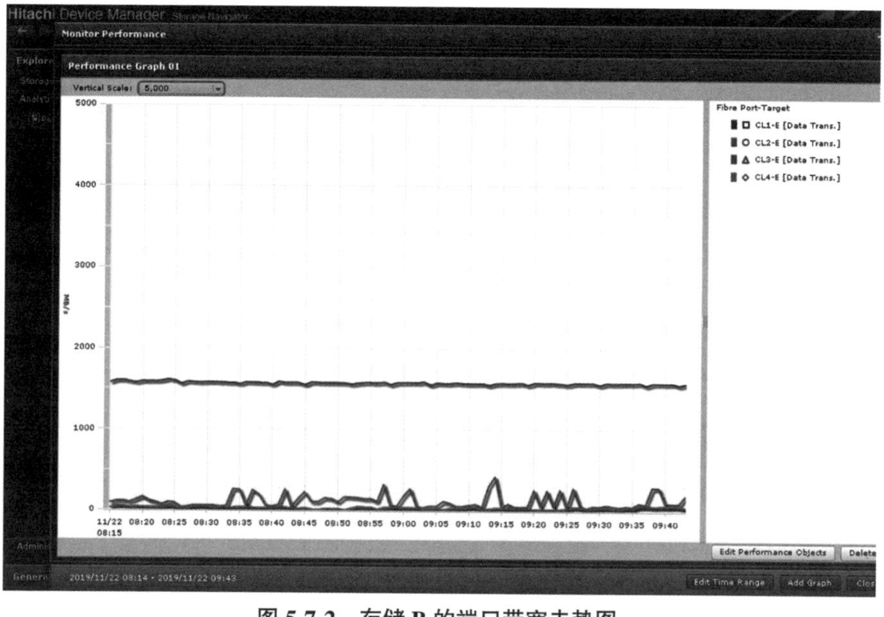

图 5-7-2 存储 B 的端口带宽走势图

　　分析 2：存储 B 本身不存在问题，但发现了异常信息。存储 1E 口的带宽如此平稳地停留在 1.6gb 的顶格位上，肯定不正常。如果是正常业务引发的高流量，不会这么平稳，因为业务访问是有高峰和低谷区间的。

　　那到底是谁占用了这么大的流量呢？

　　经过在存储 B 上查询，是 00：03：22 这个卷，它归属 ODS 主机。

　　综上可以判断，ODS 前端业务感知慢的原因不是硬件故障所致，而是某种

194

软件方面的,是主机需求异常所致,抢占了该端口所有带宽。

那 ODS 这台主机为什么要发出这么大的 IO 请求呢?

2. 交换机层面

拓扑结构:当前 SAN 网络一共 10 台交换机,每 5 台一组,两组的架构拓扑是一样的,下面只展示其中一组,以有明显异常流量的 SW8 为中心通过图 5-7-3 所示。

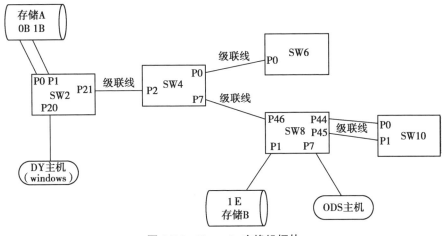

图 5-7-3 Brocade 交换机拓扑

日志:当前无硬件故障及其他异常信息。

性能:图 5-7-4 是交换机每秒端口读流量的监控,可以明显看到 Port1 是持续 1.6g 顶格流量在运行的,该端口对应的就是 G400 存储的 1E 口。

分析 3:这个和图 5-7-2 看到的最高流量线持续在 1 600MB 左右的现象刚好吻合。进一步佐证了分析 2 的判断。

3. 主机层面 目前已经把根源定位到 ODS 主机,上面运行的是 Oracle 数据库。

现在要做的是查询发起这个 IO 请求的进程是来源于 OS 本身的服务进程还是 Oracle 相关的进程,以此来进一步定位是 OS 还是 Oracle 的问题。

通过 ps 命令查 cpu、mem、user 的使用情况,过滤出问题出在 Oracle 进程上。

0	1	2	3	4	5	6	7	8	9	10	11	12	13	14	15
0	1.7g	30.8m	28.9m	29.6m	347.4k	200		31.0k	0	8.7m	1.5m	163.1k	170.9k	50.1m	0	0

16	17	18	19	20	21	22	23	24	25	26	27	28	29	30	31
34.3k	5.1k	0	300	0	0	24.6m	12.7k	0		0	9.5m	1.2m	23.2m	1.6m	63.0m	0

32	33	34	35	36	37	38	39	40	41	42	43	44	45	46	47	Total
38.6m	29.1m	0	0	700	0	14.0k	0	0	3.7k	137.8k	148.9k	0	0	229.9k	27.2k	2.0g

0	1	2	3	4	5	6	7	8	9	10	11	12	13	14	15
0	1.6g	39.8m	25.2m	37.6m	187.8k	400	97.2k		8.9m	295.7k	219.1k	111.0k	89.4m	0	0

16	17	18	19	20	21	22	23	24	25	26	27	28	29	30	31
2.4k	31.0m	800	0		0	4.9k	0	4.3k	4.1m	80.6k	35.5m	789.5k	57.0m	0	

32	33	34	35	36	37	38	39	40	41	42	43	44	45	46	47	Total
69.8m	30.7m	1.1k	0	0	1.4k	13.9k	0	0	0	12.0k	0		0	58.8k	89.5k	2.1g

图 5-7-4　Brocade 交换机端口带宽监视图

找到 DBA 问询近期有没有发生过变更,起初的答复是没有,后面在他更仔细检查中才发现,原来他动过部分 SQL 语句,其中一条高频的 SQL 语句获取数据每次都是直接从硬盘读取,由此引发了大量不间断的高流量请求。

解决办法

优化 SQL 语句,改成一次批量获取需要的数据放置在内存。

效果

优化完成后极大降低了数据来往的次数,00 : 03 : 22 这个卷的数据传输量由原来的 1.6GB 降到几十 MB,交换机的 port 1 也从原来的 1.6GB 顶格流量降到几十 MB。之后再没有出现业务系统性能问题,主机也没有再出现盘报错。

解开疑惑

问题　从交换机的拓扑图可以得知存储 A 和 DY 业务主机与存储 B 没关系,也与 ODS 主机不在一个交换机下,为什么会受到影响?

解答　因为 ODS 业务是一个实时与其他业务同步数据的应用,也就是说 DY 业务每一笔新数据都会同步到 ODS 主机上.由于 ODS 自身有大量 IO 未处理完成,IO 等待队列很长,所以 DY 业务主机与 ODS 主机间的数据同步就无法顺利完成,从而拖慢了对外服务的响应时间。

【案例总结】

1. 故障排查要有分模块的框架思维,由大范围逐步缩小,最后聚焦要点。

2. 着眼长期的基础架构设计很重要,此案例中暴露出两个问题。

(1)交换机层级太多,业务数据往来都是跨交换机的话,那出故障的风险会成倍增加,排查故障的难度也更大。

（2）没有去中心化，ODS 这种特殊应用最好是分开在几个不同的主机上完成，或者由同步改为异步。

3. 业务系统发生的任何变更都应该详细记录在案，方便相关责任人回查核对。

案例 8

异常断电导致虚拟化存储状态异常

【案例概述】

案例关键词:ESXi　数据存储　异常断电　多路径状态　锁模式

在 VMware vSphere 环境中,可以利用集群 HA 和 DRS 这两项高级功能特性实现虚拟机的高可用性和资源的动态分配,但这两项功能依赖共享数据存储。集群中的 ESXi 主机通常都连接同一个共享数据存储,这样可以保证某个 ESXi 主机出现故障,集群中其他正常的 ESXi 主机可以接管它上面的虚拟机,如果配置了高可用性(high availability,HA)功能,集群会自动将主机上的虚拟机在正常主机上重新开机。如果集群中某个 ESXi 主机负载过高,而其他 ESXi 主机负载较低,可以开启集群的分布式资源调度(distributed resource scheduler,DRS)功能,让它自动调整虚拟机的分布,使集群中的 ESXi 主机的资源利用率更加平衡,避免某个主机成为热点主机。

【案例还原】

某日下午,医院的生产机房由于电源柜故障,导致 ESXi 主机和存储设备异常断电。在排除故障恢复供电后,小 L 及时按照先存储后 ESXi 主机的顺序,对断电的存储设备和 ESXi 主机进行了开机。然而在开机完成后,小 L 发现某个集群内有 3 台 ESXi 主机出现了内存使用情况告警,而剩余的 2 台 ESXi 主机内存使用率则比较低。

小 L 检查发现该集群的 DRS 功能处于开启状态,并且为全自动模式,并且虚拟机都是放置在所有 ESXi 均能够访问的共享数据存储上,通常情况下是不会出现部分主机内存使用率过高而部分正常这种状态的。当小 L 想通过手动迁移的方式将部分内存占用率很高的虚拟机迁移至其他内存使用率比较低的 ESXi 主机时,发现竟无法迁移。通过进一步检查,小 L 发现内存使用率比较低的 2 台 ESXi 主机的部分数据存储变成了"未连接"状态,如图 5-8-1 所示,而这部分存储则是由异常断电的那台存储设备所提供的。

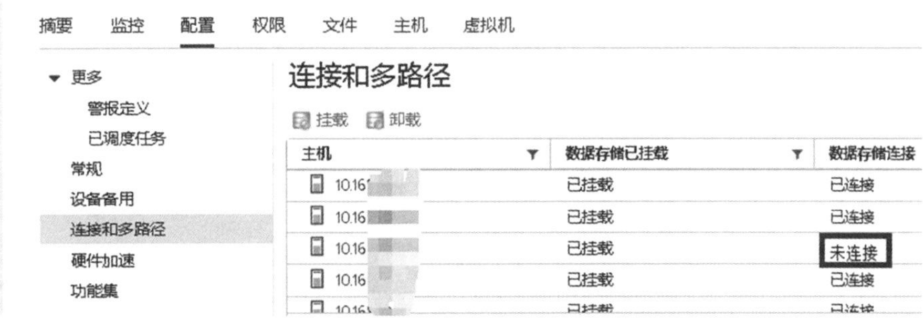

图 5-8-1　主机的数据存储连接状态为"未连接"

小 L 使用 SSH 连接到数据存储连接状态为"未连接"的 ESXi 主机上，执行相关命令，发现数据存储虚拟机文件系统（virtual machine file system，VMFS）锁模式状态为"ATS+SCSI"，如图 5-8-2 所示，在正常情况下该存储对应的 VMFS 锁状态应该是 ATS。

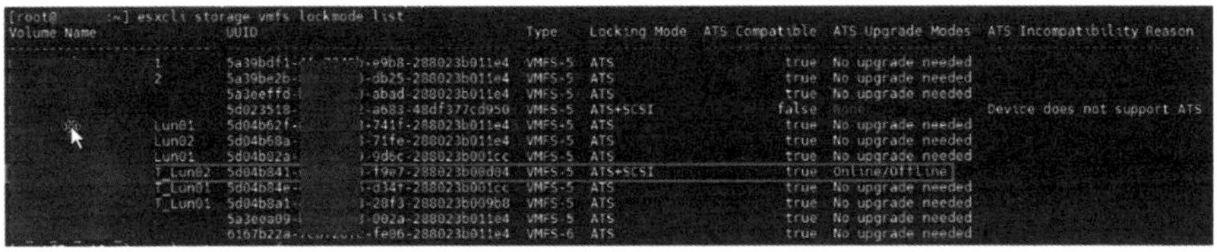

图 5-8-2　数据存储的锁模式为"ATS+SCSI"

继续检查该 VMFS 对应的多路径状态，有一部分多路径状态变成了"dead"状态，如图 5-8-3 所示，而其他 VMFS 对应多路径状态均是正常状态。

由于 VMFS 的锁状态为"ATS+SCSI"，SCSI 锁在执行需要元数据保护的操作时将锁定整个存储设备，直到操作执行完后才会释放 SCSI 锁，继续执行其他操作。小 L 怀疑可能是异常断电导致宿主机的虚拟机进程还有 SCSI 锁残留在 VMFS 上，实际上这些虚拟机都已经在其他主机上开机了，于是通过数据存储的 uuid 查找对应残留的虚拟机进程并结束，如图 5-8-4 所示。

结束异常主机上所有残留的虚拟机进程后，在异常主机上重新扫描数据存储，如图 5-8-5 所示。

```
[root@Esxi16:~] esxcli storage vmfs host list -l "VV_NL_R6_DR8440_14T_Lun02"
Unable to query users of VMFS volume: No such file or directory
[root@Esxi16:~] esxcli storage vmfs host list -l VV_NL_R6_DR8440_14T_Lun02
Unable to query users of VMFS volume: No such file or directory
[root@Esxi16:~] esxcli storage vmfs  host list -l "VV_NL_R6_DR8440_14T_Lun02"
Unable to query users of VMFS volume: No such file or directory
[root@Esxi16:~] esxcli storage core path list -d naa.60002ac00000000000000009000237b6|grep State
    State: active
    State: active
    State: dead
    State: dead
    State: dead
    State: dead
    State: active
    State: active
    State: dead
    State: dead
    State: dead
    State: dead
    State: dead
    State: active
    State: active
    State: dead
    State: active
    State: dead
    State: dead
    State: active
    State: active
    State: active
    State: dead
    State: dead
    State: active
    State: active
    State: dead
    State: dead
    State: dead
    State: active
```

图 5-8-3　部分多路径变成了"dead"状态

```
[root@Esxi16:~] esxcli vm process list|grep -B 4 5d04b841-0a1ab050-f9e7-288023b00d04
   Process ID: 0
   VMX Cartel ID: 82071471
   UUID: 42 3f 84 ba f2 b3 0c c7-49 fc 43 f0 ac 6c b6 81
   Display Name:       120
   Config File: /vmfs/volumes/5d04b841-0a1a       7-288023b00d04/HF     5T_120/H      5T_120.vmx
```

图 5-8-4　找到异常主机上残留的虚拟机进程

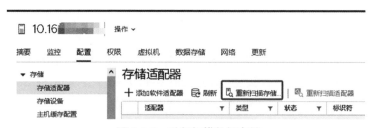

图 5-8-5　重新扫描数据存储

再次检查数据存储状态,已经变为了正常状态,如图 5-8-6 所示,并且 VMFS 的锁模式也由"ATS+SCSI"变回了正常的"ATS",如图 5-8-7 所示,DRS 全自动功能恢复正常使用,及时的均衡了相关 ESXi 主机的内存使用率。

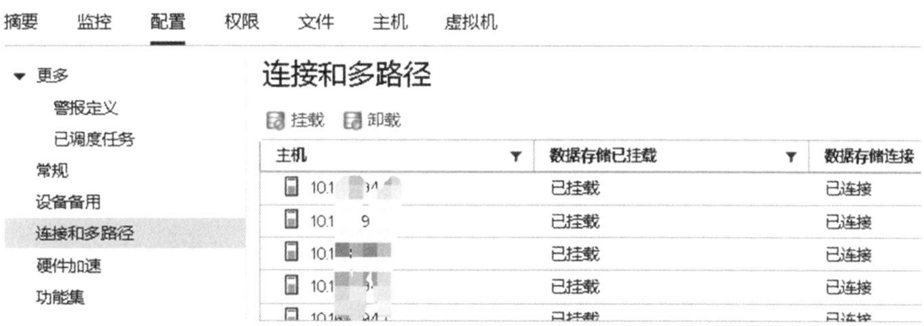

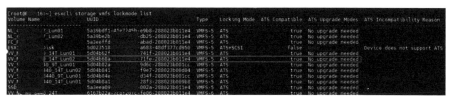

图 5-8-6　数据存储变为已连接状态

图 5-8-7　数据存储的锁模式为"ATS"

【案例总结】

1. 在共享存储的 vSphere 环境中，当多台 ESXi 主机访问同一个 VMFS 存储时，将使用特定的锁定机制，这些锁定机制可以防止多台 ESXi 主机同时写入元数据并确保不会发生数据损坏。根据 VMFS 数据存储的配置和底层存储的类型，VMFS 数据存储可能使用不同类型的锁定机制，可能以独占方式使用 ATS（原子测试和设置）锁定机制，也可能使用 ATS+SCSI。但是要注意，在同一个集群环境中正常状态下应该仅使用其中一种锁定模式。

2. 由于存储设备和 ESXi 异常断电，就有可能导致在同一个集群中不同 ESXi 主机中连接的同一个 VMFS 数据存储出现两种锁定机制，导致使用异常。为此应尽量避免存储设备和主机突然断电，比如通过使用 UPS 为设备供电，或者手动以先关闭 ESXi 主机后再关闭存储的顺序进行关机，否则有可能出现除上述情况外的 VMFS 卷损坏、虚拟机文件损坏等情况。

案例 9

核心存储阵列断电后无法开机

【案例概述】

案例关键词:存储断电　双活失效　开关机顺序

开机和关机操作貌似简单,其实在大部分计算机系统实际场景中包含了一系列复杂的操作,有很多细节需要关注,如内存中已修改的脏数据如何同步到硬盘、对未保存的数据执行丢弃或者是恢复操作等。在维护一些核心服务器、存储的过程中如果跳过了标准的开机和关机操作流程,直接人为断开电源,或者由于环境问题导致设备电源丢失,都有可能给 IT 系统软硬件带来灾难性影响。

【案例还原】

炎炎夏季,家家户户都靠空调保持着舒适的环境,数据中心机房内的 IT 设备也如此。某个深夜,机房的中央空调突然停止了工作,几分钟后就触发了温度过高警报,小 L 收到告警消息后赶紧跑到机房,发现核心存储阵列已经亮起了告警灯,考虑到该套存储为双活架构,另一套机房设备正常运行。在与工程部确认短时间内空调无法恢复后,为了保存设备硬件的正常和业务数据,小 L 计划对存储执行下电操作,经领导同意后,小 L 尝试使用管理口登录,发现存储无法访问,随后只能先手动断开阵列的电源线以关闭阵列。幸得早先搭建了双活数据中心,另外一个机房的核心存储还在正常运行,这一次温度过高导致的故障暂未影响到业务,但是现在业务数据为单点运行状态,依然非常危险。

直到第二天早上 10 点左右,空调修好,机房温度也恢复正常,小 L 重新插回存储阵列的电源线以重新启动阵列,存储的硬件状态正常,但两个控制器无法正常工作,所有 LUN 的状态异常。

小 L 回顾昨晚的操作并分析日志,推测可能是由于温度过高使存储无响应,后续在断开存储电源时,没有遵循合理顺序,先断开了磁盘柜的电源,再断开控制柜的电源,导致存储没有办法正常引导,使得存储的系统层面出现了异常。小 L 抓紧联系存储厂商进行故障分析,原来是该存储在开机和关机时有一种"Power Vault"的保护机制,在存储关机时会将内存中的数据保存到非易失性闪存模块中,然后再停机,这个过程叫做 Vault Save。当下次开机时,非易失性闪存模块中的数据被调入 RAM 内存,数据恢复到关机前的状态,这个过程叫做 Vault Restore。"Power Vault"保护机制依赖控制器的电池,但电池只能提供 5 分钟的供电时间,需要在这 5 分钟内将 RAM 内存中的数据紧急保存到非易失性闪存模块的数据中。

果不其然,存储厂商分析日志的时候记录了断电时的全部过程。

```
SP time (GMT)
7/20 16：01：40 NTV is set
7/20 16：01：43 Array goes offline
7/20 16：01：46 Vault save begins
7/20 16：01：46 Vault ID set to 4
7/20 16：01：48 Dir-2 is suddenly lost
7/20 16：01：54 Dir-1 is suddenly lost
7/22 02：15：02 Array power is restored
7/22 02：16：29 Vault restore begins
7/22 02：16：29 SLICs are set to restore vault image 4
7/22 02：16：31 Regions fail to restore, DIF error on all fields
7/22 02：16：46 Co-ordinated restore of region fails
7/22 02：16：51 All regions fail to restore on both directors
7/22 02：16：51 All slices drop to DD from restore fail
```

上述分析反映出当时的断电关机操作太过匆忙,小 L 直接断开了连接到控制器的磁盘柜电源,他不应第一时间拔电源线(控制器与电池之间的电源线在任何时候都不允许随意拔掉)。

紧急关闭该存储阵列的正确做法是先关闭电池(SPS)上的开关,耐心等待 Vault Save 完成,当引擎柜的两个控制器完全停止运行后,再拔掉与机柜 PDU 直连的所有电源线(包括磁盘柜的电源线)。

最后存储厂家给出的方案是使用脚本来执行元数据恢复,该方法耗时较长,通过磁盘中保存的数据来尽可能地恢复 Vault Save 失败而消失的内存数据,但原来处于内存中的部分数据会有所丢失,在恢复过程中将重置 deferred table rebuild(DTR)位并从磁盘中重新创建所有 cache ID 表。完成元数据恢复后,重新对存储阵列的双活架构进行配置,恢复原有的存储双活架构。

【案例总结】

1. 在数十年的信息技术发展中,计算机系统将复杂的操作融合到了一个简单的步骤中,但简单的步骤往往会被轻视或忽略,小 L 经过了此次故障后更是深有体会,不能漏掉每一个细节,忙中出错是由于对基础知识了解不够深入,才会作出错误的判断。

2. 举一反三,不单是核心的存储系统需要遵循标准的流程来进行开关机操作,服务器、数据库软件也要按照标准流程来执行关闭和打开操作。

3. 双活数据中心是必要的,特别是跨楼宇、跨机房双活架构,能够有效预防单楼宇、机房故障导致业务影响和数据丢失。

第六章

超融合与虚拟化类故障分析与处理

案例 1

超融合平台磁盘误操作导致更大故障

【案例概述】

案例关键词:vSphere vSAN 超融合 硬盘故障 强制重启

随着虚拟化在医院的逐步推广应用,超融合作为较为成熟的解决方案,以其敏捷部署备受医院的青睐。超融合可谓"麻雀虽小五脏俱全",虚拟化该有的组成部分都有,运维起来也没有那么简单。这不,小 L 这次就因为一个简单的小故障,由于处置不当引起了不必要的生产事故,可谓教训惨重。

【案例还原】

某日小 L 收到监控平台的短信,提示部分业务状态异常,小 L 和业务管理员联系后,确认部分超融合平台支撑业务存在异常。小 L 立刻登录超融合管理平台,发现 vSAN 集群其中一个节点提示存储硬盘状态异常。同时,vSAN 集群上的多台节点开始逐渐出现和管理平台断开的现象,如图 6-1-1 所示。

小 L 马上通知供应商的超融合平台管理员工程师 S,请工程师 S 工尽快处理。工程师 S 由于缺

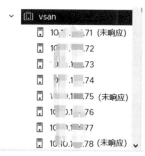

图 6-1-1 vSAN 集群节点未响应

205

少故障处理经验,没法第一时间正确处理故障,问题无法解决,导致业务长时间未能恢复。随着业务受影响的时间越来越长,工程师 S 受到的压力越来越大。于是,工程师 S 做了一个极为错误的决定:强制重启全部在管理平台上未响应的节点。随着全部未响应的节点被强制重启,vSAN 集群上的其他正常的虚拟机大量提示无法访问,受影响的业务变得比强制重启之前更多。

这时,工程师 S 已知道自己无法处理 vSAN 平台的故障,只能通知小 L。小 L 马上联系 VMware 厂家要求提供支持。VMware 厂家就近派遣了工程师到现场支持,通过检查确认,vSAN 集群内的多台节点由于被强制重启,为了保证数据的一致性,vSAN 把存储上的数据锁定并重新进行验证,验证过程中的数据将会无法访问。

随着数据逐渐验证完成,无法访问的虚拟机也逐渐恢复了访问。VMware 工程师在把故障硬盘上的数据迁移走并卸载后,本次的故障也全部解决。但整个过程耗时约 16 小时,医院的业务深受影响。

本次案例中暴露出一个严重问题。超融合平台管理员并不熟悉 vSAN 故障响应的方法。本次故障原本只需要把故障硬盘的数据迁移并卸载就能快速解决,却最终导致严重的生产事故。

对于大多数的存储系统,故障通常被标识为临时、永久或未知。VMware vSAN 故障分为“不存在”,即所有路径关闭(all-paths-down,APD),或“降级”,即永久性设备丢失(permanent device loss,PDL)。降级状态是指已知设备出现故障,同时认为它不太可能重新恢复正常。在这种情况下,数据重建将立即开始。如硬盘遇到写入故障,硬盘控制器报告故障。

然而并非所有设备故障都是永久性的。事实上,设备暂时丢失并可能恢复的情况很常见。缺席状态是指设备失去连接,并且 vSAN 无法确定它是否会恢复。默认情况下,这些重建会延迟 1 小时,以确定它们是否为暂时性的。这将避免不必要的重建操作,这些重建操作可能影响群集的 IO 性能,或导致恢复到正常状态的时间更长。如主机重新启动、崩溃、断电或网络或驱动器断开连接。管理员可以调整 vSAN 在开始重建数据以重新建立与存储策略的合规性之前等待的时间。在 VMware vSAN 出现硬盘故障时,了解 vSAN 如何响应各种故障情况非常重要。

vSAN 故障响应场景如表 6-1-1 所示。

表 6-1-1　vSAN 故障响应场景

场景	vSAN 行为	影响 / 观察到的 VMware HA 行为
缓存磁盘故障	磁盘组标记为故障,其上存在的所有组件将在另一个磁盘组上重建	VM 将继续运行
容量磁盘故障(重复数据删除和压缩开启)	磁盘组标记为故障,其上存在的所有组件将在另一个磁盘组上重建	VM 将继续运行
容量磁盘故障(重复数据删除和压缩关闭)	标记为故障的磁盘,其上存在的所有组件都将在另一个磁盘上重建	VM 将继续运行
容量磁盘故障(仅压缩打开)	标记为故障的磁盘,其上存在的所有组件都将在另一个磁盘上重建	VM 将继续运行
磁盘组故障 / 脱机	磁盘组上存在的所有组件都将在另一个磁盘组上重建	VM 将继续运行
RAID/HBA 卡故障	HBA/RAID 卡支持的所有磁盘组都将标记为不存在,并且存在的所有组件都将在其他磁盘组上重建	VM 将继续运行
主机故障	vSAN 会将主机上的组件标记为不存在,如果主机未恢复,则在 60 分钟后启动组件重建	如果在另一台主机上,VM 将继续运行。如果虚拟机与故障在同一主机上运行,则将重新启动虚拟机的 HA
主机隔离	vSAN 会将主机上存在的组件标记为不存在,如果主机未重新联机,则会在 60 分钟后启动组件重建	如果在另一台主机上,VM 将继续运行。如果虚拟机与故障在同一主机上运行,则将重新启动虚拟机的 HA

【案例总结】

1. 不要随意强制重启超融合平台的节点。在某些特殊故障情况下,超融合节点的管理服务可能出现异常现象,但这时虚拟机大多数的状态是正常的,慌乱强制重启超融合节点对超融合平台影响更大。

2. 和传统的共享存储一样,放置核心数据的超融合产品建议购买原厂技术支持服务,数据安全无价。

3. 加强核心基础设施运维管理人员技术培训,完善运维故障咨询、审批管理机制,运维人员做任何操作都应了解操作之后可能带来的影响和后果。

案例 2

超融合平台临时单副本导致数据丢失

【案例概述】

案例关键词：vSphere　vSAN　超融合　多副本　数据备份

保证超融合平台上数据高可用的机制是把数据复制多个副本，并把多个副本分布在超融合平台上不同的超融合节点上实现。

目前大多数生产业务场景使用到的副本为 2 副本。使用 2 副本，超融合平台最少需要部署 3 台超融合节点。如果需要使用 3 副本，超融合平台最少需要部署 5 台超融合节点。2 副本能在 1 台超融合节点故障的情况下保证数据高可用，但需要消耗 200% 的存储资源；3 副本能在 2 台超融合节点故障的情况下保证数据高可用，但需要消耗 300% 的存储资源。如果忽略副本数量变更带来的风险，则可能导致最严重的后果，数据永久丢失。

【案例还原】

某日小 L 例行巡检发现用于存储 PACS 影像数据的 Centos6.9 服务器的 P 分区采用的是 ext4 文件系统，使用空间已达到该文件系统格式最大容量，小 L 已无法对 P 分区进行扩容。在和软件供应商进行沟通后，软件当前版本目前无法将数据目录指向多个分区，因此计划新建一台虚拟机，新建虚拟机的 P 分区更换为 XFS，以便支持更大的分区容量，可以把旧数据复制到新虚拟机，最终实现 P 分区的扩容。

这时候，小 L 遇到第二个问题，由于医疗图像数据需求的存储容量极大，用于放置医疗图像数据的超融合平台，剩余容量不足以新创建一台 2 副本的医疗图像数据虚拟机。再三考虑后，小 L 计划冒一个险：把旧医疗图像数据虚拟机和新医疗图像数据虚拟机的存储策略临时改为单副本（无数据冗余），降低存储消耗空间，在业务由旧虚拟机迁移到新虚拟机后，删除旧医疗图像数据虚拟机，再把新医疗图像数据虚拟机的存储策略恢复为 2 副本，如图 6-2-1、图 6-2-2 所示。

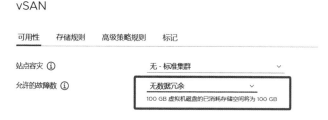

图 6-2-1　单副本策略设置

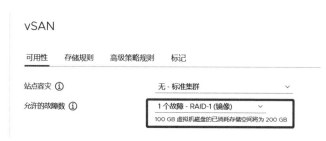

图 6-2-2　双副本策略设置

然而事与愿违,小 L 在把新旧两台虚拟机的存储策略设置为单副本,在进行数据复制的过程中,超融合平台的其中一个节点坏了 1 个硬盘。数据放置在故障硬盘上的,设置了 2 副本的虚拟机都没有受影响,通过超融合的自动修复功能很快恢复 2 副本。这个故障硬盘上也放置了新旧两台医疗图像数据虚拟机的虚拟硬盘组件,但由于虚拟机的存储策略都设置为单副本,P 分区上的数据无法访问,意味着医疗图像数据也无法访问,小 L 这时一颗心提到了嗓子眼儿,呼吸都觉得困难。

幸运的是,小 L 一直以来都十分重视数据备份,医疗图像数据每周都进行一次备份。通过恢复最近的一次备份,恢复了医疗图像数据的访问。只是恢复操作较为耗时,并且丢失了接近一周的数据,无可避免地对生产产生了影响。

【案例总结】

1. 在数据中心的运维过程中,不能心存侥幸,冒险执行操作。好运来了虽然可能省时省力,但霉运来了更大可能导致极其严重的后果,甚至没有弥补措施。维护操作应该确保每一次操作都有完善的计划和回退方案。

2. 超融合平台上的虚拟机磁盘文件会以固定大小分割成多个组件放置在各个物理硬盘上。如果一个虚拟机的磁盘文件越大,被分割的组件就越多,也就是集群内每台节点的每个硬盘上都可能放置了该磁盘文件的组件。在这种情况下,集群上任意一个硬盘故障都可能影响该磁盘文件。如未能了解副本数变更的风险,保证核心数据具有 2 副本,是最佳的方法。

3. 关注备份,重视备份。超融合的多副本技术并不能代替数据备份。要确保重要数据在生产存储外的介质具有周期性备份,并按时进行还原演练。

4. 数据备份体系建设初期,应合理估算、规划备份数据量以及备份数据窗口,才能确保技术、方案选型的科学合理。

案例 3

磁盘故障导致超融合主机紫屏

【案例概述】

案例关键词:超融合　紫屏　磁盘

超融合架构能够使用全闪和机械盘组成混合集群,充分利用各节点的计算资源、网络资源和存储资源,在相同成本下的性能和容量优于集中式存储,但这种超融合架构中如果没有做好副本规划和故障隔离,一旦某节点出现异常,则将影响整个集群的正常运行。

【案例还原】

某日上午 9 点多,在同一时间小 L 收到约 10 台虚拟机网络不可达的短信告警,登录虚拟化平台检查集群状态,发现集群中有磁盘组存在告警,磁盘组的 vSAN 运行状态显示为"不正常"(如图 6-3-1 中的磁盘组 52571d3f-422d-1d5a-a6e4-ba107b52b4ee 状态异常)。10 台虚拟机在其他主机上 HA 启动。

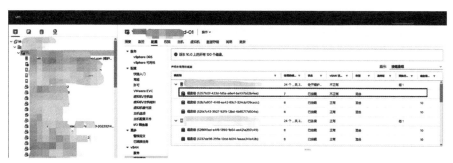

图 6-3-1　vSAN 集群磁盘组状态异常

随之检查主机状态,有一台超融合主机上的所有硬盘的状态为"已卸载"状态(图 6-3-2)。

登录主机的带外管理系统,检查有硬盘出现故障,其他硬件状态正常,查看主机控制台,发现已经出现了紫屏,如图 6-3-3 所示。vSAN 集群中使用的计算虚拟化操作系统为 VMware ESXi,一旦出现紫屏则大概率是硬件问题,通过对紫屏代码（#GP Exception 13 属于一般保护错误）的解读,进程 2097816 在对页面执行数据读写操作时发生了报错,导致主机硬件出现了紫屏。

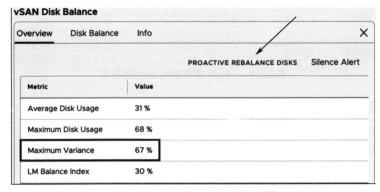

名称	驱动器类型	磁盘层	容量	vSAN 运行状况	状态
Local TOSHIBA Disk (naa.5000039ad800a08d)	HDD	容量	1.64 TB	--	已卸载
Local TOSHIBA Disk (naa.5000039ad8009afd)	HDD	容量	1.64 TB	--	已卸载
Local TOSHIBA Disk (naa.5000039ad800a091)	HDD	容量	1.64 TB	--	已卸载
Local TOSHIBA Disk (naa.5000039ad80099bd)	HDD	容量	1.64 TB	--	已卸载
Local TOSHIBA Disk (naa.5000039ad80067a9)	HDD	容量	1.64 TB	--	已卸载
Local TOSHIBA Disk (naa.5000039ad8009ff9)	HDD	容量	1.64 TB	--	已卸载

图 6-3-2　某台主机所有硬盘为"已卸载"状态

```
Vmware ESXi 6.7.0 [Releasebuild–17700523 x86_64]
GP Exception 13 in world 2097816:scs1 periodi  8x41800f9532f6
r0=0x8001003d cr2–0xeafd8 cr3=0x67f63000 cr4=8x10006
```

图 6-3-3　主机紫屏代码 #GP Exception 13

　　由于虚拟化操作系统 VMwareESXi 已经停止响应,在确定仅是硬盘出现故障后,可以使用硬重启的方式重启服务器。由于服务器的硬件故障问题仍未解决,担心还会出现紫屏现象,于是将该主机进入维护模式,使用 esxcli vsan storage remove-s naa.xxxxxxx 命令先将故障盘从 vSAN 中剔除,从磁盘组中剔除缓存盘后,该磁盘组会自动移除,并同步集群中未同步的对象。

　　待硬件厂家将新的缓存盘寄过来,小 L 检查新盘的固件版本和现网固件版本一致后,移除故障盘,换入新的缓存盘,VMware ESXi 能够正常识别到新的磁盘,随后在 vCenter 上将新的缓存盘和原有的机械盘新建磁盘组,并对 vSAN 集群容量进行重平衡,如图 6-3-4 所示,完成重平衡后,退出维护模式,故障处理完成。

vSAN Disk Balance

Overview　　Disk Balance　　Info　　　　　　　　　　　　　　　✕

PROACTIVE REBALANCE DISKS　　Silence Alert

Metric	Value
Average Disk Usage	31 %
Maximum Disk Usage	68 %
Maximum Variance	67 %
LM Balance Index	30 %

图 6-3-4　重平衡 vSAN 集群容量

【案例总结】

1. 在超融合技术日益发展的情况下,单台主机的故障会导致整个集群的容量和性能降低,并且在处理故障时应该将业务运行情况和超融合平台的故障原因、影响范围进行结合,避免在故障处理的过程中引发其他故障,导致故障扩大。

2. 在超融合集群实施前期,根据业务的规模和性能要求提前规划好集群可提供的资源,避免单个主机出现故障导致整个集群的容量和性能不满足业务的运行需求。

3. 如果对业务的可用性要求较高,应该在业务应用层面做好高可用保护机制。超融合集群的双活技术要求比较苛刻,并且对虚拟机的性能损耗较大。

4. 使用监控平台监控主机硬件状态,及时发现告警并处理问题。如可以使用监控平台监控主机的 CPU、内存、硬盘、网络等关键硬件状态,一旦发现告警,应立即进行处理,避免故障扩大。

案例4

分布式节点硬盘掉线导致虚拟机卡顿

【案例概述】

案例关键词:超融合　分布式存储　存储池　集群读写卡顿

随着医疗业务需求不断增加,传统架构下数据中心痛点逐渐暴露,为适应医疗业务系统的快速上线部署要求,超融合架构无疑是比较符合医院需求的;医院超融合平台稳定运行多年,不过最近平台发生虚拟机卡顿、请求失败问题令小 L 头痛不已。

【案例还原】

超融合通过软件定义基础架构,整合计算、存储、网络和虚拟化资源以替代传统 SAN 存储的方式来建设数据中心,医院建了某国产超融合平台,该平台分布式存储基于开源 Ceph 做了深度优化和功能开发。

某日上午 10:05 左右,小 L 接到同事反馈,其申请使用的虚拟机最近出现多次卡顿、请求异常现象,包括进入操作系统界面,操作应用的反应非常慢,其中有些操作可能要数十秒乃至分钟级才能有反馈,特别影响业务工作的开展。小 L 接到故障通知后,立刻开展排查工作,首先他检查了虚拟机的配置,发现机器资源配置是满足使用要求的,有可能是相关系统进程占用资源过多或者存储接入的问题,经验丰富的他经过排查分析后发现某存储节点大量的 osd(object storage daemon,对象存储守护程序)下线情况,导致存储池状态异常,如图 6-4-1 所示。

小 L 进一步检查发现,该存储节点宿主机通过 ping 命令其他宿主机,结果出现数据丢包现象,他马上尝试拔掉存储网口并重新 ping,发现数据丢包的情况消失,可以明确数据丢包问题是物理接口松动导致。小 L 以为找到了问题的根源,于是在该存储节点尝试通过命令重启下线状态的 osd 开启上线服务状态,结果失败。

小 L 感到非常疑惑,接着他尝试命令停止同 Bcache(block cache)的 osd 组件,发现重新启动是没有问题的,为什么会这样呢? 会不会是 Bcache 的问题呢? 离真相越来越近的小 L 决定朝 Bcache 方向去排查故障。小 L 在该节点先尝试停止 osd,再启动失败了,经过排查发现该节点 osd 进程卡死,通过操

作系统 dmesg 命令，发现输出有堆栈错误输出，他决定在目录执行 echo 1>/
proc/sys/vm/drop_caches 清理一下内存试试，或许是因为内存不足导致的吧，
一个清晰的想法在他脑海里出现。接着，小 L 把脚本 ceph_osd_poststop.py 上
传到目录下面，通过运行脚本，删除 /usr/lib/python2.7/site-packages/ceph_libs/
system/ceph_osd_poststop.pye，删除完成后，他重新尝试停止 osd，再操作启动，
osd 状态成功上线了，为了先恢复业务，他依次重新启动下线状态的 osd。小 L
通过对整个过程分析，认为是分布式存储的 Bcache 申请不到内存，I/O 卡住，
导致存储池的集群状态异常。至此，故障原因基本排查清楚并且完成修复，最
后小 L 添加了定时任务去清理内存，防止后面同类的情况发生。

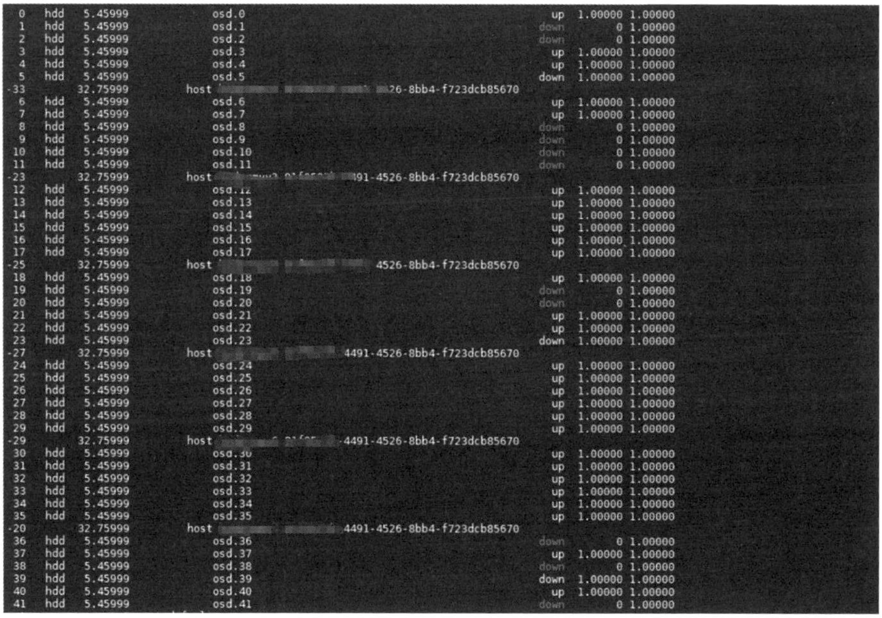

图 6-4-1　osd 状态

【案例总结】

1. 为保障分布式存储群集的运行正常，要规范群集服务器维护工作，需
要运维人员定期对整套平台环境进行巡检，包括分布式存储集群的运行状态
监测。特别要注意分布式存储是不允许向满的 osd 写入数据的，mon osd full
ratio 默认为 0.95，达到 0.95 会阻止写入，mon osd health ratio 默认 0.85。

2. 在超融合平台环境下，应重点关注存储环境空间的使用率，达到一定
阈值应及时干预。

案例5

网络不稳定导致超融合读写延迟高

【案例概述】

案例关键词:超融合　网络不稳定　磁盘读写延迟

在超融合集群中,网络链路对超融合节点之间起着重要作用。它们用于传输计算节点之间和存储节点之间的数据,以及与外部网络的通信。网络链路的性能和可靠性对超融合架构的整体性能和可用性至关重要。

【案例还原】

正值春节后开工的第一天,小 L 收到大量业务系统无法使用的电话,问题系统都部署在超融合的虚拟化平台上。检查虚拟化平台,发现无法打开管理页面。于是小 L 尝试登录底层的超融合管理平台,发现有台 CVM 节点出现异常:内存使用率过高,网卡 vmnic3 在 1 个小时内出现了 6 次抖动,如图 6-5-1所示。

	SEVERITY	ISSUE	TIMESTAMP
☐	● Critical	There have been 10 or more service restarts of stargate within one day across all Controller VM(s).	20/02/01 下午 10:09:34
☐	● Critical	There have been 10 or more service restarts of pithos within one day across all Controller VM(s).	20/02/01 下午 10:09:34
☐	● Warning	Link on NIC vmnic3 of host 10▇▇▇▇ is down. NIC description: Intel 82599 10-Gigabit SFI/SFP+ NIC card being used.	20/02/01 下午 09:49:21
☐	● Warning	vCenter connection is not established.	20/02/01 下午 08:06:43
☐	● Critical	Possible degraded Node 10▇▇▇▇	20/02/01 下午 07:59:16
☐	● Warning	NIC vmnic3 in host 10.15▇▇▇▇0 has flapped 6 times in one hour.	20/01/20 下午 07:20:18
☐	● Critical	Main memory usage in Controller VM 10.1▇▇▇▇ is high. 925416 KB of memory is free.	20/01/20 上午 04:43:33
☐	● Warning	Cluster has nodes which don't have Pro license.	20/01/16 上午 08:58:05

图 6-5-1　CVM 主机出现异常

检查集群的整体 I/O 性能状态,发现集群 I/O 持续长时间出现非常高的延迟(图 6-5-2)。

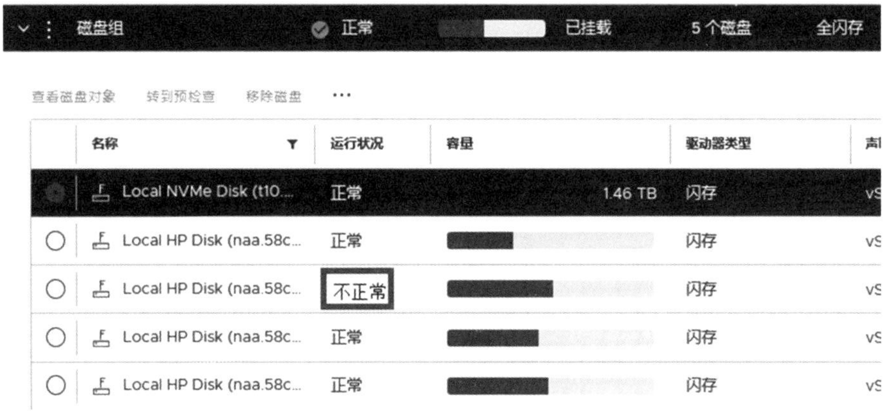

图 6-5-2　集群 I/O 延迟高

通过该 CVM 主机可以明确对应 ESXi 主机的 IP 地址，登录 ESXi 主机检查底层 vmkernel 日志，日志中发现 2 月 1 日 ESXi 主机的 vmnic3 出现了多次抖动，并出现断开现象，导致 CVM 节点 19：58 分出现了获取 NFS 锁失败的报错，整个文件系统超时，超融合集群无法响应 I/O 请求，出现 I/O 错误（图 6-5-3）。

```
2020-02-01T11:57:21.837Z cpu25:32886)NetPort: 1780: disabled port 0x2000002
2020-02-01T11:57:21.837Z cpu25:32886)Uplink: 7316: enabled port 0x2000002 with mac 00:e0:ed:67:16:f9
2020-02-01T11:57:23.552Z cpu6:33374)<6>ixgbe 0000:85:00.1: vmnic3: NIC Link is Up 10 Gbps, Flow Control: RX/TX
2020-02-01T11:57:24.562Z cpu21:33346)<6>ixgbe 0000:85:00.1: vmnic3: NIC Link is Down
2020-02-01T11:57:24.837Z cpu23:32886)NetPort: 1780: disabled port 0x2000002
2020-02-01T11:57:24.837Z cpu23:32886)Uplink: 7316: enabled port 0x2000002 with mac 00:e0:ed:67:16:f9
2020-02-01T11:57:25.753Z cpu4:33373)<6>ixgbe 0000:85:00.1: vmnic3: NIC Link is Up 10 Gbps, Flow Control: RX/TX
2020-02-01T11:57:26.574Z cpu28:33372)<6>ixgbe 0000:85:00.1: vmnic3: NIC Link is Down
2020-02-01T11:57:26.837Z cpu22:32886)NetPort: 1780: disabled port 0x2000002
2020-02-01T11:57:26.837Z cpu22:32886)Uplink: 7316: enabled port 0x2000002 with mac 00:e0:ed:67:16:f9
2020-02-01T11:57:27.954Z cpu24:33360)<6>ixgbe 0000:85:00.1: vmnic3: NIC Link is Up 10 Gbps, Flow Control: RX/TX
2020-02-01T11:57:28.310Z cpu22:33356)<6>ixgbe 0000:85:00.1: vmnic3: NIC Link is Down
2020-02-01T11:57:30.255Z cpu6:33355)<6>ixgbe 0000:85:00.1: vmnic3: NIC Link is Up 10 Gbps, Flow Control: RX/TX
2020-02-01T11:57:30.837Z cpu23:32886)NetPort: 1780: disabled port 0x2000002
2020-02-01T11:57:30.837Z cpu23:32886)Uplink: 7316: enabled port 0x2000002 with mac 00:e0:ed:67:16:f9
2020-02-01T11:58:13.836Z cpu16:32964)StorageApdHandler: 1204: APD start for 0x43082602a140 [a522cc1c-4ff41119]
2020-02-01T11:58:25.836Z cpu6:37999)StorageApdHandler: 1204: APD start for 0x430826028f90 [9ea39a13-5354d166]
2020-02-01T11:58:30.838Z cpu25:21082028)WARNING: NFSLock: 2428: Cannot remove lockfile .lck-ddad000000000000 : File system timeout (Ok to retry)
2020-02-01T11:58:37.836Z cpu27:21082032)WARNING: NFS: 2208: Failed to get attributes (I/O error)
2020-02-01T11:58:37.836Z cpu27:21082032)NFS: 2264: Failed to get object 48 9ea39a13 5354d166 838 0 1 0 0 3 12857 54fb4e13068fb 0 0 :I/O error
2020-02-01T11:58:41.585Z cpu20:35626447)Tcpip: 967: delete dstAddr=0x205a8c0, netMask=0xffffffff, gwAddr=0x15d980a ifName=0x0x0, ifNameLen=0
2020-02-01T11:58:45.420Z cpu0:35626466)Tcpip: 967: add dstAddr=0x205a8c0, netMask=0xffffffff, gwAddr=0x25d980a ifName=0x0x0, ifNameLen=0
2020-02-01T11:58:52.836Z cpu9:31612975)NFSLock: 612: Stop accessing fd 0x4304736ba3f0  3
2020-02-01T11:58:58.055Z cpu9:36269)NFSLock: 572: Start accessing fd 0x4304736c18d0 again
2020-02-01T11:58:58.062Z cpu9:36269)NFSLock: 572: Start accessing fd 0x4304736b9510 again
2020-02-01T11:58:58.738Z cpu9:13447253)StorageApdHandler: 1292: APD bounce-exit for 0x430826028f90 [9ea39a13-5354d166]
2020-02-01T11:58:58.974Z cpu13:32985)StorageApdHandler: 1292: APD bounce-exit for 0x43082602a140 [a522cc1c-4ff41119]
```

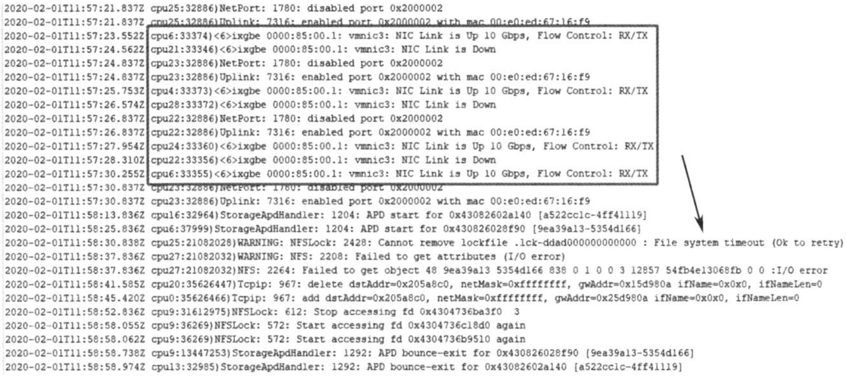

图 6-5-3　vmnic3 抖动导致文件系统超时

检查主机 vmnic3 的端口和流量状态，该端口属于标准交换机 vSwitch0，vSwitch0 中 vmnic2 和 vmnic3 同时为活动状态。VM Network 虚拟机端口组中 vmnic2 和 vmnic3 属于活动状态，而 CVM 节点使用的网卡正是 VMNetwork 端口组，两个端口会根据“端口 ID”负载均衡算法进行流量传输（图 6-5-4）。

为了进一步确定超融合底层的 CVM 节点有流量使用到 vmnic3，在 ESXi 主机上使用 esxtop 监控网络状态，发现 CVM 节点正在使用 vmnic3 端口通信

（图 6-5-5）。

检查交换机上该端口的收发光状态，发现收光较弱，RX power（dBm）
为 −39.96（图 6-5-6）。

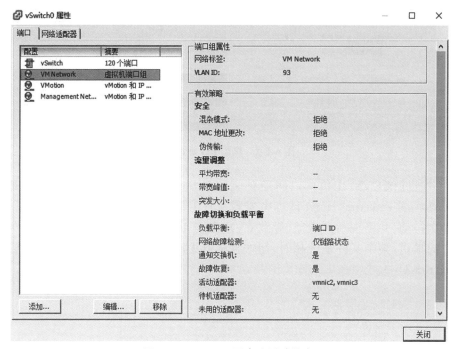

图 6-5-4 vmnic3 网卡为活动状态

PORT-ID	USED-BY	TEAM-PNIC	DNAME	PKTTX/S	MbTX/S	PSZTX	PKTRX/S	MbRX/S	PSZRX	%DRPTX	%DRPRX
33554433	Mnaqement	n/a	vswitcn0	0.00	0.00	0	0.00	0.00	0	0.00	0.00
33554434	vmnic3	−	vswitcn0	1065.25	30.64	3770	1797.68	11.22	818	0.00	0.00
33554435	vmnic2	−	vswitcn0	15.58	0.04	366	68.03	0.07	132	0.00	0.00
33554436	vmk0	vmnic2	vswitch0	17.48	0.05	375	12.24	0.03	284	0.00	0.00
33554437	vmk2	vmnic3	vswitch0	0.00	0.00	0	0.00	0.00	0	0.00	0.00
33554438	36262:NTNX−17SM37020	vmnic3	vswitch0	1066.84	30.62	3761	1355.01	11.02	1066	0.00	0.00
33554440	41688:******	vmnic2	vswitch0	0.00	0.00	0	0.00	0.00	60	0.00	0.00

图 6-5-5 CVM 节点正在使用 vmnic3 网卡

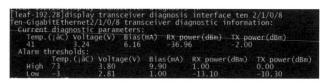

图 6-5-6 端口收光较弱

更换该 ESXi 主机 vmnic3 网卡的交换机端所在光模块后，收发光恢复正常（图 6-5-7）。

```
[leaf-192.28]display transceiver diagnosis interface ten 2/1/0/8
Ten-GigabitEthernet2/1/0/8 transceiver diagnostic information:
 Current diagnostic parameters:
     Temp.(¡ãC) voltage(V)  Bias(mA)  RX power(dBm)  TX power(dBm)
     41       3.24       6.16      -3.00          -2.00
 Alarm thresholds:
            Temp.(¡ãC) voltage(V)  Bias(mA)  RX power(dBm)  TX power(dBm)
     High  73       3.80       9.90      1.00           0.00
     Low   -3       2.81       1.00      -13.10         -10.30
```

图 6-5-7　端口收光恢复正常

原来怀疑的重点是交换机链路或者对端模块问题，因为 vmnic3 网卡的交换机端光模块 TX power（dBm）为 –2，没想到更换 vmnic3 网卡的交换机端光模块收获意外之喜，快速解决了问题，事后分析大概率是该模块的某个组件损坏导致，光模块组件如图 6-5-8 所示。

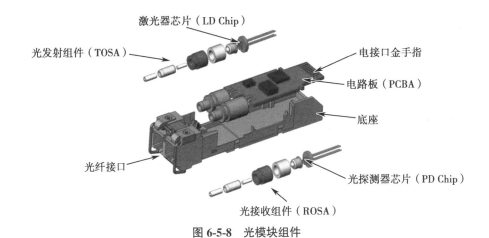

图 6-5-8　光模块组件

再进一步分析超融合底层的日志，发现所有 CVM 节点的 Stargate 从 2 月 1 号晚上 7 点 50 分左右开始不断地 crash，Stargate crash 的时间刚好与 CVM 节点网络的不稳定时间段重合，也是持续到 2 月 2 号 0 点 46 分左右，Stargate crash 的原因在于不断尝试去连接 Medusa oplog map，失败超过了最大的尝试次数 5 次（图 6-5-9）。

```
F0201 19:52:30.076637 24277 vdisk_distributed_oplog_medusa_update_op.cc:88] QFATAL Check failed: num_retries_ < 5 (5 vs. 5) Too many attempts trying to access Medusa's
oplog map
F0201 19:55:10.077145 17147 vdisk_distributed_oplog_medusa_update_op.cc:88] QFATAL Check failed: num_retries_ < 5 (5 vs. 5) Too many attempts trying to access Medusa's
oplog map
F0201 19:56:17.578102 19685 stargate.cc:1343] Watch dog fired: stuck during initialization
F0201 19:57:20.081102 20963 stargate.cc:1343] Watch dog fired: stuck during initialization
....Skip....
F0202 00:34:30.751653 17719 vdisk_distributed_oplog_medusa_update_op.cc:88] QFATAL Check failed: num_retries_ < 5 (5 vs. 5) Too many attempts trying to access Medusa's
oplog map
F0202 00:45:13.274545 22005 vdisk_distributed_oplog_medusa_update_op.cc:88] QFATAL Check failed: num_retries_ < 5 (5 vs. 5) Too many attempts trying to access Medusa's
oplog map
```

图 6-5-9　CVM 的 Stargate 服务出现异常

该品牌超融合架构体系下,Stargate 服务负责所有数据管理和 I/O 操作,是与虚拟化管理程序(通过 NFS、iSCSI 或 SMB)进行交互的主要接口。该服务在集群中的每个 CVM 上运行,用于提供本地化的 I/O。正常机制下,如果 Stargate 进程挂起,Watchdog 会重新启动该进程。

但是本案例中,为什么一个节点的故障会导致整个集群受到影响?如果当时故障的 CVM 节点彻底宕机或者网络彻底中断,那集群会将整个节点踢出集群,这样剩余的节点可以正常地为集群提供服务。然而这个时间段 CVM10 并没有彻底与网络断开,导致集群并不能把它踢出集群。由于网络的不稳定,有时候不能及时的响应其他节点的请求,所以导致集群的 Stargate 不断重启,因集群采用分布式文件系统,且元数据(metadata)分散存放在所有节点上,各节点如果不能在合理的时间内获取元数据的信息,会导致整体平台运行不正常。

【案例总结】

1. 医院超融合平台建设,应提前做好高可用及容灾规划,建立容灾资源池,确保重大故障后,可以及时在容灾资源池拉起相应虚拟机的业务应用。

2. 超融合架构中存储、计算、通信网络对网络延迟要求非常高,应从物理介质、技术机制上谨慎选型、科学论证。

案例 6

虚拟化管理平台数据库分区满导致管理平台登录失败

【案例概述】

案例关键词:vCenter 数据库分区 VMware 分区扩容

VMware vCenter Server Appliance 作为集中管理和配置 VMware 虚拟化基础架构的应用(简称"管理控制台"),可以帮助运维管理人员对虚拟化主机和虚拟机等虚拟环境进行维护和管理。但是管理控制台使用时间较长之后,其嵌入式数据库积累的数据量过大,容易导致嵌入式数据库启动失败,嵌入式数据库启动失败就会导致 VMware vSphere Client 登录管理控制台失败。管理控制台无法登录将影响运维人员对虚拟环境的维护和管理,此时可通过对数据库所在磁盘分区进行扩容来解决该问题。小 L 最近就处理了一个 vSphere 5.5 管理平台数据库分区满的案例。

【案例还原】

某日小 L 想要进入管理控制台对虚拟化主机和虚拟机进行例行巡检,但发现无法登录管理控制台,如图 6-6-1 所示。

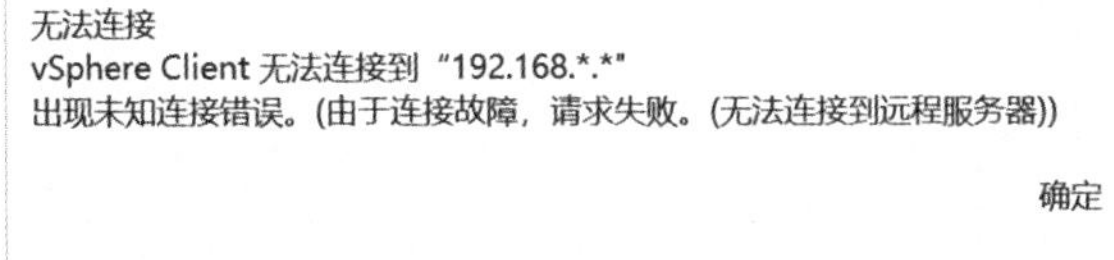

无法连接
vSphere Client 无法连接到 "192.168.*.*"
出现未知连接错误。(由于连接故障, 请求失败。(无法连接到远程服务器))

确定

图 6-6-1　VMware vSphere Client 登录失败

小 L 马上 ping 一下 vCenter 服务器,发现可以 ping 通 vCenter 服务器的 IP 地址,于是小 L 通过 SSH 连接到 vCenter 服务器访问其字符管理界面,在 vCenter 服务器的字符管理界面用 df-h 命令查看文件系统状况,输出如图 6-6-2 所示。

此时可看到,文件系统 /dev/sdb3 的使用率已达到 100%。由于文件系统 /dev/sdb3 挂载在目录 /storage/db,故推断管理控制台故障是由于数据库存储空间告罄所致。

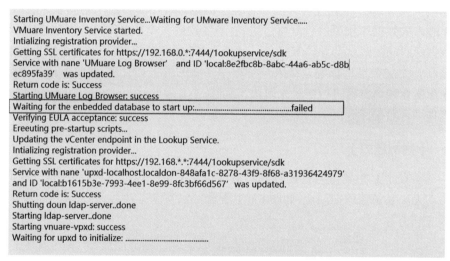

图 6-6-2 文件系统状况

于是小 L 用 VMware vSphere Client 登录管理控制台所在宿主 ESXi，以便在管理控制台观察状况。用 root 账号登录后，用 reboot 命令重启管理控制台（重启不影响正在运行的虚拟机）。在管理控制台启动过程可看到如图 6-6-3 报错，说明数据库启动失败。

```
Starting UMuare Inventory Service...Waiting for UMware Inventory Service.....
VMuare Inventory Service started.
Intializing registration provider...
Getting SSL certificates for https://192.168.0.*:7444/1ookupservice/sdk
Service with nane 'UMuare Log Browser'  and ID 'local:8e2fbc8b-8abc-44a6-ab5c-d8b
ec895fa39'  was updated.
Return code is: Success
Starting UMuare Log Browser: success
Waiting for the enbedded database to start up:................................failed
Verifying EULA acceptance: success
Ereeuting pre-startup scripts...
Updating the vCenter endpoint in the Lookup Service.
Intializing registration provider...
Getting SSL certificates for https://192.168.*.*:7444/1ookupservice/sdk
Service with nane 'upxd-localhost.localdon-848afa1c-8278-43f9-8f68-a31936424979'
and ID 'local:b1615b3e-7993-4ee1-8e99-8fc3bf66d567'  was updated.
Return code is: Success
Shutting doun ldap-server..done
Starting ldap-server..done
Starting vnuare-vpxd: success
Waiting for upxd to initialize: ..........................
```

图 6-6-3 管理控制台启动过程报错

根据以上故障信息，可以判断管理控制台故障是由于数据库存储空间告罄导致嵌入式数据库启动失败所致。查询 VMware 相关文档得知，在 vSphere 6.5/6.7/7.0 新版本中，VMware vCenter Server Appliance 的磁盘空间扩展有专门的脚本自动扩展。不过医院该平台版本老旧，无法通过脚本实现。

天无绝人之路，可通过对数据库所在磁盘分区进行扩容来解决问题，过程如下。

1. 在管理控制台的字符管理界面用命令 lsblk 查看磁盘分区情况，如图 6-6-4 所示。

```
localhost:~ # lsblk
NAME     MAJ:MIN RM   SIZE RO MOUNTPOINT
sda        8:0    0    25G  0
├─sda1     8:1    0   132M  0 /boot
├─sda2     8:2    0    15G  0 [SWAP]
└─sda3     8:3    0   9.9G  0 /
sdb        8:16   0   100G  0
├─sdb1     8:17   0    20G  0 /storage/core
├─sdb2     8:18   0    20G  0 /storage/log
└─sdb3     8:19   0    60G  0 /storage/db
sr0       11:0    1  1024M  0
fd0        2:0    1     4K  0
localhost:~ # _
```

图 6-6-4　用命令 lsblk 查看磁盘分区情况

可见，管理控制台有 2 块盘，分别是 sda 和 sdb，其容量分别是 25G 和 100G。sdb 有三个分区，分别是 sdb1、sdb2、sdb3。数据库所在的 /storage/db 在 sdb3 分区，其容量为 60G。

2. 在管理控制台的字符管理界面用命令 fdisk/dev/sdb-l 查看磁盘 /dev/sdb 的空间分配情况，如图 6-6-5 所示，可见，sdb3 是磁盘 /dev/sdb 的第 3 个分区。

```
localhost:~ # fdisk /dev/sdb -l

Disk /dev/sdb: 107.4 GB, 107374182400 bytes
255 heads, 63 sectors/track, 13054 cylinders, total 209715200 sectors
Units = sectors of 1 * 512 = 512 bytes
Sector size (logical/physical): 512 bytes / 512 bytes
I/O size (minimum/optimal): 512 bytes / 512 bytes
Disk identifier: 0x00000000

   Device Boot      Start         End      Blocks   Id  System
/dev/sdb1            2048    41945087    20971520   83  Linux
/dev/sdb2        41945088    83888127    20971520   83  Linux
/dev/sdb3        83888128   209715199    62913536   83  Linux
localhost:~ # _
```

图 6-6-5　磁盘 /dev/sdb 的空间分配情况

3. 接下来要给管理控制台虚拟机的虚拟磁盘增加容量，在此之前需要查看管理控制台有没有快照。如果有，必须先删除快照，然后才能增加虚拟磁盘容量。

4. 在宿主 ESXi 的管理界面给管理控制台虚拟机增加磁盘容量。注意管理控制台有 2 块虚拟磁盘，可看到“磁盘 1”的容量为 25G，“磁盘 2”的容量为 100G。由以上 lsblk 命令的输出可知，sdb3 所在的磁盘 /dev/sdb 有 100G 容量，故要扩容的虚拟磁盘是“磁盘 2”。此次决定把“磁盘 2”的容量扩大到 150G，如图 6-6-6 所示。

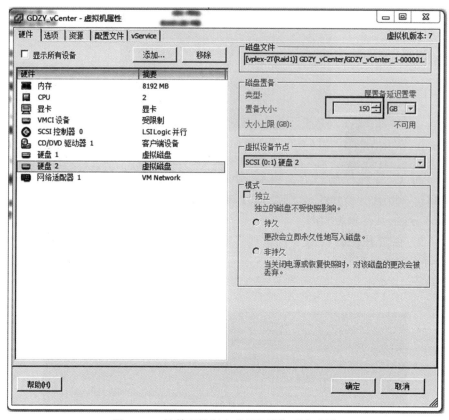

图 6-6-6 给管理控制台虚拟机增加磁盘容量

5. 重回管理控制台的字符管理界面,用 lsblk 命令查看,发现 /dev/sdb 磁盘的容量没有增加,仍是 100G。重启管理控制台即可识别到 /dev/sdb 扩展的容量。

6. 在字符管理界面用 reboot 命令重启管理控制台后,重新查看磁盘分区情况,如图 6-6-7 所示,可见磁盘 sdb 的容量确实已加大到 150G,但分区 sdb3 的容量仍是 60G。故下一步需要给分区 sdb3 增加容量。在此之前,为慎重起见,可对管理控制台虚拟机做一个快照,万一以下操作导致原有数据破坏,可回退重做。

7. 在管理控制台的字符管理界面用 fdisk/dev/sdb 命令对磁盘 sdb 重新分区,过程如下。

(1)输入命令 fdisk/dev/sdb,然后输入"m"查看帮助,如图 6-6-8 所示。

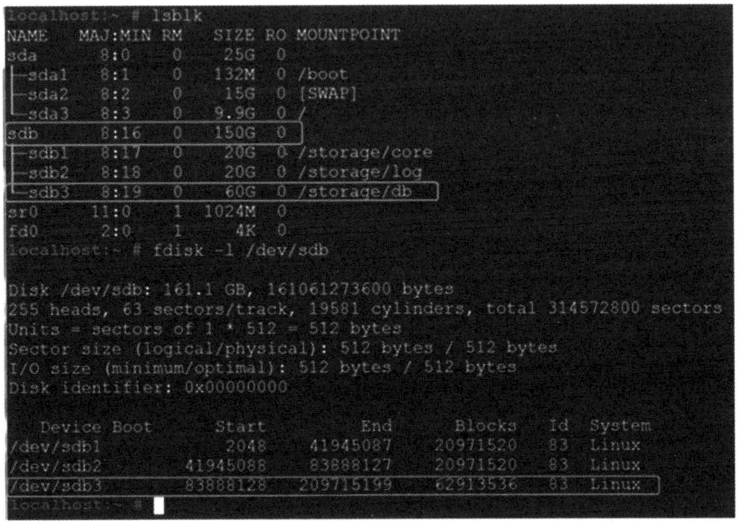

图 6-6-7　查看磁盘分区情况

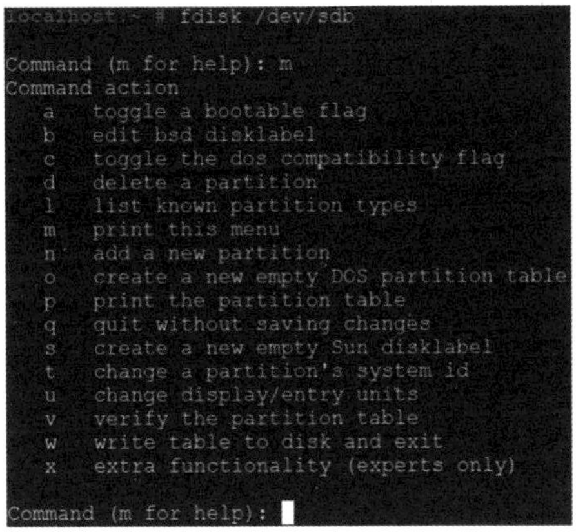

图 6-6-8　查看帮助

　　以下要用到 p、d、n、w 和 q 选项。选项 p 用于查看分区情况,等同于命令 fdisk-l/dev/sdb;d 用于删除一个分区,此处要删除的是分区 3;n 用于新建一个分区,此处要新建分区 3;w 选项保存配置并生效;q 选项退出对话而不保存配置(注意:删掉分区 3 后,不能保存配置,必须立即新建分区 3,否则分区 3 原有的数据将丢失)。

　　(2)输入"d"删掉分区 3,然后输入"p"确认分区 3 已被删除,如图 6-6-9 所示。

```
Command (m for help): d
Partition number (1-4): 3

Command (m for help): p

Disk /dev/sdb: 161.1 GB, 161061273600 bytes
255 heads, 63 sectors/track, 19581 cylinders, total 314572800 sectors
Units = sectors of 1 * 512 = 512 bytes
Sector size (logical/physical): 512 bytes / 512 bytes
I/O size (minimum/optimal): 512 bytes / 512 bytes
Disk identifier: 0x00000000

    Device Boot      Start         End      Blocks   Id  System
/dev/sdb1             2048    41945087    20971520   83  Linux
/dev/sdb2         41945088    83888127    20971520   83  Linux

Command (m for help):
```

图 6-6-9　删除分区 3 操作

(3)再输入"n"新建分区 3,过程如图 6-6-10 所示。

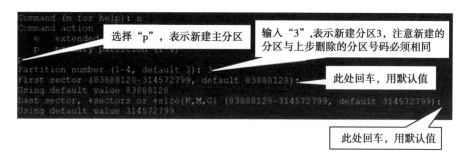

图 6-6-10　新建分区 3 操作

(4)输入"p",确认分区 /dev/sdb3 已扩容,如图 6-6-11 所示。

```
Command (m for help): p
Disk /dev/sdb: 161.1 GB,  161061273600 bytes
255 heads, 63 sectors/track,19581cylinders,total 314572800 sectors
Units = sectors of 1 * 512 =512 bytes
Sector size (logical/physical): 512 bytes / 512 bytes
I/O size (minimum/optimal): 512 bytes / 512 bytes
Disk identifier: 0x00000000
Device Boot      Start         End       Blocks     Id    System
/dev/sdb1         2048    41945087    20971520     83    Linux
/dev/sdb2     41945088    83888127    20971520     83    Linux
/dev/sdb3     83888128   314572799   115342336     83    Linux
Command (m for help):
```

图 6-6-11　确认分区 3 已扩容操作

(5)输入"w",保存配置,如图 6-6-12 所示。

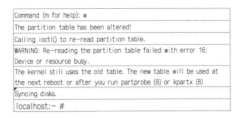

图 6-6-12　保存配置

8. 新分区表需要重启后才能生效,重启后用命令 fdisk-l/dev/sdb、lsblk 查看存储空间分布情况,可看到分区 sdb3 的容量已扩展到 110G,但用命令 df-h 查看文件系统的空间使用情况,却看到文件系统 /dev/sdb3(挂载点 /storage/db)空间仍是 60G,并没有增加。这令小 L 有点儿困惑,再次查询资料得知这是因为分区 sdb3 扩容后还需要设置文件系统使用新增的空间。

9. 在给文件系统 /dev/sdb3 增加空间之前,需用 e2fsck-f/dev/sdb3 命令检查其健康状况,如果文件系统 /dev/sdb3 原本是有问题的,必须先修复,然后才能扩容。e2fsck-f/dev/sdb3 命令必须卸载文件系统 /dev/sdb3 后才能执行。通常情况下,文件系统 /dev/sdb3 由于被一些服务在用而无法卸载,管理控制台进入维护模式就可卸载。在控制台(注意不是 SSH 连接的远程字符管理界面)输入 shutdown now 命令,然后输入 root 账号的密码,如图 6-6-13 所示。

```
Sending all processes the KILL signal...
INIT: Going single user
INIT: Sending processes the TERM signal
Give root password for maintenance
(or type Control-D to continue):
localhost:~ # _
```

图 6-6-13　将管理控制台进入维护模式

10. 使用 umount/dev/sdb3 命令卸载文件系统 /dev/sdb3,图如 6-6-14 所示。

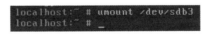

图 6-6-14　卸载文件系统

11. 用 e2fsck-f/dev/sdb3 命令检查文件系统 /dev/sdb3 的健康状况,如图 6-6-15 所示。

```
localhost:~ # e2fsck -f /dev/sdb3
e2fsck 1.41.9 (22-Aug-2009)
Pass 1: Checking inodes, blocks, and sizes
Pass 2: Checking directory structure
Pass 3: Checking directory connectivity
Pass 4: Checking reference counts
Pass 5: Checking group summary information
/dev/sdb3: 3586/3932160 files (13.3% non-contiguous), 317660/15728384 blocks
localhost:~ #
```

图 6-6-15　检查文件系统健康状况

12. 用 reboot 命令重启管理控制台,重启后用 resize2fs/dev/sdb3 命令给文件系统 /dev/sdb3 增加容量,该命令可在线执行,不要求卸载文件系统 /dev/sdb3,如图 6-6-16 所示。

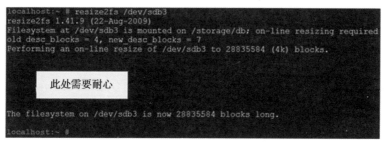

图 6-6-16　给文件系统 /dev/sdb3 增加容量

13. 用 df-h 命令检查文件系统 /dev/sdb3,可见其空间已变成 109G。至此管理控制台的数据库分区扩容完成,管理控制台重启后恢复正常工作。用 VMware vSphere Client 登录 vCenter 可以正常登录。

最佳实践角度,对部署 vCenter Server Appliance 或 Platform Services Controller(平台服务控制器)设备时,必须满足最低存储要求。vCenter Server Appliance 的存储要求官方文档见表 6-6-1。

表 6-6-1　vCenter Server Appliance 的存储要求

环境	默认存储大小 / GB	大型存储大小 / GB	超大型存储大小 / GB
微型环境(最多 10 个主机或 100 个虚拟机)	250	775	1 650
小型环境(最多 100 个主机或 1 000 个虚拟机)	290	820	1 700
中型环境(最多 400 个主机或 4 000 个虚拟机)	425	925	1 805
大型环境(最多 1 000 个主机或 10 000 个虚拟机)	640	990	1 870
超大型环境(最多 2 000 个主机或 35 000 个虚拟机)	980	1 030	1 910

旧版本控制管理台空间满一般是因为 bug 或者事件日志太多,现在新版本会做空间限制,到特定比例值会自动清理旧数据,vSphere7 以上平台空间满的情况相对少一些。

【案例总结】

1. 运维人员应定期对虚拟化平台进行巡检,及时发现潜在问题并及时解决,避免问题进一步扩大。

2. 管理控制台进行定期运维管理的方法最好是接入 IT 运维监控系统进行自动化监控管理。不过 VMware 管理控制台的底层系统是开源 Photon OS,而 VMware 又对其进行了定制化,目前主流第三方监控软件暂时并不支持直接监控 Photon OS,因此需要加大人工巡检力度。如有采购 VMware 相关监控产品也可实现相同效果。

3. 对虚拟化数据库磁盘分区扩容时需要注意每一步操作,操作过程中需要做好备份,确保可回退。

案例 7

存储故障与物理机器报错导致虚拟化平台失控

【案例概述】

案例关键词:虚拟化平台　物理机故障　存储故障　宿主机脱管

业务上云是大势所趋,云平台运维也成为很多医院运维人员的工作之重。碰到云平台宿主机物理故障情况,只要计算池资源不紧张,运维人员一般可以轻松解决,但是当物理机故障与存储故障同时发生,会给运维人员带来怎样的问题与考验呢? 本案例介绍了一篇因为宿主机故障叠加存储故障,导致云平台脱管的案例。

【案例还原】

医院某 Vsphere 虚拟化平台,包括 5 台物理宿主机服务器,通过级联 SAN 交换机连接存储 A、存储 B、利旧存储 C。宿主机、存储 A、存储 B 部署在医院核心机房,利旧存储 C 部署在医院容灾平台。

7 月 21 日晚医院容灾机房切电导致机房两台制冷空调关机。次日 Vcenter 管理界面显示 esxi 物理主机出现部分机器不受管的状态,但是物理机上的业务虚拟机都不受影响。后续所有 esxi 物理主机都不受管控,Vcenter 无法登录,IP 也不可达。小 L 通过浏览器单独登录 Vcenter 宿主机,发现无法登录。鉴于安全考虑,之前 esxi 物理主机都禁止了 SSH 服务。

物理主机都配置了带外管理 IP,小 L 通过浏览器登录 esxi 图形化界面,结果发现图形化界面呈现假死状态,按任何键都无反应。别无他法,小 L 只能跑到现场,结果发现 VCSA 宿主机硬件告警。小 L 拿笔记本电脑连接 ILO 管理口现场查看报错日志,其中报错如下。

"Critical","UEFI","DIMM Failure-Uncorrectable Memory Error(Processor 2,DIMM 5)","07/20/2019 20:29:26","1","Hardware";

"Critical","CPU","Uncorrectable Machine Check Exception(Processor 2,APIC ID 0x00000020,Bank 0x0000000F,Status 0xFD004740'001000C0,Address 0x00000021'CC743940,Misc 0x09000000'9A7D0086).","07/20/2019 20:29:25","1","Hardware"。

小 L 怀疑是 VCSA 宿主机硬件故障触发硬件性能问题,导致上面运行的 VCSA 运行异常,于是立即向官方报障,等待服务器供应商工程师响应(图 6-7-1)。

| 419 | UEF | DIMM Failure–Uncorrectable Memory Error (Processor 2.DIMM 5) | 07/20/2019 20:29:26 | Hardware |
| 418 | CPU | Uncorrectable Machine Check Exception(Processor 2,APIC ID0x00000020.Bank0x0000000F,Status0x FD004740001000C0AAddress 0x00000021'CC743940Misc | 07/20/2019 20:29:25 | Hardware |

图 6-7-1　宿主机硬件故障日志界面

抱着刨根问底的精神,小 L 仔细捉摸了一下,如果 VCSA 宿主机物理故障,应该会触发 VSCA 的 HA 机制,PASSIVE 端的虚拟机应该会接管 VCSA 业务。然而看现状,VCSA 的 HA 机制并未顺利执行。这又是为何呢?由于存在诸多疑问,所以小 L 决定还是先看看 Esxi 物理主机的相关日志。

小 L 首先将 VCSA 宿主机外接显示器、键盘、鼠标。现场按 ALT+F12 实时查看 vmkernel log,消息频率明显比平常要高,报错消息如雪花般涌来,仔细观察发现有两条报错信息出现频率特别高。关键字如下:"psp_rrSelectPathIoActivate:1844:Could not select path for device 'naa.600601607d7026000e15a5527660e911'""psp_rrSelectPath:2177:Could not select path for device 'naa.600601607d70260078a519667660e911'"。外接另外一台物理机,发现消息频率异常高,报错消息也同前一台物理机一样,最后发现所有 esxi 物理主机均出现同样问题。以此推断,触发报错的根源肯定是同一个问题。关键的"'naa.600601607d7026000e15a5527660e911'、'naa.600601607d70260078a519667660e911'"到底是何方神圣?

既然是所有物理主机报无法连接的同一个设备,凭着多年的职业敏感,小 L 断定这两个字符串肯定是某两块共享存储。联想到 7 月 20 日机房改造,施工人员将部分机房空调关闭之后未开启,导致机房温度过高,应急人员将利旧 C 存储做关机处理。问题焦点再次定位为存储层面。登录 C 存储管理界面,查看分配给 Vsphere 虚拟化平台的存储信息,果然发现 'naa.600601607d7026000e15a5527660e911'、'naa.600601607d70260078a519667660e911' 信息(图 6-7-2)。

经沟通存储 C 为利旧存储,作为容灾备份端,没有实质生产数据。为第一时间解决问题,小 L 首先将存储控制器所有光纤控制口断开。再观察 ESXI 主机日志,与存储 C 已经彻底断开,再无相关报错弹出。ESXI 物理主机也可登录浏览器管理。登录 Vcenter 宿主机,将 Vcenter 机器开机,但 Vcenter 网络仍不可达且服务不可用。

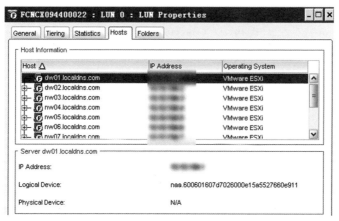

图 6-7-2　利旧存储 C 存储详细信息

浏览器登录 https://Vcenter ip:5480/login,发现如下报错(图 6-7-3)。

入门-具有嵌入式Platform Services Controller (PSC)部署的vCenter Server Appliance VCenter Server
已还原。但是,必须完成其他步骤后才能使用,单击下面的链接继续操作。

图 6-7-3　云平台管理界面登录报错

说明 vCenter 在故障期间被还原到历史某个时间点,但按步骤进行重新设置时又无法成功(图 6-7-4)。

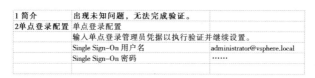

1 简介	出现未知问题,无法完成验证。
2 单点登录配置	单点登录配置
	输入单点登录管理员凭据以执行验证并继续设置。
Single Sign-On 用户名	administrator@vsphere.local
Single Sign-On 密码	......

图 6-7-4　vCenter 重新设置报错

那现在就剩下两条路,重新部署 vCenter 或者尝试选择三天前备份一体机自动备份的 vCenter 进行恢复。考虑到虚拟化平台部署了分布式交换机及分布式交换机配置备份的可靠性,小 L 选择利用备份一体机备份的 vCenter 进行恢复。配置了 vCenter 高可用的场景下,生产端、PASSIVE 端及 witness 端均有双网卡,一块网卡是高可用心跳专用,一块网卡是 VM 网络(Vmotion 及 Esxi 心跳专用网络)。其实现在进行虚拟机恢复,大家心里都没底,万幸业务未受影响,慢慢等待一体机备份恢复到某台指定的 Esxi 物理主机上(图 6-7-5)。

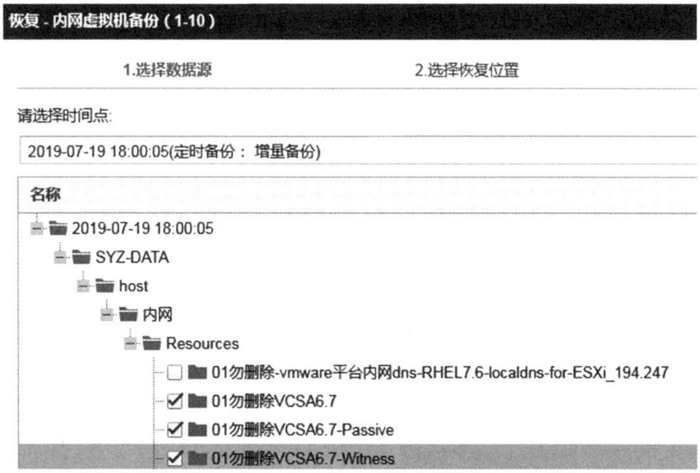

图 6-7-5　备份一体机备份恢复界面

　　苦苦等待半小时,三台虚拟机全部恢复之后,vCenter 仍然不可用。故障处理工程师顿感心累,小 L 做了个猜测:vCenter 的心跳机制现在肯定已经被"搞傻"了,于是模拟了一下 HA 故障场景,结果发现 HA 正常生效,接着再切换回原生产端。失踪的 vCenter 可用性终于恢复。后续等待服务器厂家备件到货,择机停机更换配件,本次故障在无业务影响前提下全部解决。

　　事后医院组织故障复盘,考虑到基础架构稳定之后,vCenter 的配置会趋于稳定,所以讨论决定取消 vCenter 的 HA 配置,转而加强配置备份及整机备份频率。

【案例总结】

　　1. 切电有风险,操作应谨慎。

　　2. 做好生产业务系统备份,可能成为最后的救命稻草。

　　3. 对于 Vmware Vsphere 平台,对应有 Vmware loginsight 产品,可以自动化采集相关日志,并可视化分析,对于平台问题处理有较大帮助。

　　4. 业务是否需要高可用架构,需要根据业务自身特性决定,不能一味追求高可用,架构越简单,排障越容易。

　　5. 在故障解决过程,存在很多可能性但无法第一时间验证的情况,这就需要故障处理人员博观约取、抽丝剥茧,故障面前冷静分析,综合考虑所有蛛丝马迹,不能武断地将故障仅定位在某个可能但不可验证或者验证成本较高的问题点上。

案例 8

物理服务器转换成虚拟机后黑屏

【案例概述】

案例关键词:服务器卡顿　P2V　黑屏

医疗机构数据中心物理服务器随着时间流逝逐渐老化,使得运维工作变得异常繁杂,物理服务器虚拟化能大大减少数据中心的运维成本,极大地减轻了运维人员的工作负担。然而,由于物理服务器系统、底层配置等的差异化,使得物理服务器虚拟化之路不会一帆风顺。下面简单介绍一下物理服务器虚拟化时因控制器类型不同导致的故障。

【案例还原】

小 L 最近特别惆怅,随着医院治未病业务量的上升,医院治未病旧服务器负载越来越大,导致每天一到业务高峰期,业务科室就会报障,而小 L 通过高峰期监控主机资源利用情况发现从业务高峰期开始服务器 CPU、内存利用率处于高位水平。

医院最近刚小规模上线了 Vmware 虚拟化平台。小 L 在查阅了相关的技术文档后准备将治未病服务器通过物理服务器虚拟化(P2V)技术转到虚拟化平台上,以实现后续资源动态扩展。在经过漫长的等待后,Converter 显示转换完成,在虚拟化平台上小 L 满怀期待地点下了转换后服务器的开机键(图 6-8-1)。

随后,小 L 打开转换后虚拟机的控制台,发现一直黑屏。这让小 L 甚是不解,在 P2V 时并没有报错,小 L 怀疑是转换时有警告而没有看见,随后再次进行尝试,发现故障依然存在。随后小 L 查阅相关资料后找到了解决方法。

第一步:从 vCenter 中取消注册虚拟机,方法是右键单击虚拟机并选择从清单中删除,或者以 root 用户身份执行以下命令。

vmware-cmd-s unregister <vm_name>.vmx

第二步:使用记事本、vi 或 nano 等文本编辑器打开虚拟机的 .vmdk 文件。不要使用写字板,可能导致乱码。如果 .vmdk 文件中的 adapterType 设置为 IDE,将设置编辑为 SCSI 适配器类型。

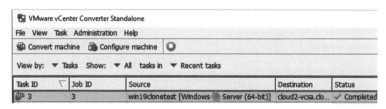

图 6-8-1　物理服务器 P2V 完成

第三步：使用记事本、vi 或 nano 等文本编辑器打开虚拟机的 .vmx 文件，不要使用写字板。

选择步骤 2 中相同的控制器类型，然后编辑 .vmx 文件以添加以下行。

scsi0.present ="true"

scsi0.sharedBus ="none"

scsi0.virtualDev ="lsilogic"

scsi0 : 0.present ="true"

scsi0 : 0.fileName ="<VM 名称>.vmdk"

scsi0 : 0.deviceType ="scsi-hardDisk"

注意：仅为虚拟机的主磁盘添加这些行。

第四步：通过执行以下命令将虚拟机重新注册到 vCenter。

vmware-cmd-s register <vm_name>.vmx

在 vCenter 中，将现有虚拟磁盘添加到虚拟机。

注意：确保启动磁盘的控制器为 SCSI 0 : 0，每个附加磁盘的控制器为 SCSI 0 : <#>（其中 # 为 6-8-15）。

第五步：通过执行以下命令更改虚拟机 .vmx 文件的权限。

chmod 755 <vm_name>.vmx

随后再次尝试开机后成功进入系统（图 6-8-2）。

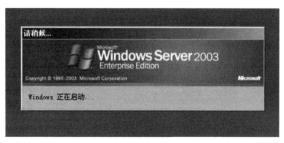

图 6-8-2　服务器成功开机

【案例总结】

Vmware 平台 P2V 过程中,由于设备的硬件、配置差异化,在其为物理服务器时能正常启动,在其虚拟化后无法在虚拟化平台启动,这些差异点引起的故障需要通过不断的尝试去排查。

案例 9

虚拟化管理平台在高可用模式下证书过期

【案例概述】

案例关键词：vSphere 虚拟化　　vCenter 故障　　vCenter 高可用模式

通过虚拟化管理平台自带高可用模式，可提供管理平台的高可用性，实现短时间内管理平台故障切换，提高运维人员故障响应速度。高可用性带来的是运维的便捷性，但日常运维中若不注意管理平台的服务状态，高可用性反而会成为故障点之一。下面将用一个简单的故障案例说明高可用性在管理平台服务失败的状态下是如何成为故障链的一环的。

【案例还原】

最近小 L 参与了院内组织的与其他医院的技术交流活动，在该次活动中小 L 与其他医院分享了故障心得经验。回来本院与其他工程师经过总结讨论后，决定对目前数据中心内的 VMware vSphere 虚拟化管理平台启用高可用模式，防止专门运行管理平台的虚拟化集群因虚拟化主机单点故障导致管理平台不可用。因此小 L 决定启用高可用模式，并顺利完成了高可用配置。

高可用模式开启一周后，管理平台运行完好，一切看起来如常无异。正当小 L 认为一切如常时，当天早上回到工作岗位，登录管理平台时发现无法登录，如图 6-9-1 所示。

小 L 仔细一看故障错误，发现是管理平台的证书过期。证书过期是一个常见的管理平台故障，由于证书有安全有效期的原因，证书过期问题是不可避免且需要人工修复的。

正常证书重置流程如下。

SSH 到 vCenter Server Appliance 虚 拟 机 操 作 系 统　执 行 /usr/lib/vmware-vmca/bin/certificate-manager 命令。选择 8- 重置所有证书，需要输入 administrator@vsphere.local 密码，如图 6-9-2 所示。

整体的证书修复流程小 L 已经非常熟悉，正当小 L 通过控制台进入管理平台后台并执行证书重置的操作时，却发生了以下错误，如图 6-9-3 所示。

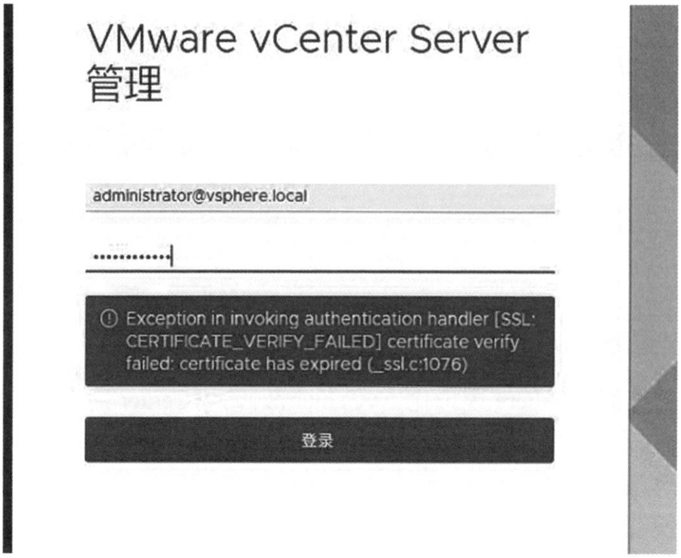

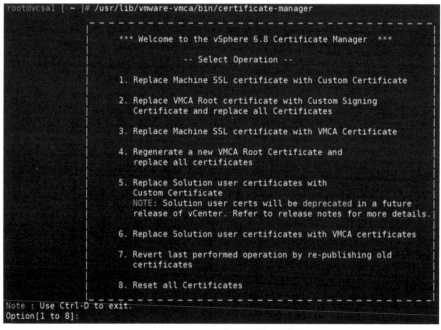

图 6-9-1 管理平台无法登录

图 6-9-2 正常重置证书密码界面

　　错误提示证书重置程序因高可用性模式而终止了重置进程。小 L 有点儿不解,为何高可用性模式会阻止证书重置。经过了一阵子的思考后,小 L 恍然大悟,高可用性模式在开启时,主备的管理平台虚拟机会不停进行同步数据,因为数据同步可能影响了证书重置进程。

```
rootOlocalhost [~]# /usr/lib/vmware-vmca/bin/certificate-manage

Certificare Manager tool do not support vcenter HA systems
rootOlocalhost [~]#
```

图 6-9-3　重置证书失败

　　既然是高可用性导致的问题,那把高可用性模式关闭就能解决当前的问题。但是管理平台的高可用性需要从管理平台界面进行启用或禁用,现在管理平台无法登录,难道就没有其他办法关闭高可用性了?

　　小 L 立刻查询了管理平台的管理手册,手册说明了高可用性的强制关闭方法,通过手册上的命令即可强制关闭高可用模式。但在实施前小 L 思考了一阵,强行关闭高可用性会不会使主备虚拟机产生脑裂状态,导致互相上线 IP 冲突。因此为防止备用的管理平台虚拟机因无法检测主管理平台虚拟机的状态而直接替代管理平台角色,将备用及见证虚拟机都关闭后,在主节点实行强制关闭高可用模式,如图 6-9-4 所示。

```
rootOlocalhost [~]# vcha-destroy-f
Caution: Th1s wi11 remove all vCenter HA related configuration from the current
node and it cannot be reused to form a vCenter HA cluster unless this is the Active node.
Confirm to proceed? (y/n):y
Logs available at:/var/log/vmware/vcha
2023-09-08109:13:27.611Z Successfully updated starttype: DISABLED for service veha
2023-09-08T09:13:28.711Z Errox: Sexvice name "vware-xhttpproxy" is invalid.
2023-09-08T09:13:28.712Z Running comand:['/usr/1ib/applmgmt/networking/bin/firewall-
reload']
2023-09-08T09:13:29.041Z Done running command
rootOlocalhost [~]#
```

图 6-9-4　强制关闭高可用模式

　　在关闭高可用模式成功后,小 L 通过常规的证书重置方法将证书重置,管理平台恢复了服务状态,并成功登录了管理平台。在检查一切无误后,小 L 再次开启了高可用模式,恢复了管理平台的高可用状态。

【案例总结】

　　1. VMware vSphere 管理平台的高可用模式仅能实现平台内虚拟机的高可用,而管理平台日常的运行状况,高可用模式既不承担,也不检查。因此,在开启或准备开启高可用模式前应该对管理平台做好巡检或检查。否则,高可用性将有可能成为故障链的一环。

　　2. VMware vSphere 管理平台本身的高可用也应重视,可以通过 vCenter 的 HA 方案或 vCenter 的定期备份等策略来实现。

案例 10

虚拟化平台数据备份影响生产网络带宽

【案例概述】

案例关键词：vmware　备份网络　网络带宽

本次故障系医院 VMWARE 虚拟化平台备份网络流量过高，导致访问门诊电子病历系统服务器网络出现问题，造成负载均衡设备与门诊电子病历系统应用服务器之间的通信延时，影响了应用服务器的正常使用。

【案例还原】

早上 9∶49 左右小 L 接到临床科室报告门诊电子病历系统无法登录，报错如下：Exception by sending request to the service with URL：http://xx.xx.xx.xx∶8080/com.xxl.his/HessianService。

报给服务器组同事后确认门诊数据库双机操作系统资源使用、数据库状态正常，同时登录门诊电子病历服务器前置机检查系统资源及应用状态，发现操作系统资源消耗不多、tomcat 应用状态正常无报错。于是小 L 同步联系负载均衡厂家工程师，远程检查负载均衡日志，发现当天早晨 6 点 15 分开始，每 10~15 分钟，业务服务器出现连续下线掉的情况，平均需要 2~3 分钟才上线起来，最长的有半个多小时。

与业务厂家沟通了解，故障日前无更新操作，根据观察情况判断业务高峰，tomcat 应用无响应，因此依次重启应用服务器，业务恢复。

到了下午 14∶05，小 L 再次收到临床报障，门诊电子病历系统再次无法登录。

相同的故障再次出现，说明上午并没有根本解决问题，重启服务器后业务断续，14∶25 左右安排厂家后台更改配置，切换到应急备用服务器，业务暂时恢复。

14∶35 小 L 召集项目组同事、网络组同事分别配合服务器组进行故障分析，分析发现故障期间，应用服务器上 tomcat 没有任何日志输出，该现象表明应用服务器没有收到任何客户端请求。故障焦点投向负载均衡到服务器网络通路，网络组同事通过网管系统分析发现，应用服务器交换机上行链路长时间处于满负荷流量状态。

应用服务器正常不应该将千兆交换机带宽耗尽，网络组同事通过交换机流量分析,发现交换机 9 口、10 口几乎占满上行链路。现场查看两端口标签,发现为两周前上架的 VMware 虚拟化平台服务器管理网络端口,架构如图 6-10-1 所示。

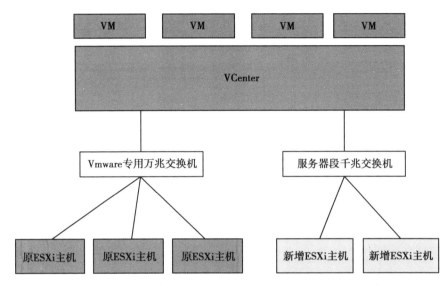

图 6-10-1　VMware 故障网络架构图

正常来说,VMware 虚拟化平台服务器管理网络仅作为通信管理用,不会有很高流量。15 点 15 分,小 L 与负责虚拟化平台的同事到现场登录虚拟化平台,发现平台正在执行平台的自动备份任务。查看备份任务信息,平台全备数据量有 30T 左右,但备份虚拟机代理机被平台 drs 机制迁移到了新增的两台物理机上,备份网络从万兆降为千兆,备份速度降低导致前天发起的操作过了两天仍未结束,进而影响生产。

经请示领导,16 点 15 分网络组同事上架新接入层交换机,将 VMware 平台流量与门诊病历服务器前置机流量分离;同步修改 VMware 平台备份策略及备份网络,减少备份窗口时间。17 点 30 分前置机应用切回,业务正常运行。

【案例总结】

1. 网络是核心数据库、应用业务正常工作的基础,需要经常留意与重视。

2. 备份流量与业务流量必须分离,避免影响生产。

3. 健全门诊系统故障应急体系,摸清门诊现有业务架构并整理完善应急操作文档。

4. 总结经验,建立故障排查操作指南,从操作系统、网络、数据库、应用等层面综合分析,最后聚焦故障点。

案例 11

虚拟机触发高可用迁移开机后文件系统无法挂载

【案例概述】

关键词:数据修复　LVM　Ext4　分区破坏　超级块　文件系统

数据中心虚拟化技术现在已经普遍化,通过虚拟化技术能够使虚拟机在线热迁移到其他宿主机或者其他存储,给数据中心的维护带来了极大的便利。宿主机发生硬件故障时,其高可用技术还能够自动将该宿主机上的虚拟机在其他可用宿主机重新开机。本案例中宿主机发生硬件故障触发虚拟机迁移,虚拟机突然被关闭电源然后再重新开机,虚拟机文件系统发生损坏,导致虚拟机无法正常开机进入操作系统。

【案例还原】

某天周五下班后,小 L 已经开始准备休息了,打开微信一看,同事建立了一个名为“xxx 系统修复”的工作群,说是有个 Linux 虚拟机出现了磁盘故障,需要协助修复。小 L 找同事了解到,是宿主机的内存出现故障,虚拟机 HA 后无法正常进入操作系统,提示磁盘有异常,有关同事已经在 Linux 单用户模式下修改了 /etc/fstab 文件,取消该磁盘的自动挂载,操作系统正常开机,但尝试手动挂载磁盘时提示“mount:wrong fs type,bad option,bad superblock on/dev/mapper/vgdata-lvdata”,并且后台 /var/log/message 日志提示 sdb1 空间太小“kernel:device-mapper:table:253 :2 :sdb1 too small for target:start=2048,len=20971511808,dev_size=4294967295”,其中故障虚拟机的版本为 Red Hat Enterprise 6.4,磁盘大小为 10TB,使用了 LVM 管理,文件系统为 Ext4,虚拟机上运行的数据库是 Oracle 11.2.0.4。

对故障背景和处理情况有了基本了解后,多年经验使得小 L 判断这次故障不简单,随即建议同事先使用虚拟化平台快照技术对虚拟机的数据进行备份,再对该故障进行深入分析。

第一步:检查磁盘情况

使用 fdisk-l 命令,发现该磁盘被分区成 1 个 2TB 大小的分区,使用 dumpe2fs 检查发现该分区中存在 Ext4 文件系统的信息。通过 LVM 管理磁盘,无法使用 dumpe2fs 命令检查其磁盘的文件系统元数据信息，只能检查对应 lv 上才有元数据信息输出，即使用 dumpe2fs/dev/mapper/vgdata-lvdata，发现该 lv 对应的文件系统的超级块均已丢失。

　　询问之前运维处理人员小 H，小 H 在故障处理过程中参考了网上的一些案例将磁盘的分区进行了调整（图 6-11-1～图 6-11-3）。

图 6-11-1　磁盘被创建分区

图 6-11-2　分区中存在文件系统信息

图 6-11-3　lv 对应文件系统所有超级块丢失

第二步：检查磁盘数据

/var/log/message 日志提示 sdb1 空间太小，结合挂载时的报错和原来使用了 sdb 配置的 lvm，可以印证是对磁盘进行了调整，并且修改了 lvm 配置文件导致的。果不其然，lvm.conf 配置文件中的 pv 已经修改成了 sdb1（图 6-11-4）。

```
[root@oracle-db ~]# cat /etc/lvm/backup/vgdata
# Generated by LVM2 version 2.02.98(2)-RHEL6 (2012-10-15): Thu Jul 27 14:03:27 2023

contents = "Text Format Volume Group"
version = 1

description = "Created *after* executing 'vgchange -ay vgdata'"

creation_host = "oracle-db" # Linux oracle-db 2.6.32-358.el6.x86_64 #1 SMP Tue Jan 29 11:47:41 EST
creation_time = 1690437807  # Thu Jul 27 14:03:27 2023

vgdata {
    id = "VzYkvq-tto0-m8Ye-CKFf-brLR-dcAN-AkLTKk"
    seqno = 4
    format = "lvm2" # informational
    status = ["RESIZEABLE", "READ", "WRITE"]
    flags = []
    extent_size = 8192          # 4 Megabytes
    max_lv = 0
    max_pv = 0
    metadata_copies = 0

    physical_volumes {

        pv0 {
            id = "86nRxy-GNNy-3FmO-ZggZ-2qfq-BFCd-haruBk"
            device = "/dev/sdb1"       # Hint only  ◀——

            status = ["ALLOCATABLE"]
            flags = []
            dev_size = 20971520000 # 9.76562 Terabytes
            pe_start = 2048
```

图 6-11-4　pv 由 sdb 被修改为了 sdb1

由于分区和 lvm 的配置都被调整了，存在数据丢失的风险更大了，使用 hexdump 查看磁盘上的数据状态，发现磁盘中仍有数据，故先暂停在生产环境中进行修复操作，待收集所有操作日志和操作系统日志进行分析，克隆该虚拟机并验证出可执行的修复方案，再到实际的生产环境中执行修复操作（图 6-11-5）。

```
4458000250  79 70 65 3d 27 55 4e 4b  4e 4f 57 4e 27 20 6c 65  |ype='UNKNOWN' le|
4458000260  76 65 6c 3d 27 31 36 27  20 68 6f 73 74 5f 69 64  |vel='16' host_id|
4458000270  3d 27 72 75 61 6e 79 61  6e 2d 64 62 27 0a 20 68  |=            '. h|
4458000280  6f 73 74 5f 61 64 64 72  3d 27 31 32 37 2e 30 2e  |ost_addr='127.0.|
4458000290  30 2e 31 27 3e 0a 20 3c  74 78 74 3e 31 36 2d 4a  |0.1'>. <txt>16-J|
44580002a0  55 4c 2d 32 30 32 32 20  31 37 3a 34 33 3a 31 32  |UL-2022 17:43:12|
44580002b0  20 2a 20 28 43 4f 4e 4e  45 43 54 5f 44 41 54 41  | * (CONNECT_DATA|
44580002c0  3d 28 53 45 52 56 45 52  3d 44 45 44 49 43 41 54  |=(SERVER=DEDICAT|
44580002d0  45 44 29 28 53 45 52 56  49 43 45 5f 4e 41 4d 45  |ED)(SERVICE_NAME|
44580002e0  3d 69 70 66 29 28 43 49  44 3d 28 50 52 4f 47 52  |=ipf)(CID=(PROGR|
44580002f0  41 4d 3d 70 68 70 29 28  48 4f 53 54 3d 72 75 61  |AM=php)(HOST=rua|
4458000300  6e 79 61 6e 2d 61 70 70  29 28 55 53 45 52 3d 72  |nyan-app)(USER=r|
4458000310  6f 6f 74 29 29 29 20 2a  20 28 41 44 44 52 45 53  |oot))) * (ADDRES|
4458000320  53 3d 28 50 52 4f 54 4f  43 4f 4c 3d 74 63 70 29  |S=(PROTOCOL=tcp)|
4458000330  28 48 4f 53 54 3d 31 30  2e 34 31 2e 32 33 31 2e  |(HOST=        2|
4458000340  37 29 28 50 4f 52 54 3d  31 33 37 33 35 29 29 20  |7)(PORT=13735)) |
4458000350  2a 20 65 73 74 61 62 6c  69 73 68 20 2a 20 69 70  |* establish * ip|
4458000360  66 20 2a 20 30 2e 20 3c  2f 74 78 74 3e 0a 3c 2f  |f * 0. </txt>.</|
4458000370  6d 73 67 3e 0a 3c 6d 73  67 20 74 69 6d 65 3d 27  |msg>.<msg time='|
```

图 6-11-5　hexdump 检查磁盘仍有数据存在

　　小 L 和他的技术伙伴们开始了夜以继日的分析、讨论和验证，在测试环境中成功恢复了测试数据，并且整理出了修复方案，考虑先恢复原有的磁盘分区和 lvm 配置，再对文件系统超级块进行重建。修复方案得到领导同意后，马上进行数据修复，修复过程中使用了 mkfs.ext4-S/dev/vgdata/lvdata 进行重建，并使用了 fsck.ext4-fyv/dev/vgdata/lvdata 重新将描述符和超级块进行关联（图 6-11-6）。

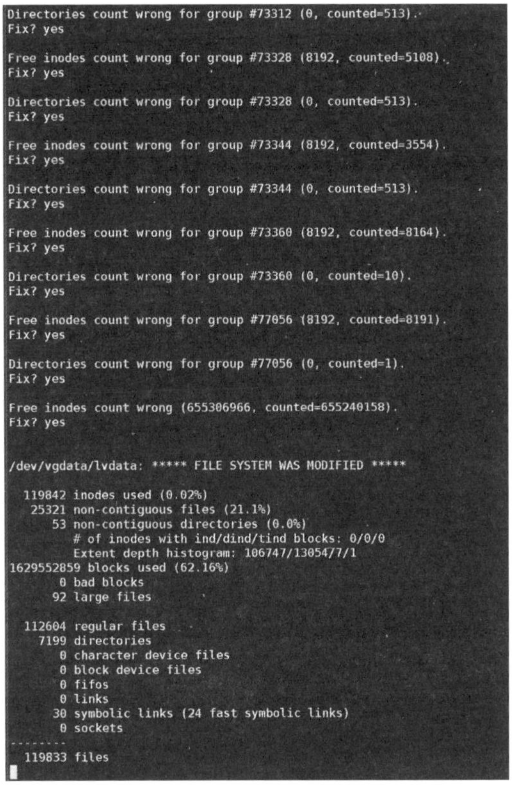

图 6-11-6　fsck.ext4-fyv 关联描述符和超级块

　　修复后文件系统成功挂载，万幸的是数据库服务正常启动，并且使用了 Oracle 数据库自带的 RMAN 备份工具进行坏块校验，所有数据文件均没有损坏（图 6-11-7、图 6-11-8）。

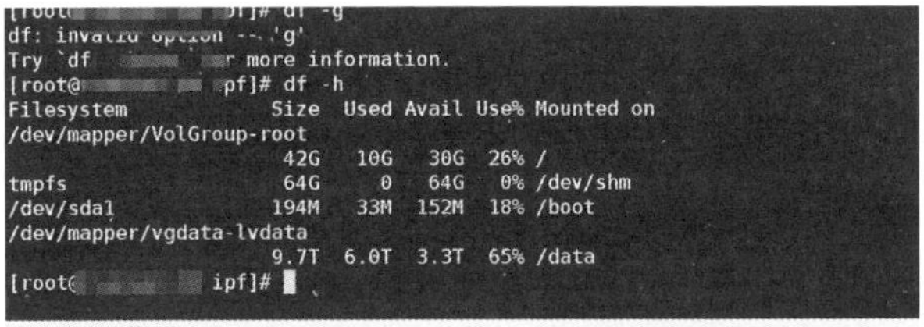

图 6-11-7　文件系统正常挂载

245

```
File Status Marked Corrupt Empty Blocks Blocks Examined High SCN
---- ------ -------------- ------------ --------------- --------
3    OK     0              1067         11520           993367
 File Name: /u01/app/oracle/oradata/orcl/undotbs01.dbf
 Block Type Blocks Failing Blocks Processed
 ---------- -------------- ----------------
 Data       0              0
 Index      0              0
 Other      0              10453

File Status Marked Corrupt Empty Blocks Blocks Examined High SCN
---- ------ -------------- ------------ --------------- --------
4    OK     0              33           641             921351
 File Name: /u01/app/oracle/oradata/orcl/users01.dbf
 Block Type Blocks Failing Blocks Processed
 ---------- -------------- ----------------
 Data       0              15
 Index      0              2
 Other      0              590

channel ORA_DISK_1: starting validation of datafile
channel ORA_DISK_1: specifying datafile(s) for validation
including current control file for validation
including current SPFILE in backup set
channel ORA_DISK_1: validation complete, elapsed time: 00:00:01
```

图 6-11-8　数据文件校验无坏块

【案例总结】

本次故障发生后经过多人处理,过程错综复杂,而且磁盘的分区类型、磁盘的文件系统都有被修改过的迹象,缺乏堡垒机的录屏或者相关的日志审计系统,导致问题原因的分析难度很大,也难以找到合适的解决方案。为了降低故障对业务系统影响的程度,或者更加快速地挽回丢失的数据,要考虑从以下几个方面优化。

1. 保留故障现场,如使用截图、录屏、导出日志、快照等方式保留故障现场,避免其他操作覆盖了故障时的日志,导致故障更难分析和处理。

2. 为业务系统配置容灾,出现故障后可以考虑切换业务到容灾系统,如可以为这套数据库搭建一个 DataGuard 高可用保护系统。

3. 针对虚拟化平台或者虚拟机配置 CDP 保护机制,在出现数据彻底损坏的情况下通过第三方的容灾备份工具恢复业务。

4. 加强运维的访问限制,要求所有维护操作必须使用堡垒机。

5. 运维人员需要对操作系统层面的基础知识进行深入学习,以便更加快速、准确地分析故障原因。

6. 对数据执行任何有风险的操作之前需要先考虑数据安全性,应在备份后再进行操作。

案例 12
虚拟机故障后文件系统无法修复

【案例概述】

案例关键词:虚拟机　根目录　LVM　救援模式　系统数据

虚拟化作为充分利用硬件资源及敏捷部署的可靠解决方案,其应用日益广泛。随着应用的深入,原来物理机开关机后常遇到无法进入操作系统的问题,如今也频繁出现在虚拟机环境中。小 L 近期就遇到了在虚拟机环境下无法进入操作系统的故障。

【案例还原】

小 L 接到报障:有一台云主机无法正常登录。于是小 L 立即登录云平台检查云主机状态,登录 VNC 发现云主机无法正常进入系统,界面停留在救援模式。在系统自身救援模式界面中小 L 查看日志 /run/initramfs/rdsosreport.txt,发现存在 /sysroot 挂载报错,mount 报错等,如图 6-12-1 所示。

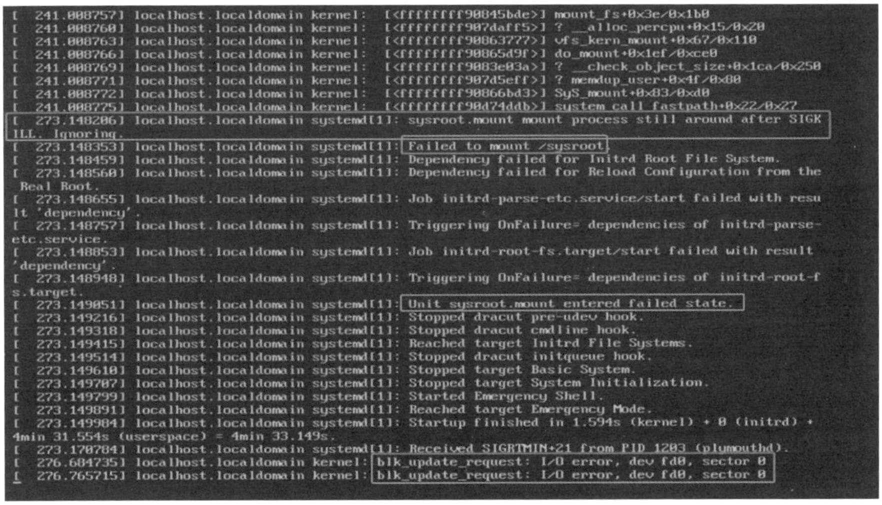

图 6-12-1　日志报错信息

由于云主机自身救援模式部分命令不可使用，无法进一步分析。于是小L使用操作系统镜像方式引导进入救援模式来检查和处理故障，如图 6-12-2、图 6-12-3 所示。

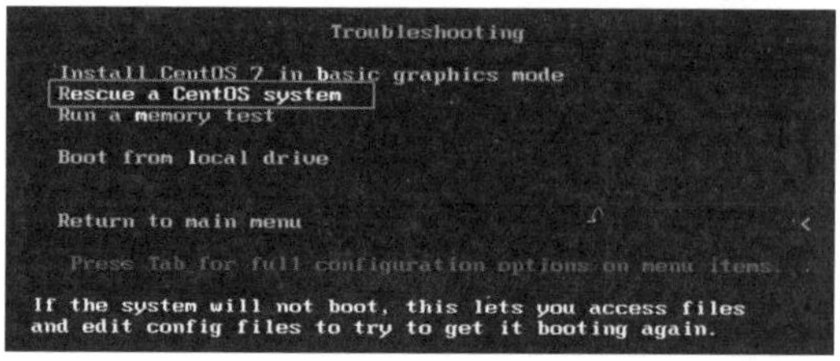

图 6-12-2　进入救援模式

```
* shell is available on TTY2
* if the graphical installation interface fails to start, try again with the
  inst.text bootoption to start text installation
* when reporting a bug add logs from/tmp as separate text/plain attachments
= = = = = = = = = = = = = = = = = = = = = = = = = = = = = = = = = = = = = = = =
= = = = = = = = = = = = = = = = = = = = = = = = = = = = = = = = = = = = = = = =
ResCue

The rescue environment will now attempt to find your linux installation and mount
it under the directory :/mnt/sysimage .You can then make any changes
required to your system. Choose '1'to proceed with this step.
You can choose to mount your file systems read-only instead of read-write by choosing '2'
If for some reason this process does not work choose '3' to skip directly to a shell.
1)Continue
2)Read-only mount
3)Skip to shell
4)Quit (Reboot )
Please make a selection from the above :
Please make a selection from the above : 3
When finished, please exit from the shell and your system will reboot.
```

图 6-12-3　选择 3 直接进入 shell

在救援模式中，检查 lv、pv、vg 等，确定 centos 和 vgdata 两个 vg 的 lvm 配置均处于正常状态，如图 6-12-4 所示。

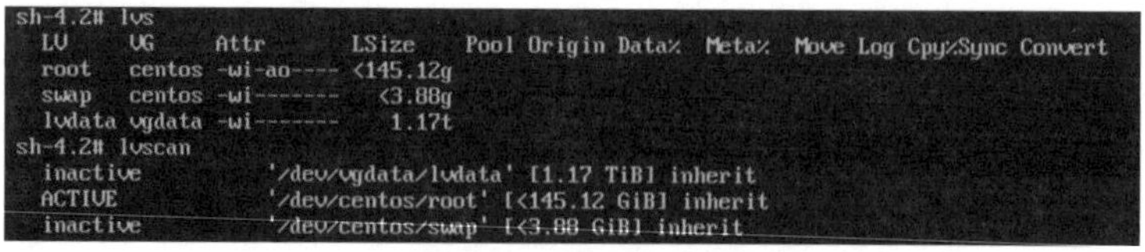

图 6-12-4　lvm 配置正常

使用 parted 工具进一步检查磁盘的分区信息，分区信息也处于正常状态，如图 6-12-5 所示。

```
sh-4.2# parted /dev/sda
GNU Parted 3.1
Using /dev/sda
Welcome to GNU Parted! Type 'help' to view a list of commands.
(parted) print
Model: VMware Virtual disk (scsi)
Disk /dev/sda: 161GB
Sector size (logical/physical): 512B/512B
Partition Table: msdos
Disk Flags:

Number  Start   End     Size    Type     File system  Flags
 1      1049kB  1075MB  1074MB  primary  xfs          boot
 2      1075MB  53.7GB  52.6GB  primary               lvm
 3      53.7GB  161GB   107GB   primary               lvm

(parted)
```

图 6-12-5　分区状态正常

在确认 lvm 配置信息和磁盘分区状态正常后，小 L 尝试使用通过 lvchange-ay 命令将 3 个 lv 激活，lv 也正常激活了，如图 6-12-6 所示。

```
[anaconda root@localhost /]# lvchange -ay /dev/centos/root
.buildstamp      etc/             lib64/           proc/            sys/
bin/             firmware/        lost+found/      root/            tmp/
boot/            imjournal.state  mnt/             run/             usr/
dev/             lib/             modules/         sbin/            var/
[anaconda root@localhost /]# lvchange -ay /dev/centos/swap
[anaconda root@localhost /]# lvscan
  inactive          '/dev/vgdata/lvdata' [1.17 TiB] inherit
  ACTIVE            '/dev/centos/root' [<145.12 GiB] inherit
  ACTIVE            '/dev/centos/swap' [<3.88 GiB] inherit
[anaconda root@localhost /]# lvchange -ay /dev/vgdata/lvdata
```

图 6-12-6　lv 正常激活

于是小 L 尝试手工挂载，检查 lv 的文件系统是否能够正常挂载。除 centos-root 外，其余均挂载成功，挂载 centos-root 时长时间没有响应，并且命令也无法结束，判断是 centos-root 文件系统出现了损坏，导致系统无法正常开机，如图 6-12-7 所示。

```
[anaconda rootelocalhost / ] # luscan
  ACTIUE     '/dev/vgdata/lvdata' [1.17 TiB] inherit
  ACTIUE     '/dev/centos/root' [<145.12 GiB] inherit
  ACTIUE     '/dev/centos/swap' [<3.88 GiB] inherit
[anaconda rootelocalhost /]# mount /dev/centos/root /testdisk/
```

图 6-12-7　挂载根分区时无响应

小 L 在得出初步结论是文件系统损坏后，在云平台进行快照操作，确保操作可回退。尝试命令进行系统修复，系统提示 centos-root 忙碌，如图 6-12-8 所示。

```
Disk /dev/mapper/centos-root: 155.8 GB, 155818393600 bytes, 304332800 sectors
Units = sectors of 1 * 512 = 512 bytes
Sector size (logical/physical): 512 bytes / 512 bytes
I/O size (minimum/optimal): 512 bytes / 512 bytes

sh-4.2# fsck /dev/centos/root
fsck from util-linux 2.23.2
If you wish to check the consistency of an XFS filesystem or
repair a damaged filesystem, see xfs_repair(8).
sh-4.2# xfs_repair -L /dev/centos/root
xfs_repair: cannot open /dev/centos/root: Device or resource busy
```

图 6-12-8　修复根分区时提示忙碌

小 L 判断这可能是镜像引导的救援模式自身的限制,于是将故障机器系统盘进行克隆,重新安装一台同版本的云主机作为临时修复机(注意 vg 名称不与故障机器系统 vg 重名),克隆后的系统盘挂载给修复机。通过命令 fsck/dev/centos/root、xfs_repair-L/dev/centos/root 尝试进行修复,修复成功,如图 6-12-9 所示。

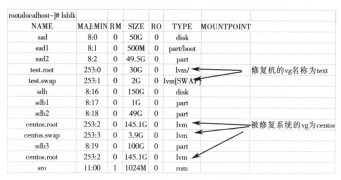

图 6-12-9 文件系统被正常修复

修复文件系统后,小 L 关闭修复机,将修复好的盘卸载,挂载到原有的云主机上开机,系统正常。客户验证正常后,故障处理成功。

【案例总结】

1. 当使用系统自带的救援模式和 ISO 救援模式无法修复文件系统时,可考虑使用另外一台虚拟机挂载故障的磁盘进行修复。

2. 定期对文件系统进行检查和备份,防止数据丢失。

3. 避免在虚拟机运行时强制关机或重启,强制关机或重启极有可能导致文件系统损坏。

4. Linux 类操作系统在系统安装初期应做好合理规划,如系统分区与数据分区不混用,实现系统分区文件系统损坏、无法修复时,可直接将数据分区挂载到另外一台同型 Linux 服务器上。

案例 13

虚拟机跨管理平台迁移报错

【案例概述】

案例关键词:vSphere 热迁移 vCenter

在医疗行业的信息化项目建设过程中,经常以医疗业务软件作为数据中心基础架构的设计主导,随着各个信息化项目建设完成并投入生产,这些独立设计和建设的基础架构会导致医院的数据中心存在多个不同版本,各自独立管理虚拟化平台。

VMware 虚拟化产品升级到 7U1c 后,虚拟机能实现跨 vCenter 的热迁移,这个功能称为"高级跨 vCenter 迁移功能"。该功能能大幅提升各个虚拟化平台之间资源调度的灵活性,然而实现该功能需要一定的前提条件。

【案例还原】

一开始小 L 只需要管理 1 套虚拟化平台,现在需要管理 9 套虚拟化平台。每天小 L 都需要利用多台显示器,打开多个浏览器,再同时打开 9 个虚拟化控制台,才能直观地管理院内全部虚拟化系统。

在了解新上线的新版本虚拟化平台能提供跨 vCenter 迁移功能后,小 L 计划把一些旧虚拟化平台上的重要业务不停机迁移到新建设的平台上,以保障重要业务的稳定性。一开始,小 L 觉得这个功能很方便,操作也简单,鼠标键盘稍微点击几下,旧虚拟化平台上的业务就能迁移到新的平台,还无须停机。在成功迁移了一部分业务后,发现其中一套旧虚拟化平台上的业务无论如何都无法迁移到新平台上。每一次迁移,都卡在网络选择界面,如图 6-13-1 所示。

在仔细查看错误日志,再对比两个 vCenter 的参数,小 L 发现新旧两个vCenter 使用的分布式交换机版本不一致,由于这个旧虚拟化平台建设的时间相对久,版本和新平台之间已差距很大,使用的分布式交换机版本差距也很大,导致网络兼容性无法通过。

在确定了问题起因后,小 L 在两个 vCenter 上重新创建了一套标准虚拟交换机,把业务迁移到标准虚拟交换机上后,就能成功跨 vCenter 迁移虚拟机了。操作流程如下。

! incorrect destination network is selected. Revew the com patibitly section for more details		
Mgrate VM networking by selecting a new destination network for all VW network adapters attached to the same source netw		
Souroo Notwarik	Ucod By	Dastinaton Notworc
DPortGroup	1 VMs / 1 Network adapters	DPortGroup 1
VM Network	1 VMs / 1 Network adapters	VM Network
		Advanced >>
Compatibility		
! Currently connected network interiace" "Network adapter 2' cannot use network `DPortGroup 1 (DSwitch 1y, because "the		
destination distributed switch has a different version or vendor than the source distributed switch".		

图 6-13-1　跨 vCenter 迁移迁移失败

1. 两个 vCenter 上都新建一个相同名称的标准交换机（图 6-13-2）。

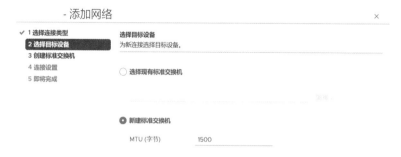

图 6-13-2　新建相同名称标准交换机

2. 编辑待迁移虚拟机的网络为新建相同 vlan 迁移网络（图 6-13-3）。

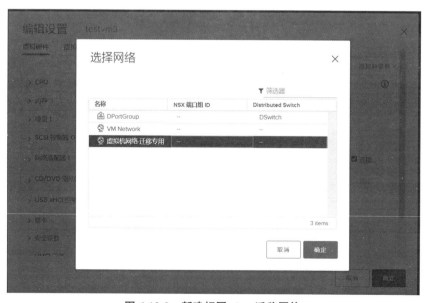

图 6-13-3　新建相同 vlan 迁移网络

3. 执行虚拟机跨 vCenter 迁移操作,最后迁移成功(图 6-13-4)。

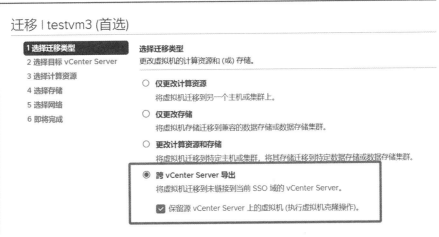

图 6-13-4　跨 vCenter 迁移操作

【案例总结】

1. 数据中心建设是一个漫长的过程,如果基础架构的建设没有统一规划,极容易导致数据中心内存在多个独立的虚拟化平台,在增加了管理工作量的同时,还降低了资源的灵活性。

2. VMware 推出的跨 vCenter 迁移功能能很好地解决多个 vCenter 之间业务迁移的灵活性。但该功能需要一定的前提,包括版本、网络、授权等各种条件具备才能使用,建议使用前先阅读官方文档。

案例 14

超融合集群故障引发医院业务停摆思考

【案例概述】

案例关键词:超融合集群　虚拟机　磁盘故障　三数据副本

超融合集群具有快、简、省、稳等优点,很多医院数据中心会选择部署超融合作为基础设施平台,医院各类核心及非核心业务系统也会大量搭建在超融合平台上,如果超融合一旦发生故障,如果灾备方案不完善,势必引起医院业务停摆,造成严重后果,下面介绍一起因超融合故障引发的案例。

【案例还原】

医院超融合环境由 5 台物理节点主机组成,磁盘采用普通混合卷,承载HIS、PACS、LIS、RIS、院感、体检、BI 等核心业务的应用服务器。因存储容量限制,所以环境存储策略采用了双副本模式。

某日 14 时左右,临床反馈医院部分系统出现异常,无法正常登录,影响业务操作,小 L 接报后排查发现,通过超融合集群搭建的部分虚拟机突然出现自动重启,重启后出现开机卡住、挂起等问题,而且受影响虚拟机逐步增加,在 14时 10 分左右,超融合承载的业务系统全部出现故障,核心业务受到严重影响。确定故障点后,小 L 第一时间上报院领导,同时与现场运维团队协商采取相应应急措施,要求超融合厂家迅速赶赴现场。

由于医院没有搭建核心业务系统的容灾中心,不存在容灾切换条件,鉴于医院核心数据库并没有搭建在超融合上,数据库状态正常,小 L 与运维团队研判,可以通过临时搭建 HIS 应用服务器的方式在短时间内优先恢复 HIS 部分应用,检查检验等业务采用手工模式进行。17 时左右,HIS 临时应用服务器搭建完成,HIS 应用恢复。

超融合厂家 15 时左右到达现场,超融合工程师通过排查内核日志,发现以下故障。

1. 在物理节点 A 的内核日志发现一个有物理坏道的盘(图 6-14-1)。

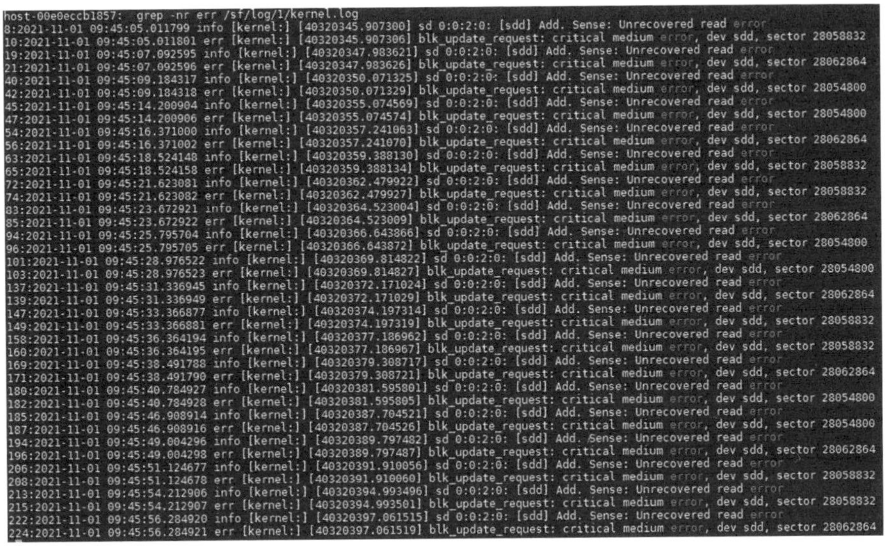

图 6-14-1　节点 A 物理坏道

2. 物理节点 B 的 RAID 卡有报障,其中也有物理坏道的数据盘报错(图 6-14-2、图 6-14-3)。

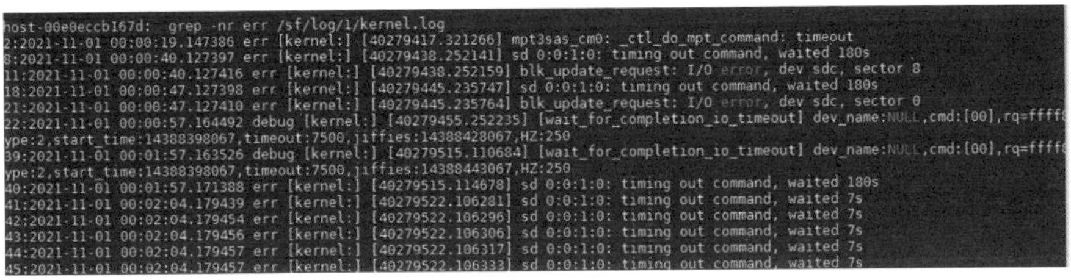

图 6-14-2　节点 B raid 卡故障

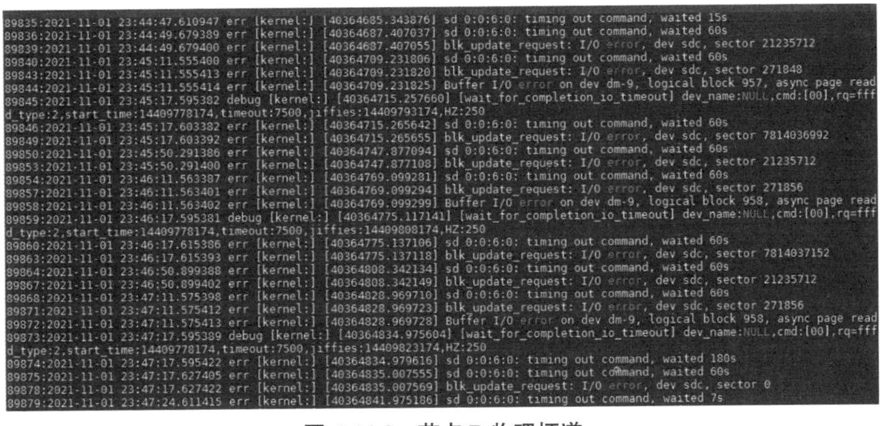

图 6-14-3　节点 B 物理坏道

3. 物理节点 A 及 B 的磁盘 iostat 出现卡慢盘的情况(图 6-14-4)。

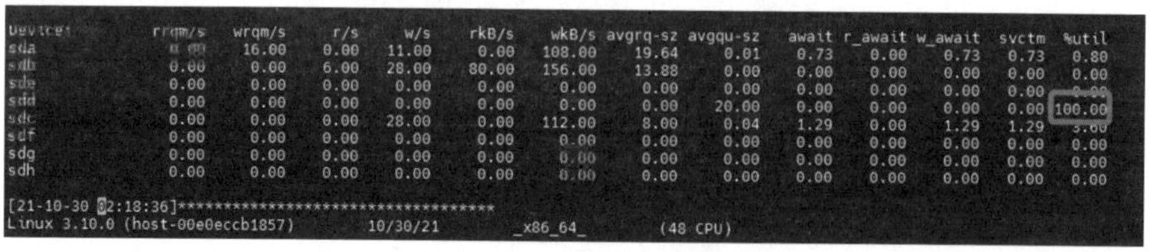

```
Device:   rrqm/s  wrqm/s   r/s    w/s   rkB/s   wkB/s avgrq-sz avgqu-sz  await r_await w_await  svctm  %util
sda       [illegible]  16.00  0.00  11.00  0.00  108.00  19.64  0.01  0.73  0.00  0.73  0.73  0.80
sdb         0.00    0.00  6.00  28.00  80.00  156.00  13.88   0.00   0.00   0.00   0.00   0.00   0.00
sde         0.00    0.00  0.00   0.00   0.00    0.00   0.00   0.00   0.00   0.00   0.00   0.00   [illegible]
sdd         0.00    0.00  0.00   0.00   0.00    0.00   0.00  20.00   0.00   0.00   0.00   0.00 100.00
sdc         0.00    0.00  0.00  28.00   0.00  112.00   8.00   0.04   1.29   0.00   1.29   1.29   3.00
sdf         0.00    0.00  0.00   0.00   0.00    0.00   0.00   0.00   0.00   0.00   0.00   0.00   0.00
sdg         0.00    0.00  0.00   0.00   0.00    0.00   0.00   0.00   0.00   0.00   0.00   0.00   0.00
sdh         0.00    0.00  0.00   0.00   0.00    0.00   0.00   0.00   0.00   0.00   0.00   0.00   0.00

[21-10-30 02:18:36]*********************************
Linux 3.10.0 (host-00e0eccb1857)       10/30/21       _x86_64_       (48 CPU)
```

图 6-14-4　磁盘卡慢

4. 物理节点 A 及 B 的两个物理磁盘都存在损坏的元数据区域(图 6-14-5)。

```
[2021-11-01 19:58:01.698416]  I [posix.c:3163:init] 0-2008cdfa_vs_vol_rep2-locks: <vs_migrate_log>set posix lock trace off
[2021-11-01 19:58:01.698437]  I [bd-valid-range.c:774:init] 0-2008cdfa_vs_vol_rep2-bd_valid_range: vst-valid-enable: 1
[2021-11-01 19:58:01.698563]  I [prealloc.c:1273:init] 0-2008cdfa_vs_vol_rep2-prealloc: prealloc enabled: 1
[2021-11-01 19:58:01.698719]  I [diff-record.c:3738:init] 0-2008cdfa_vs_vol_rep2-diff-record: dr-fragment-size: 134217728, enable_fast_self_heal:1, diff_info_size: 512, d
[2021-11-01 19:58:01.698727]  I [diff-record.c:3769:init] 0-2008cdfa_vs_vol_rep2-diff-record: diff-record init done!
[2021-11-01 19:58:01.698735]  I [memcache.c:1616:init] 0-ssd-cache: ssdc-xlator init xl:0x1067640 begin.
[2021-11-01 19:58:01.698797]  E [memcache.c:1532:memc_read_conf] 0-ssd-cache: open /sf/cfg/vs/cache/memcd.json: -1: No such file or directory
[2021-11-01 19:58:01.698803]  E [memcache.c:1654:init] 0-ssd-cache: read /sf/cfg/vs/cache/memcd.json fail, disable memcache
[2021-11-01 19:58:01.698837]  I [ssdc_client.c:1042:ssdc_client_init] 0-ssdc_lib:: ssdc_lib_init: time_out:30000000000, time_check:1000, ethread_method:0 (0:OTHER 1:RR 2:
[2021-11-01 19:58:01.698866]  I [ssdc_client.c:1158:ssdc_client_init] 0-ssdc_lib:: ssdc_lib init ok
[2021-11-01 19:58:01.752997]  I [memc-client.c:562:memc_init_memcache] 0-ssd-cache: check mem fail, disable memcache: config /sf/cfg/vs/cache/zk_memcd.json do not exist
[2021-11-01 19:58:01.753062]  N [memcache.c:1675:init] 0-ssd-cache: ssdc-xlator init xl:0x1067640 success.
[2021-11-01 19:58:01.753142]  I [write-cache.c:4319:wcc_priv_init] 0-2008cdfa_vs_vol_rep2-write-cache: self BrickID[/sf/data/vs/local/ncZLxG-nAFW-4m7Z-QpGm-LBuy-Bq9U-oItka
[2021-11-01 19:58:02.046597]  E [write-cache.c:292:wcc_get_ssd_life] 0-2008cdfa_vs_vol_rep2-write-cache: vs_system_ex error: /sf/vs/bin/vs_ssd_get_life_simple.sh -b /sf/da
c-4180-9ee9-ffe69fb42032
[2021-11-01 19:58:02.046607]  I [write-cache.c:334:wcc_ssd_lifecheck] 0-2008cdfa_vs_vol_rep2-write-cache: The ssd which this brick belong to is ok, ssd life left percent
[2021-11-01 19:58:02.054944]  I [wcache.c:1432:wcache_init] 0-wcache: wcache init success
[2021-11-01 19:58:02.055002]  I [write-cache.c:4710:init] 0-2008cdfa_vs_vol_rep2-write-cache: reconfigure:xl-enable=1 wb-enable=1 offline=86400 wb-force=0 ra=1[5]iops=[10,
]
[2021-11-01 19:58:02.055017]  I [ssd-tier.c:3518:init] 0-2008cdfa_vs_vol_rep2-ssd-tier: ssd-tier xlator init start
[2021-11-01 19:58:02.056691]  I [tier-comm.c:530:st_gen_suffix_rule] 0-ssd-tier: get iolevel low for token = .vs_iolevel_low:low;.vs_iolevel_high:high
[2021-11-01 19:58:02.056698]  I [tier-comm.c:542:st_gen_suffix_rule] 0-ssd-tier: get iolevel high for token = .vs_iolevel_high:high
[2021-11-01 19:58:02.063783]  I [ssd-tier.c:3658:init] 0-2008cdfa_vs_vol_rep2-ssd-tier: ssd-tier xlator init end
[2021-11-01 19:58:02.063811]  I [ebd.c:5510:init] 0-2008cdfa_vs_vol_rep2-ebd: ulvm conf path /sf/cfg/vs/ebd/ulvm_ncZLxG-nAFW-4m7Z-QpGm-LBuy-Bq9U-oItka1.conf
[2021-11-01 19:58:02.063824]  I [ebd.c:5532:init] 0-2008cdfa_vs_vol_rep2-ebd: ulvm dev path /dev/ncZLxG-nAFW-4m7Z-QpGm-LBuy-Bq9U-oItka1/lv_efs
[2021-11-01 19:58:02.063847]  I [ebd.c:5563:init] 0-2008cdfa_vs_vol_rep2-ebd: ebd upgrade_compat 0
[2021-11-01 19:58:02.063864]  I [ebdsyncop.c:173:ebd_syncop_init] 0-ebdsyncop: start ebd-syncop-init
[2021-11-01 19:58:02.064304]  I [ulvm_dev.c:445:ulvm_load_super_block] ulvm load super block success magic=4822678189205111 checksum=757581770 version=65536 generation=2 
tlb_entry_num=2 amtlb_entry_max=65536 amtlb_entry_size=512 btbmp_start=8192 btbmp_size=4096 btbmp_gran=16777216 frspc_start=318767104 va_len_total=3988632109056 va_len_ava
1591948606
[2021-11-01 19:58:02.064908]  I [ulvm_dev.c:628:ulvm_load_badtrack] load /dev/ncZLxG-nAFW-4m7Z-QpGm-LBuy-Bq9U-oItka1/lv_efs badtrack cnt=8 success
[2021-11-01 19:58:02.068329]  I [ulvm_dev.c:1649:ulvm_load_addressmap] load /dev/ncZLxG-nAFW-4m7Z-QpGm-LBuy-Bq9U-oItka1/lv_efs amtlb success
[2021-11-01 19:58:02.068394]  I [ulvm_dev.c:1806:ulvm_init] ulvm init successed use time=4.504697
[2021-11-01 19:58:02.068451]  I [EFS] [efs.c:522:efs_init_async] efs init start: /dev/ncZLxG-nAFW-4m7Z-QpGm-LBuy-Bq9U-oItka1/lv_efs
[2021-11-01 19:58:02.068503]  I [EFS] [ioengine.c:148:ioengine_init] ioengine [ulvm] loaded, path: [/dev/ncZLxG-nAFW-4m7Z-QpGm-LBuy-Bq9U-oItka1/lv_efs], phy_blksz: [4096]
[2021-11-01 19:58:02.068541]  I [EFS:1:INIT] [dbgsrv.c:3214:efs_dbgsrv_init] dbgsrv listen on /var/run/vs/efs_dbg_srv_414852.sock
[2021-11-01 19:58:15.219646]  E [EFS:1:INIT] [inode.c:1707:efs_inode_load] read inode block failed,block:1
[2021-11-01 19:58:15.223521]  I [EFS] [efs.c:278:efs_destroy] efs destroyed
[2021-11-01 19:58:15.223530]  E [EFS] [efs.c:501:efs_init_wrapper] efs init failed: -1(Input/output error)
[2021-11-01 19:58:15.223561]  E [ebdsyncop.c:143:do_efs_init] 0-ebdsyncop: efs init failed
[2021-11-01 19:58:15.244985]  E [ebd.c:5592:init] 0-2008cdfa_vs_vol_rep2-ebd: ebd_syncop_init failed
[2021-11-01 19:58:15.245008]  E [xlator.c:434:xlator_init] 0-2008cdfa_vs_vol_rep2-ebd: Initialization of volume '2008cdfa_vs_vol_rep2-ebd' failed, review your volfile aga
[2021-11-01 19:58:15.245018]  E [graph.c:345:glusterfs_graph_init] 0-2008cdfa_vs_vol_rep2-ebd: initializing translator failed
```

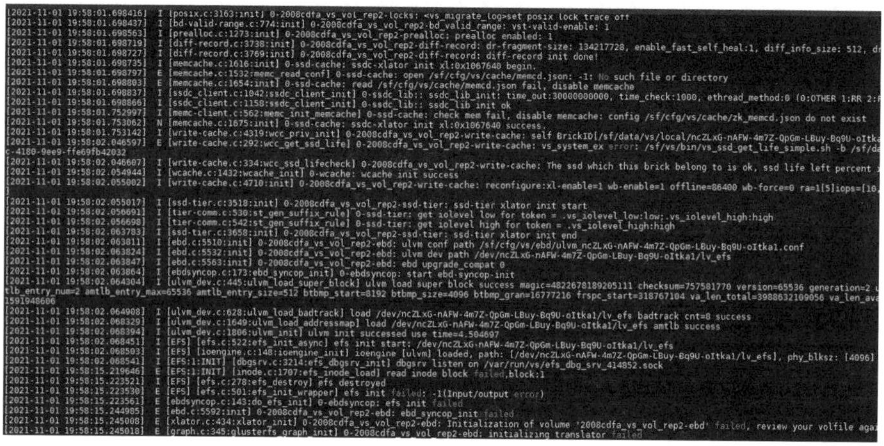

图 6-14-5　元数据区域损坏

通过日志排查基本确认故障原因是超融合的有两台不同物理节点的磁盘在短时间内出现坏道现象,即第一次故障时的物理节点磁盘发生坏道故障后在没有全部完成正常重建的情况下另外一台物理节点的磁盘就发生大量坏道,最终导致大量落到这两个磁盘上的分片由于双点故障(双点故障是指两个主机坏了两个物理 HDD 磁盘)都无法访问,从而造成搭建在超融合的虚拟机崩溃业务挂起的情况。

根据故障原因,超融合厂家最终通过磁盘数据恢复、超融合集群重新搭建、虚拟机迁移修复等方式,对虚拟机逐一进行恢复,最终在发生故障后的第 5 天恢复了全部业务应用,数据全部寻回,具体情况数据恢复应急情况如下。

第 1 天:15 时厂家一线技术工程师开始介入,同时研发工程师远程处理,22 时 30 分研发工程师异地出发到现场解决问题。

关键结果:在厂家研发工程师还未到现场前,由于已应急在备用服务器上搭建了临时 HIS 应用服务器且 HIS 数据库不是部署在超融合上,因此 HIS 业务不受太大影响。至次日9时,研发工程师修复了4台虚拟机(包括HIS业务和PACS部分业务)。

第2天:厂家应急调配新设备并搭建了与原平台配置一样的一套超融合集群。因为修复虚拟机耗时较长,对医院的业务恢复没有保障。上午9时开始在新平台进行除HIS外所有业务的新建,保障业务的最快时间开展,同步联系数据恢复公司进行硬盘修复以实现已损虚拟机修复。

关键结果:共修复6台重要虚拟机。其余业务通过新建的方式运行,业务基本正常。

第3天:在15时30分完成单点故障虚拟机的完全修复。

关键结果:修复故障虚拟机,并新搭建各相关业务系统应用服务器,保障医院全部业务的正常运行。

第4~5天:将HIS应用服务器重新部署到新平台,并重新配置所有业务虚拟机双活状态。

关键结果:双活环境配置完毕。

【案例总结】

1. 核心数据库应避免搭建在超融合上,理想情况下应该搭建独立的双节点物理机数据库集群及独立物理机容灾库,确保核心数据的安全。

2. 条件允许的情况下,医院应搭建核心应用系统跨区域容灾中心,容灾中心虽然启用概率较低,但是当出现灾难性故障且在短时间内无法恢复的情况下,可以实现核心业务切换,保障业务的跨地区高可用。另外,在应对自然灾害等不可抗性的情况下,也能够至少有一个可用集群保障业务的正常运行,保障业务的可连续性,做到有"备"无患。

3. 超融合存储策略建议采用三数据副本模式,可以有效预防因双主机故障导致业务中断,同时针对业务进行分级并配套不同备份策略。

4. 超融合应融入亚健康磁盘监控、处理机制,当磁盘出现亚健康状态时,应及时发现并进行更换,减少因磁盘问题导致超融合故障的发生概率。

5. 构建日常巡检+应急演练机制,加强应急处置队伍建设,坚持预防为主,突发事件可防、可控、可处置,日常对可能导致突发事件的风险进行有效识别、分析和管理。

案例 15

私有云隐藏参数导致访问速率慢

【案例概述】

案例关键词:私有云　隐藏参数　限速

私有云是云服务商为单一客户在其本地数据中心构建 IT 基础设施,相应的 IT 资源仅供该客户内部使用的产品交付模式。如云服务商同时经营着公有云,私有云内部架构设计与配置参数大多继承其公有云产品。小 L 的医院部署了私有云,但遇到了“莫名其妙”的云内外之间的访问速度慢,排查后发现是私有云参数问题,调整后云内网网速恢复正常。

【案例还原】

小 L 所在医院部署了某云服务商的私有云,其数据中心内形成了传统网络平台与云计算平台(下称“云平台”)网络两部分,两者之间平时只有少量的系统数据交互。某天,小 L 巡检需要导出云平台里某系统的日志(从传统网络平台连接云平台 SFTP 服务器),但无论用什么软件传输,速度都只有 10MB/s 左右。明明是数据中心内部网络之间的传输,为什么速率会那么慢?

云平台服务商的技术支持再三检查了云内配置后也没有发现什么问题,回复平台内一切正常,就没有再深入协助了。求人不如求己,于是小 L 自己进行排查工作。

故障排除分析

小 L 首先检查了一遍整个路径的设备,均没有限速策略,并且各资源使用率较低,云平台边界防火墙 1 小时内整机流量最大仅约 125Mbps(线路均为 2G 带宽),如图 6-15-1 所示,初步排除出口拥塞问题。

小 L 决定使用排除法,用各种访问路径进行排查。

相反的路径进行测试:从云平台内(Test 安全区)的测试服务器访问云外(Public 安全区)的 SFTP 服务器,同样发现下载速度最大只有 12MB/s,如图 6-15-2 所示。小 L 初步判断为云平台内测试服务器到边界防火墙之间有异常。

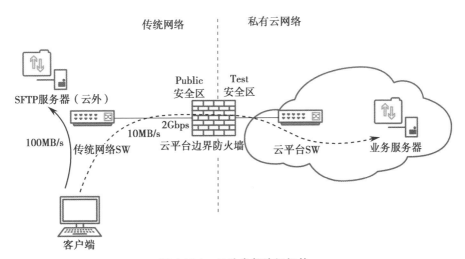

图 6-15-1   云外发起访问拓扑

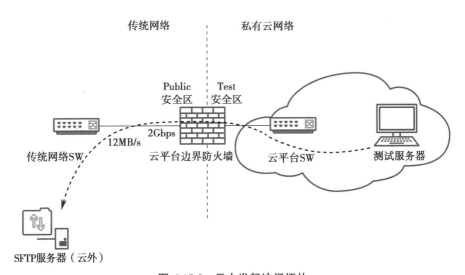

图 6-15-2   云内发起访问拓扑

为验证这个判断,小 L 就尝试在云平台 Test 区内的交换机部署测试 SFTP 服务器,使用云内测试服务器虚拟机访问服务器,即访问路径不经过防火墙,发现下载速度正常,可达 100MB/s,如图 6-15-3 所示。

从上面测试结果来看,似乎是经过了边界防火墙,网速就受到了影响。小 L 联系了防火墙厂家,重复上面的测试,并在边界防火墙进行 debug、SFTP 服务器上进行抓包分析,依然没有发现问题所在。小 L 死马当活马医,在边界防火墙上配置了一些优化命令,问题依旧。排障工作貌似进入了死胡同。

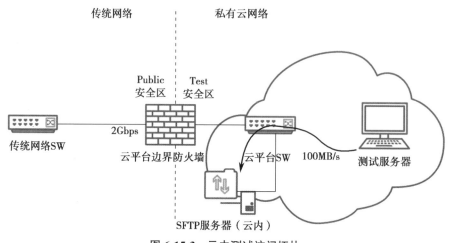

图 6-15-3　云内测试访问拓扑

小 L 边郁闷边继续巡检,对云内其他服务器日志进行导出,发现这次这台服务器的传输速度能达到 100MB/s！难道是服务器的问题?

小 L 继续测试了一下其他云内网段的服务器,突然发现速度有影响的服务器,其所在同网段的其他服务器都受到影响;速度正常的服务器,其所在网段的其他服务器都正常！小 L 马上精神起来,打算测试一下是否由云内网段导致网速受影响。

小 L 尝试先用之前临时部署的云内 SFTP 服务器(与测试服务器、业务服务器不同网段)作为客户端发起访问云外 SFTP 服务器,发现网速能达到100MB/s！如图 6-15-4 所示。这同时推翻了边界防火墙影响网速的判断。

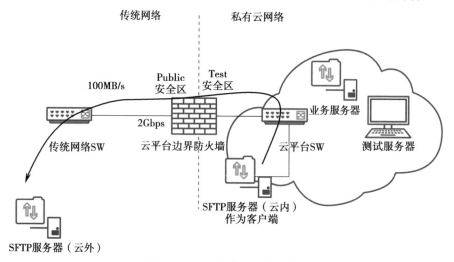

图 6-15-4　云内发起访问拓扑

　　为了进一步证明不是边界防火墙影响网速,而是网段之间导致的网速变慢,小 L 决定将云外的 SFTP 服务器 IP 临时迁移到云内,然后像步骤 2 那样云内测试服务器对迁移到云内的(原云外)SFTP 服务器发起访问。发现网速一样只有 12MB/s 左右,如图 6-15-5 所示。这进一步证明了是云内不同网段之间访问导致网速慢。

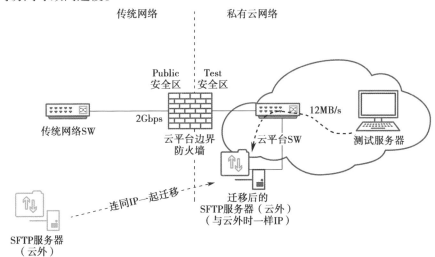

图 6-15-5　云内对迁移后服务器访问拓扑

　　为了更加严谨,小 L 决定最后再测试一次。他将这台迁移到云内的(原云外)SFTP 服务器 IP,分别修改成在步骤 3 的测试中发现的,网速正常与网速慢的两个网段,发现测试结果符合步骤 3 的情况,如图 6-15-6 所示。

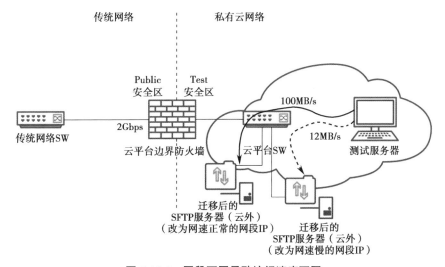

图 6-15-6　网段不同导致访问速度不同

最终，小 L 确定了这次网速慢的问题在于私有云平台内，由某些设置导致，与防火墙、主机系统没有关系。小 L 把验证过程和结果发给云服务商后，云服务商调配研发人员进行问题定位，最终发现是云内的某个默认设计（参数）导致某些网段之间访问慢。

原因分析

私有云的默认参数和设计理念沿用了公有云的架构。因为公有云是面向公众服务的，在有限的资源下，云平台会围绕"租户"概念默认有很多限制。本故障是云内与云外之间的默认限速设置导致。后经过该品牌云服务商的技术人员排查，发现每个"租户"与云外通信，存在有限的安全组策略之间能够加白名单（而不受限速），不在白名单内的网段均会被限速。由于小 L 医院为本地化私有云，仅使用一个"租户"，且在部署云平台的时候沿用的是传统网络的分区分域概念，安全组策略设置较多。平时没有太多业务需要与云外传统网络交互，所以没有发现这个问题。后云服务商对私有云内部进行了参数优化，升级版本后问题解决。因云服务商技术保密原因，案例中不对具体参数信息进行展示。

【**案例总结**】

1. 对于自己无法控制的部分，在故障排查时一定要收集足够的证据，不要贸然将问题抛向对方。

2. 对一些以公有云为本进行私有云部署的产品，要关注其原公有云架构的一些设计是否与私有化部署有影响，如"租户""默认安全组策略""资源限额"等设计。

3. 不要迷信大型厂家的技术人员能力，甚至是所谓的"架构师"，特别云平台的复杂性，遇到问题要重点验证云内情况。

案例 16

虚拟化管理平台证书过期导致无法登录

【案例概述】

案例关键词：vCenter7　证书过期　无法登录

同事反馈 vCenter 登录不了，小 L 依据报错信息查找官方案例库，逐步定位到是证书过期，通过更新证书，vCenter 恢复访问。

【案例还原】

相关同事反馈医院 vCenter 突然无法登录，登录界面显示错误信息，如图 6-16-1 所示。

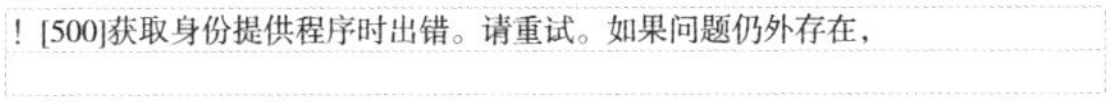

！ [500]获取身份提供程序时出错。请重试。如果问题仍外存在，

图 6-16-1　vCenter 无法登录

小 L 根据错误信息"500 获取身份提供程序出错"，在 VMware 的案例库中查找是否有类似的案例。找到了一个类似的，该案例是 vCenter 升级到 7.0U2 后遇到了同样错误。案例中的错误原因是找不到 STS 证书，并提供了修复脚本。恰好该环境就是 7.0U2，小 L 下载了日志，并与案例中的日志进行对比，发现虽然日志并不完全相同，但确实有证书问题。

在 /var/log/vmware/vsphere-ui/logs/vsphere_client_virgo.log 日志中看到这个：core.excepton.Certificate Validation Exception：Server certificate chain is not trusted and thumbprint verification is not configure。

小 L 请相关同事做好快照，并使用案例提供的脚本修复 STS 证书。快照的作用非常重要，一旦操作失败，可以恢复快照，重新再试。结果按脚本修复完成后，vCenter 彻底崩溃，无法显示登录界面。只得请相关同事还原快照并重新开始。

这次按照证书验证异常的思路继续在案例库中查找信息，发现有一个工具 lsdoctor（look service doctor）可以检查环境并进一步定位问题。小 L 下载了该工具并请相关同事将其上传到 vCenter 运行。通过该工具，发现了

MACHINE_SSL_CER 证书已过期,如图 6-16-2 所示。

2023–04–20T17:51:31 WARNING live_ checkCerts:Expired certificate found for node vcsa.szzh1zssyiy.local!
2023–04–20 T17:51:31 INFO generateReport:Listing lookup service problems found in sso domain
2023–04–20T17:51:31 ERROR generateReport: default–first–site \vcsa.szzhlzssyjy. local(VC 7.0 or CGW)found Certificate(s) Expired: Regenerate the MACHINE_SSL_CERT If Legacy Endpoints,check SIS_INTERNAL_SSL_CERT.

图 6-16-2　证书过期

接下来,再按照证书过期,在 VMware 案例库中搜索解决方案,找到一个名为 certificate-manager 的命令行工具,可以用来更新证书,如图 6-16-3 所示。

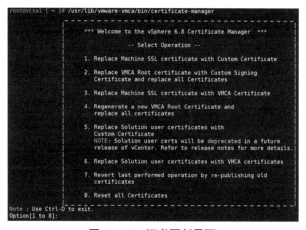

```
root@vcsal [ ~ ]# /usr/lib/vmware-vmca/bin/certificate-manager

            *** Welcome to the vSphere 6.8 Certificate Manager  ***

                      -- Select Operation --

            1. Replace Machine SSL certificate with Custom Certificate

            2. Replace VMCA Root certificate with Custom Signing
               Certificate and replace all Certificates

            3. Replace Machine SSL certificate with VMCA Certificate

            4. Regenerate a new VMCA Root Certificate and
               replace all certificates

            5. Replace Solution user certificates with
               Custom Certificate
               NOTE: Solution user certs will be deprecated in a future
               release of vCenter. Refer to release notes for more details.

            6. Replace Solution user certificates with VMCA certificates

            7. Revert last performed operation by re-publishing old
               certificates

            8. Reset all Certificates

Note : Use Ctrl-D to exit.
Option[1 to 8]:
```

图 6-16-3　证书更新界面

通过 SSH 登录到 vCenter 并运行该命令。让其选择了选项 3 来更新 MACHINE SSL 证书,但结果还是有报错。原来还有一个 WCP 证书也过期了,如图 6-16-4 所示。

Enter proper value for"Hostname"(Provide comma separated values for multi Hostname entries)[Enter valid Fully Qualified Domain Name (FQDN),For Example:example.domain.coml: szzhlzssyiy.local
Enter proper value for VMCA 'Name' :szzhlzssyjy.local
ERROR:The following solution user certificates are expired [wcp]

图 6-16-4　证书更新

重新运行命令,用选项 8 来更新所有证书。在执行过程中,需要输入一些参数,但命令执行到 85% 时卡住了,最终提示更新失败,如图 6-16-5 所示。

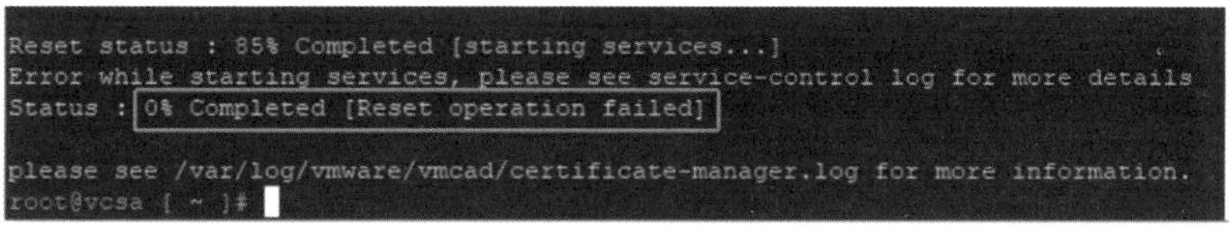

图 6-16-5　证书更新失败

　　小 L 开始怀疑这个方法是否有效,想通过备份的清单来还原出一台新 vCenter。不过本着怀疑一切的精神,小 L 远程到相关同事的电脑上,这次亲自操作一遍,一举成功,如图 6-16-6 所示。原来前面相关同事操作时,FQDN 和 VMCA Name 两个参数位置输入错误,导致了证书更新失败。

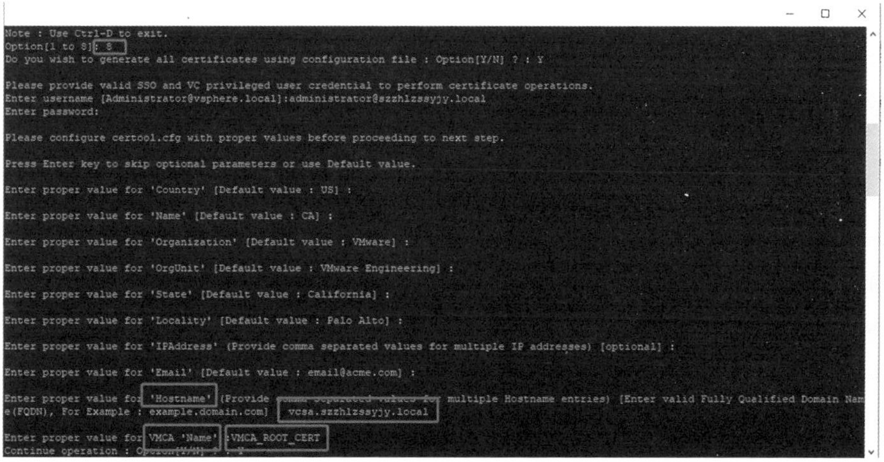

图 6-16-6　证书更新成功

【案例总结】

　　1. vCenter7 以前版本的证书签发有效期都是 10 年,很少遇到证书问题,到了 vCenter7,它的 MACHINE SSL 证书变成 2 年有效期,其他证书还是 10 年。这意味着 vCenter7 及以上版本,需要定期续订或更新 MACHINE SSL 证书。这可以通过登录到 vCenter 的证书管理界面一键完成。

　　2. 故障排查时当遇到错误时,可根据错误日志进一步分析或推测错误原因,而不急着调转方向。

　　3. 当一个动作涉及多个步骤,且有参数输入时,要么亲自操作,要么提供详细步骤给相关同事,以免动作变形。

案例 17

虚拟化管理网络随意变更导致平台故障

【案例概述】

案例关键词:vCenter 分布式交换机 vSAN MTU

小 L 为提升性能而更改了虚拟化生产环境最大传输单元(maximum transmission unit,MTU)的大小,即希望通过增加使用单个数据包传输的负载数据量来提高网络效率,然而却导致环境出现重大故障。

【案例还原】

某天,医院虚拟化运维团队向小 L 反映性能不足,希望小 L 优化底层性能,而这类反馈最近已经收到多起了,于是小 L 召集团队内部人员开始商讨如何提升基础平台性能,小 L 在确认短期内无法给平台扩容添加硬件情况后,回想到之前虚拟化厂家给单位进行技术培训时曾提到通过增加使用单个数据包传输的负载数据量(也就是启用巨帧)可以提高网络效率。因此小 L 计划将目前 vSAN 平台网络 MTU 从默认的 1 500 改为 9 000,于是小 L 便选择了一天晚上做这个变更操作。

小 L 在预定的时间开始了他的变更操作,将 vSAN 对应的 vmkernel 和分布式交换机修改为 9 000MTU,如图 6-17-1、图 6-17-2 所示,但是在修改完毕后,小 L 惊恐地发现 vCenter 不可访问了,并且开始有值守人员报告说业务不正常。

这时,小 L 意识到出事了,所幸 ESXi 主机还能访问,可是登录上去后,由于 vSAN 主机网络分区,存放在 vSAN 存储上的虚拟机名称都显示不可访问,如图 6-17-3 所示,而且 vCenter 虚拟服务器也部署在 vSAN 上,因此 vCenter 也没办法访问。在 vCenter 不可用的情况下,是没办法对主机的分布式交换机做修改的。

小 L 决定,先尽快将 vCenter 恢复,小 L 使用变更操作前做的 vCenter 配置文件备份来还原 vCenter,但是在还原的过程中发现,vSAN 主机上的管理网络居然不能选择,小 L 查阅文档发现,原来选择 ESXi 主机去还原 vCenter 必须有标准端口组,而目前现有的所有 ESXi 主机都是分布式交换机的分布式端

266

口组,小 L 此时只能从库房搬了一台准备给业务用的服务器,临时安装 ESXi 给 vCenter 使用,临时 ESXi 安装完毕后,小 L 终于成功将 vCenter 从备份的配置文件中恢复出来,然后通过 vCenter 将 vSAN 集群内的各个主机的 vSAN 网络 MTU 从 9 000 改回 1 500,改回 1 500 后 vSAN 集群的状态恢复正常,虚拟机也变回正常的状态。

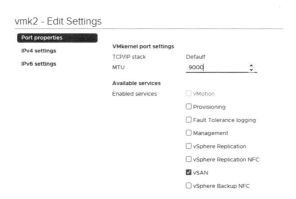

图 6-17-1　vmkernel MTU 配置界面

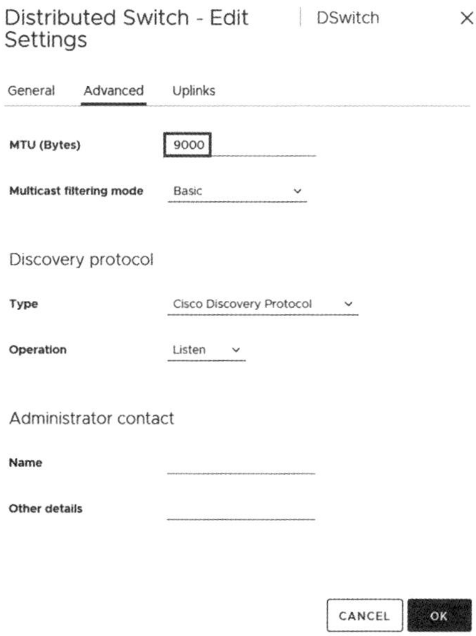

图 6-17-2　分布式交换机 MTU 配置界面

267

虚拟机	状态	已用空间	主机名称
/vmfs/volumes/vsan:5235026dc59fefa8-75b...	! 无效	未知	未知
/vmfs/volumes/vsan:5235026dc59fefa8-75b...	! 无效	未知	未知
/vmfs/volumes/vsan:5235026dc59fefa8-75b...	! 无效	未知	未知
/vmfs/volumes/vsan:5235026dc59fefa8-75b...	! 无效	未知	未知
/vmfs/volumes/vsan:5235026dc59fefa8-75b...	! 无效	未知	未知
/vmfs/volumes/vsan:5235026dc59fefa8-75b...	! 无效	未知	未知
/vmfs/volumes/vsan:5235026dc59fefa8-75b...	! 无效	未知	未知
/vmfs/volumes/vsan:5235026dc59fefa8-75b...	! 无效	未知	未知
/vmfs/volumes/vsan:5235026dc59fefa8-75b...	! 无效	未知	未知
/vmfs/volumes/vsan:5235026dc59fefa8-75b...	! 无效	未知	未知
/vmfs/volumes/vsan:5235026dc59fefa8-75b...	! 无效	未知	未知

图 6-17-3　虚拟机不可访问

小 L 事后询问网络组同事得知,vSAN 环境宿主机上联的交换机 MTU 也是默认的 1 500,因此物理网络的 MTU 没有开启巨型帧,而 ESXi 主机却开启了,这必然会导致网络不通。因为物理网络更改 MTU 影响面更大,因此通过更改 MTU 提升虚拟化平台性能的方案暂时被搁置。

【案例总结】

1. 有 vSAN 集群的情况下,vCenter 不要放在 vSAN 集群内,条件允许的情况下,需要建立专门的管理集群去放置 vCenter 等管理组件。

2. ESXi 主机的管理网络,建议使用标准交换机,便于故障后处理。

3. 虚拟化平台建设初期应构建好配置基线,通过配置好基线,可使后续运维人员对相关配置现状的前因后果有比较清晰的认识,也可避免后期随意变动导致故障。

4. 虚拟化平台涉及虚拟化、操作系统、网络、硬件等方方面面知识点,术业有专攻,对于一些关键配置变更,应多请专业人员论证才能付诸实施。

案例 18

停电后网络故障导致虚拟化服务器故障

【案例概述】

故障关键词:虚拟化网络　交换机　BUG

随着医院信息化业务的增多,医院的信息化架构越来越复杂,以往发现故障时很容易判断是网络故障,还是服务器原因。现今,大部分医院的信息化数据中心包含一套或者多套虚拟化超融合架构,在虚拟化超融合架构中都配置了虚拟交换机或者分布式交换机,一旦发生网络 ping 虚拟机时,就很难快速定位是物理网络问题,还是虚拟网络问题。在处理此种故障时,很考验故障排查工程师的综合能力,既要求他们精通物理网络的工作原理和配置技术,也要熟悉虚拟化的工作原理和基本配置。下面就来简单介绍一下一个因为物理网络和虚拟网络配置不一致导致的长时间网络不通的故障案例。

【案例还原】

某天凌晨,供电局对供电线路进行更换调整,需要对部分地区进行断电操作,考虑到医院数据中心机房有 2 台 UPS 给机房设备提供后备电力,因此在断电前,没有对机房内的设备进行关机操作。然而,在实际进行断电后,医院 A 机房的服务器、网络设备和存储全部掉电,不间断供电设备(uninterruptible power supply,UPS)电池没有进行持续供电,医院业务受到严重影响。供电恢复后,网络设备、服务器和存储都自动启动,大部分业务系统已逐渐恢复正常,但是有一套虚拟化架构的 ESXi 主机网络始终不能 ping 通。

为解决虚拟化 ESXi 主机上业务系统的问题,首先,要能够 ping 通 ESXi 主机,因此小 L 对虚拟化服务器所连接的网络设备进行梯队检查,包括核心交换机、服务器区域交换机和内网防火墙等,在检查过程中,相关联的所有网络交换机和防火墙均能 ping 通,且无任何报错日志,故此,基本确定网络层面是没问题的。然后,小 L 对虚拟化的系统配置进行检查,确定了虚拟化能够登录到本地控制台,并且在 ESXi 虚拟化控制台能够 ping 通自己的 Vmkernel 管理 IP 地址,虚拟化层面的系统日志也无明显报错,确定虚拟化服务器配置没问题。至此,虚拟化和网络各方都检查不出问题。最后,小 L 寻找网络原厂工程师上门支持,怀疑网络交换机配置丢失,对虚拟化的网络交换机进行重新配置,问题还是没有解决。

为解决 ping 不通的问题,小 L 只能抓包分析,首先在 ESXi 平台使用 tcpdump-uw 命令,对 vmk0 口进行抓包,抓到有发送出去的 ICMP 包,没有收到 ICMP 的数据包,发送出去的数据包上包含了 VLAN TAG 28 标记,登录虚拟化控制台检查确认,在 MGMT 的 Vmkernel 管理网口确实配置了 VLAN 标记(TAG),而相连的网络交换机端口配置为 Access 端口。此时,原因终于明白,因为服务器端的虚拟化网络配置的是 TAG 端口,而网络交换机端配置的是 ACCESS 口,显然,它们的配置不一致,最后,小 L 把交换机相连的端口改成 TRUNK 口后虚拟化管理网络恢复正常。

事后,小 L 与当时负责虚拟化项目实施的同事复盘分析,认为应该是当时工程师在项目实施配置交换机时没有保存配置,所以断电后配置丢失。

【案例总结】

1. 本次故障耗时相对较久,故障处理过程中也发现项目管理层面的问题,主要体现在既没找到虚拟化项目的实施文档记录,也没有找到与之互联的交换机配置记录。

2. 虚拟化平台涉及的设备种类较多,包括网络交换机、防火墙、服务器和虚拟化多个层面,这些关键设备的配置,建议定期备份。

3. 在构建虚拟化平台建设初期,应首先进行网络拓扑规划,设计和部署适合虚拟化环境的网络架构,并进行留档备查。这包括考虑到虚拟机的管理、业务、存储网络,以及相应网络所涉及的网络连接、虚拟交换机、VLAN、子网划分等细节。

4. 虚拟化平台配置变更,应经过上级管理人员审批,并遵从合规性和可审计原则对全过程留档。

附

关键词示意表

关键词	全称	对应内容
QoS	quality of servic,服务质量	1-1
P2P	peer-to-peer,点对点	
BT	BitTorrent,比特流(一种点对点文件传输协议)	
MAC 地址	media access control address,物理地址表	1-2
AC	access control,接入控制器	
VLAN	virtual local area network,虚拟局域网	1-3
IP	internet protocol,网际互连协议	
ping	packet internet groper,一种因特网包探索命令	
桥 ID	bridge ID,桥的唯一标识	
TCP/IP	transmission control protocol/internet protocol,传输控制协议 / 网间协议	1-4
ARP	address resolution protocol,地址解析协议	
VRRP	virtual router redundancy protocol,虚拟路由冗余协议	
BAGG	bridge aggregation,二层聚合	
ASIC	application specific integrated circuit,专用集成电路	1-5
MTU	maximum transmission unit,最大传输单元	
MLS QoS	multi-layer switching quality of service,多层交换质量服务	
AP	access point,无线接入点	1-7
PDA	personal digital assistant,个人数字助理	1-9
WiFi	wireless fidelity,无线网络	
STP	spanning tree protocol,生成树协议	1-10
RSTP	rapid spanning tree protocol,快速生成树协议	
PVST	Per VLAN spanning tree,每 VLAN 生成树协议	
MSTP	multiple spanning tree protocol,多生成树协议	
DNS	domain name system,域名系统	2-1
DMZ	demilitarized zone network,隔离区	

关键词	全称	对应内容
Docker	一个开源的应用容器引擎	2-4
Jenkins	一个开源的持续集成工具	
Springboot	是由 Pivota 团队提供的用来简化 Spring 应用的框架	
Git	一个免费和开源的分布式版本控制系统	
GitLab	一个开源的使用 Git 作为代码管理工具的仓库管理系统	
Zuul	一个开源的微服务网关	
RESTful API	一种设计风格和架构模式,用于构建 Web 服务的 API	
Socket 套接字	用于网络通信	
VPN	virtual local area network,虚拟局域网络	
Virtual Server	虚拟服务,负载均衡设备的一个逻辑概念	
Pool	应用服务池,负载均衡设备的一个逻辑概念	
Member	提供服务的成员,负载均衡设备的一个逻辑概念	
WAF	Cloud-based Web application firewall,云应用层防火墙	2-5
IIS	internet information services,互联网信息服务	2-7
PID	process identification,进程标识符	
WSFS	Windows server failover clustering,故障转移群集	2-8
AD	active directory,活动目录	
SQL Server Always On	一个 SQL Server 提供替代数据库镜像的企业级方案的高可用性和灾难恢复解决方案	2-10
Keepalived	Linux 下一个轻量级别的高可用解决方案,通过虚拟路由冗余协议来实现服务或者网络的高可用	
Nginx	一种高性能的 HTTP 和反向代理服务器	2-12
CDP	continuous data protection,持续数据保护	
LVS	linux virtual server,一种虚拟的服务器集群系统	
VIP	IP virtual server,IP 虚拟服务器	
HSRP	hot standby router protocol,热备份路由协议	2-13
VT	virtual teletype,虚拟终端	
PING	packet internet groper,网络诊断工具,用于测试主机之间的连通性	
Brain Split	脑裂,一种在分布式系统中防止单点故障的技术	
Console	控制台,用于与设备进行交互	

关键词	全称	对应内容
Spanning Tree	spanning tree protocol,生成树协议,用于解决网络中的环路问题	2-13
Block port	阻塞端口,生成树协议中阻止数据包通过该端口传输	
Mac Flapping	MAC 地址漂移,一种 MAC 地址表项的出接口发生了变更的现象	
TCN	topology change notification BPDU,在网络拓扑发生变化时,用来通知相关设备的报文	
active/active	服务器网卡"主主模式"两块服务器网卡都可以同时提供网络服务,以实现高可用性	
active/passive	服务器网卡"主备模式"两块服务器网卡中一块被设置为承担网络服务的主状态(active),另一块被设置为待机备状态(passive)	
Root Guard	根保护生成树特性,用于防止拓扑中接入比现有根桥优先级更高设备时产生环路	
Loop Guard	环路保护生成树特性,用于防止根端口或备份口因收不到 BPDU 而产生环路	
BPDU Guard	bridge protocol data unit guard,保护生成树特性,用于阻止端口接收 BPDU,以防止出现环路的生成树特性	
PortFast	边缘端口生成树特性,用于加快端口从阻塞状态到转发状态的转换过程	
Access Port	接入端口,通过该类型端口的数据包只能属于一个 VLAN,用于实现网络资源隔离和流量控制	
Trunk Port	干道端口,该类型端口用于在交换机之间传输多个 VLAN 的数据	
AWR	automatic workload repository,自动负载信息库	3-1
CBO	cost-based optimizer,基于成本优化器	
RBO	rule-based optimizer,基于规则引擎	
DDL	data definition language,数据定义语言	
UID	user ID,用户 ID	3-2
GID	group ID,组 ID	
HIS	hospital information system,医院信息系统	3-3

关键词	全称	对应内容
System Global Area	SGA 数据库系统全局区域	3-4
SSMS	SQL server management studio 用于管理 SQL Server 基础架构的集成环境	3-5
chown	Linux 操作系统中常见的修改文件属组的命令	3-6
RAC	real application cluster, 实时应用集群	
CRS	cluster ready service, 集群就绪服务	
ASM	automatic storage management, 自动存储管理	
VPN	virtual private network, 虚拟专用网络	4-1
llb	link load balancer, 链路负载均衡	
ADS	anti distributed denial of service, 抗拒绝服务攻击系统	
Packet-buffer	是网络设备中的一个重要组件, 用于暂时存储网络数据包	
MSS	maximum segment size, 是 TCP 协议中用于指定在一个 TCP 报文段中的最大有效载荷数据量的参数	
MAC	media access control, 介质访问控制	4-2
HIS	hospital information system, 医院信息系统	4-3
TCP	transmission control protocol, 传输控制协议	4-4
WannaCry	一种"蠕虫式"的勒索病毒软件	4-5
netstat	Windows 内置命令用于显示协议统计信息和当前 TCP/IP 网络连接	4-6
net user	Windows 内置命令用于查看和管理本机用户账户的命令	
taskschd.msc	Windows 内置命令用于启动任务计划程序	
services.msc	Windows 内置命令用于启动系统服务管理程序	
eventvwr	Windows 内置命令, 用于打开事件查看器程序	
Sysmon	由微软提供的一款轻量级 Windows 系统监控工具, 可以记录系统的各种活动	
C&C	command and control, 命令与控制	4-7
URL	uniform resource locator, 统一资源定位符	
WAF	Web application firewall, 网站应用防火墙	
VPN	virtual private network, 虚拟专用网络	

续表

关键词	全称	对应内容
CT	computed tomography, 电子计算机断层扫描	4-8
MR	magnetic resonance imaging, 磁共振成像	
PET-CT	positron emission tomography computed tomography, 正电子发射型计算机断层显像	
SSL/TLS	secure sockets layer/transport layer security, 安全套接层 / 安全传输层协议	
RSCN	registered state change notification, 状态变更通知	5-1
RAID	redundant arrays of independent disks, 磁盘阵列	5-2
PACS	picture archiving and communication systems, 影像归档和通信系统	5-3
DSA	digital subtraction angiography, 数字减影血管造影	
Cache Fusion	oracle RAC 架构中的一种缓存融合技术	5-5
sar	system activity reporter Linux 操作系统上的一款性能分析工具	
HA	high availability, 高可用性	5-8
DRS	distributed resource scheduler, 分布式资源调度	
VMFS	virtual machine file system, 虚拟机文件系统	
APD	all-paths-down, 所有路径关闭	6-1
PDL	permanent device loss, 永久性设备丢失	
ext4	fourth extended filesystem, 第四代扩展文件系统	6-2
XFS	eXtents file system, 扩展文件系统	
vCenter Server Appliance	是预配置的 Linux 虚拟机, 针对在 Linux 上运行 VMware vCenter Server 及关联服务进行了优化	6-6
Photon OS	是一个 Linux 发行版, VMware 进行了定制化改造	
Platform Services Controller	(平台服务控制器, 简称 PSC) 有时也称基础架构服务组, 是 VMware Cloud Infrastructure Suite 的组件	
P2V	physical to virtual, 物理到虚拟	6-8

续表

关键词	全称	对应内容
LVM	logical volume management，逻辑卷管理是一种磁盘分区技术	6-11
ext4	Linux 下一种常用的文件系统，是 Ext3 文件系统的后续版本	
fdisk	磁盘分区工具	
dumpe2fs	查看 ext2、ext3 和 ext4 文件系统详细信息的命令行工具	
hexdump	将文件或数据以十六进制的形式进行显示命令行工具	
mkfs.ext4	创建 ext4 文件系统的命令行工具	
fsck.ext4	检查和修复 ext4 文件系统的命令行工具	
RMAN	oracle 数据库管理系统中的一个备份和恢复工具	
VNC	virtual network computing，是一种远程桌面协议	6-12
mount	Linux 和其他类 Unix 操作系统中的文件系统挂载命令	
lv、pv、vg	逻辑卷、物理卷和卷组的缩写	
parted	磁盘分区工具	
MTU	maximum transmission unit，最大传输单元	6-17
vSAN	vMWARE 超融合基础架构（HCI）解决方案	

注：对应内容的编码，"-"前为章序号，"-"后为案例序号。

55检